小児の咳嗽診療ガイドライン 2025

【作成】日本小児呼吸器学会
【監修】吉原重美
　　　　高瀬真人

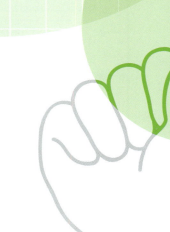

診断と治療社

急性咳嗽の鑑別診断フローチャート
― 経過が3週未満の咳嗽 ―

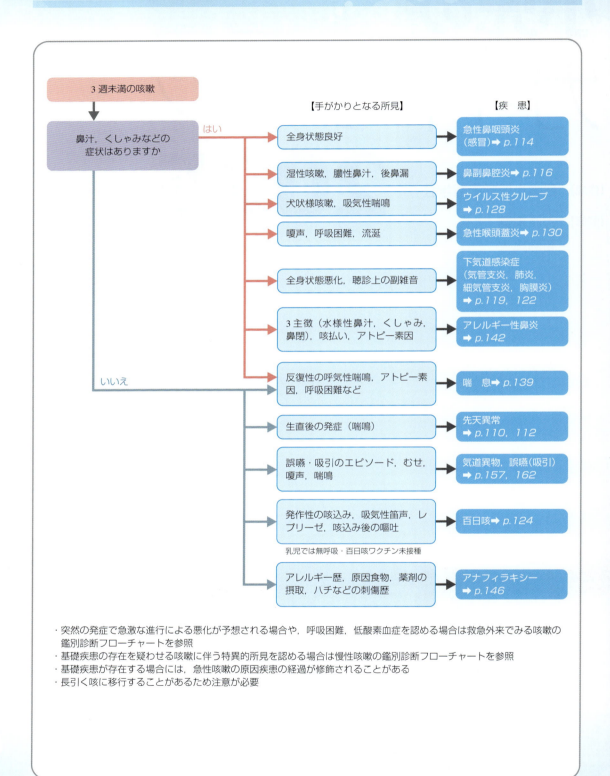

- 突然の発症で急激な進行による悪化が予想される場合や，呼吸困難，低酸素血症を認める場合は救急外来でみる咳嗽の鑑別診断フローチャートを参照
- 基礎疾患の存在を疑わせる咳嗽に伴う特異的所見を認める場合は慢性咳嗽の鑑別診断フローチャートを参照
- 基礎疾患が存在する場合には，急性咳嗽の原因疾患の経過が修飾されることがある
- 長引く咳に移行することがあるため注意が必要

遷延性咳嗽の鑑別診断フローチャート
－3週以上8週未満続く咳嗽－

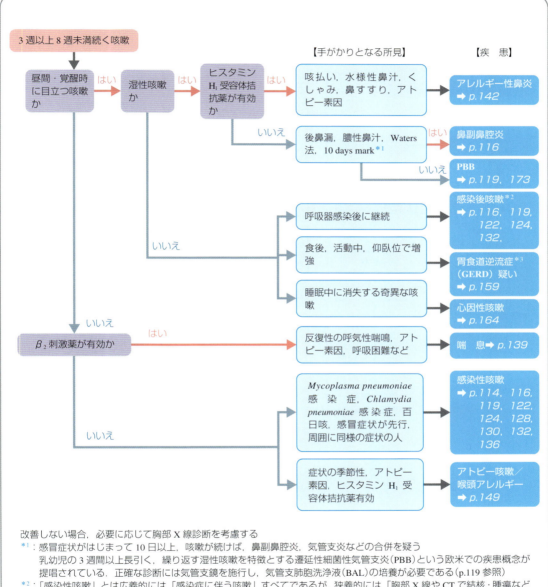

改善しない場合，必要に応じて胸部X線診断を考慮する
*1：感冒症状がはじまって10日以上，咳嗽が続けば，鼻副鼻腔炎，気管支炎などの合併を疑う
　　乳幼児の3週間以上長引く，繰り返す湿性咳嗽を特徴とする遷延性細菌性気管支炎（PBB）という欧米での疾患概念が提唱されている．正確な診断には気管支鏡を施行し，気管支肺胞洗浄液（BAL）の培養が必要である（p.119 参照）
*2：「感染性咳嗽」とは広義的には「感染症に伴う咳嗽」すべてであるが，狭義的には「胸部X線やCTで結核・腫瘍など咳嗽の原因となる陰影を認めず，感染に伴うことが示唆される活動性のある咳嗽」をいう．一方，咳嗽が後遺症状として残ってはいるが，活動性のない感染性咳嗽を「感染後咳嗽」と定義する
*3：小児消化器医，小児外科医にコンサルト

iii

慢性咳嗽の鑑別診断フローチャート
― 8週以上続く咳嗽 ―

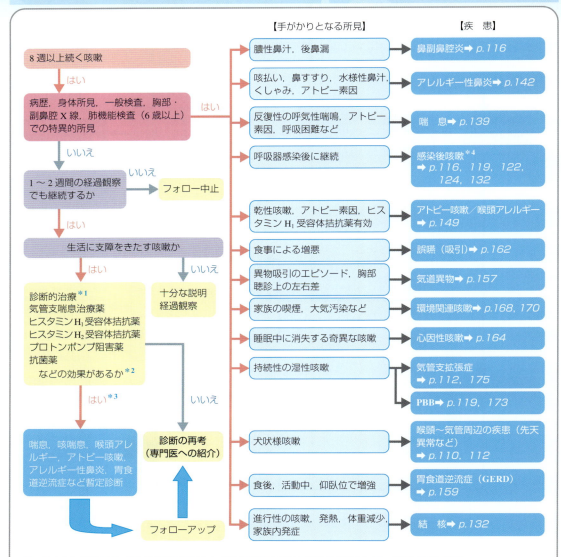

- *1：①十分な検査を行っても特異的所見がない場合に病歴や病状の特徴を参考として，必要に応じて行う
  ②基本的には単一の診断名に結びつく治療薬を選択することが望ましい．この意味で，たとえば抗菌薬，気管支喘息治療薬，ヒスタミンH_1受容体拮抗薬などを複数同時に処方することは避けるべきである
  ③本来，治療の効果が得られる期間投与し，必ず効果判定を行う．治療効果を判定せず漫然と投与することは慎む
- *2：①投与した薬剤おのおのの期待される効果出現期間以内での効果判定を行う（例：抗菌薬→2週間以内，ヒスタミンH_1受容体拮抗薬→1週間など）
  ②無効と診断された場合は投与を中止し，診断を再考する
- *3：①投与前に比べて単に「効いた」「効かなかった」ではなく，どの程度，改善があったかを明らかにする．たとえば，投与前の症状が10あったとして，いくつぐらいに変化したかなどを患児・家族に具体的に確認する
  ②プラセボ効果も考慮し，効果ありの評価であっても最終的な判断がついていない場合などには適切な時期に減量・中止して，その有効性を再確認する
  ③無効と判断された場合，診断を再考する
- *4：「感染性咳嗽」とは広義的には「感染症に伴う咳嗽」すべてであるが，狭義的には「胸部X線やCTで結核・腫瘍など咳嗽の原因となる陰影を認めず，感染に伴うことが示唆される活動性のある咳嗽」をいう．一方，咳嗽が後遺症状として残ってはいるが，活動性のない感染性咳嗽を「感染後咳嗽」と定義する．

〔徳山研一．遷延する咳嗽（慢性咳嗽）．ニューロペプチド研究会（編），こどもの咳嗽治療ガイドブック．診断と治療社，2011；100 より一部改変〕

救急外来でみる咳嗽の鑑別診断フローチャート

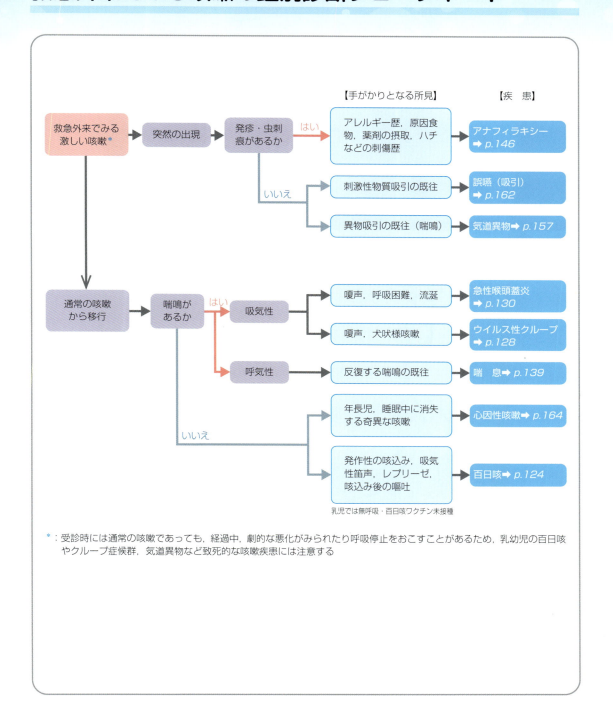

＊：受診時には通常の咳嗽であっても，経過中，劇的な悪化がみられたり呼吸停止をおこすことがあるため，乳幼児の百日咳やクループ症候群，気道異物など致死的な咳嗽疾患には注意する

カラー口絵

術前　　　　　　　　術直後　　　　　　　術後 5 日

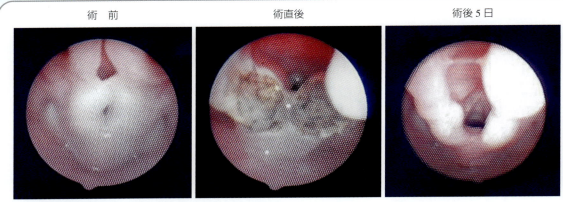

カラー口絵 1　喉頭軟化症に対する喉頭レーザー形成術（Olney type 2）　➡ *p. 111*

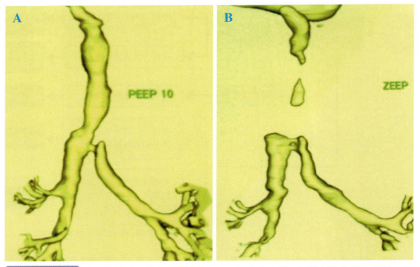

カラー口絵 2　加圧下（A）・非加圧下（B）3DCT による気管・気管支軟化症の診断
➡ *p. 112*
軟化症部位は加圧下では拡張するが，非加圧下では虚脱する

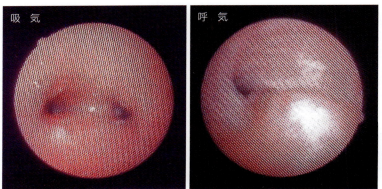

カラー口絵 3

気管軟化症　➡ *p. 113*
膜性部/軟骨部の比率が拡大し，呼気時に気道閉塞をきたす

口絵カラー

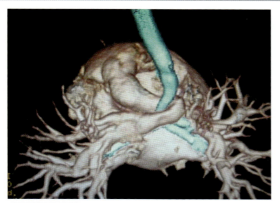

カラー口絵 4　造影 3DCT（pulmonary artery sling）
➡ p. 113

下部気管に右肺動脈より起始する左肺動脈が巻きつき，気管狭窄を合併している

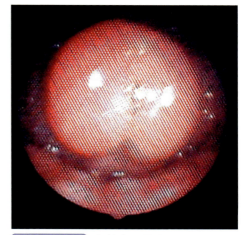

カラー口絵 5　急性喉頭蓋炎の喉頭ファイバースコピー画像 ➡ p. 131

腫脹した喉頭蓋による気道閉鎖を認める

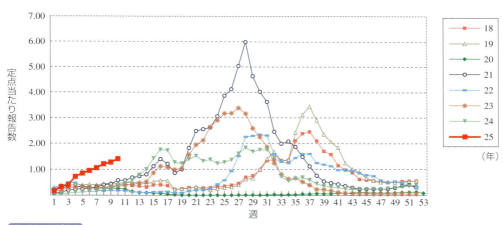

カラー口絵 6　RSウイルス感染症の定点当たり報告数 ➡ p. 136
（国立感染症研究所．感染症発生動向調査週報．第 10 号，2025）

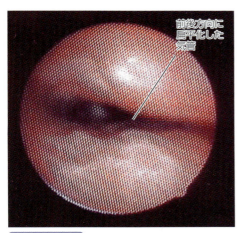

カラー口絵 7　変形による気管狭窄 ➡ p. 177

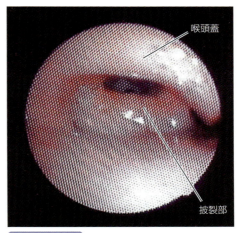

カラー口絵 8　扁平喉頭 ➡ p. 177

刊行にあたって

　日本小児呼吸器学会が「小児の咳嗽診療ガイドライン」の初版を刊行したのは，2014 年 4 月のことです．この初版は，小児科領域における咳嗽の診療に関する包括的な指針として，一般診療において重要な役割を果たしてきました．咳嗽はその原因が極めて多様であるため，各疾患に特化したガイドラインとは異なるアプローチが必要です．そのため，咳嗽の性状や随伴症状などの特徴に基づいて診断を絞り込む手順をフローチャート形式で提示し，各種疾患に関する最新の診断および治療方法について詳細に解説する方向でまとめられました．この初版では，咳嗽の疫学，病態生理，診断に必要な検査，治療薬や理学療法に関する情報も盛り込み，実践的な診療の手引きとして使用されてきました．その後も，ガイドラインの改訂作業は継続的に進められ，2020 年の改訂では，従来の内容を発展的に継承しつつ，特に治療法に焦点を当てた改訂が行われました．この過程では，代表的なクリニカルクエスチョン（CQ）の選定のために既存のシステマティックレビュー（SR）が精査され，質の高いレビューを基にして，その後の最新研究成果も考慮に入れたエビデンスレベルに基づく治療の推奨が提示されました．この方法には，日本医療機能評価機構の医療情報サービス Minds が提案する『診療ガイドライン作成の手引き』に準拠したガイドラインになっています．また，改訂作業には呼吸器専門の若手医師も参加し，日本呼吸器学会，日本小児耳鼻咽喉科学会，日本外来小児科学会などの外部委員による評価や意見も反映させました．

　今回の改訂では，改訂後 5 年が経過して，従来の 8 つの CQ について再検討を行うとともに，新たに選定された 4 つの CQ についても詳細に検討しました．さらに，各章の記載内容についても最新の文献を参照し，適切にアップデートされています．外部委員として新たに日本咳嗽学会や患者会にもご意見を伺いました．『咳嗽』は一般小児科診療において最も頻繁に遭遇し，特に長引く咳嗽は，その適切な鑑別による治療が難しいことは広く認識されています．この課題に対して適切な診療を普及させることが本学会の重要な使命のひとつであると考えています．そこで，本ガイドライン改訂 2025 が小児の咳嗽を診る全ての医師にとって，少しでもお役にたつことを心より願っております．

　最後に，本ガイドラインの作成に際し，多大なご尽力を賜りましたすべての方々に，深謝申し上げます．

2025 年 3 月

『小児の咳嗽診療ガイドライン 2025』
監修　吉原重美
　　　高瀬真人

日本小児呼吸器学会
「小児の咳嗽診療ガイドライン」作成委員会

■ 委員長
吉原重美　　獨協医科大学医学部小児科学

■ 副委員長
高瀬真人　　日本医科大学多摩永山病院小児科

■ 委員（五十音順）
植田　穣　　おかだこどもの森クリニック/埼玉医科大学病院小児科
手塚純一郎　福岡市立こども病院アレルギー・呼吸器科
錦戸知喜　　大阪母子医療センター呼吸器・アレルギー科
長谷川久弥　東京女子医科大学附属足立医療センター新生児科
平井康太　　東海大学医学部専門診療学系小児科学
福田啓伸　　なすこどもクリニック/獨協医科大学医学部小児科学
宮田一平　　くまだ内科・小児科クリニック

■ 協力委員（五十音順）
加藤正也　　獨協医科大学医学部小児科学
古賀健史　　熊谷総合病院小児科/埼玉医科大学病院小児科

■ 顧問・アドバイザー（五十音順）
尾内一信　　川崎医科大学小児科学
岡田賢司　　福岡看護大学/福岡歯科大学医科歯科総合病院予防接種センター
徳山研一　　埼玉県立嵐山郷/埼玉医科大学小児科
望月博之　　東海大学医学部総合診療学系小児科学

■ 外部評価委員（五十音順）
伊藤真人　　日本小児耳鼻咽喉科学会（自治医科大学耳鼻咽喉科学講座）
黒木春郎　　日本外来小児科学会（こどもとおとなのクリニック「パウルーム」）
園部まり子　NPO法人アレルギーを考える母の会
新実彰男　　日本咳嗽学会（名古屋市立大学大学院医学研究科呼吸器・免疫アレルギー内科学）
迎　　寛　　日本呼吸器学会（長崎大学大学院医歯薬学総合研究科展開医療科学講座　呼吸器内科学分野）

作成にあたって

① 本ガイドラインの目的・読者対象

　日常の小児科診療において，咳嗽は最も頻度の高い主訴の一つです．そのため，すでに欧米では小児の咳嗽に関するガイドラインが作成されていますが，それらのガイドラインの疫学・診断・治療内容は役に立つものの，必ずしもわが国の現状にあてはまらないところもあります．そこで 2014 年 4 月，わが国の小児咳嗽疾患の特徴をふまえたうえで，よりよい診療を行うため，学会主導によるわが国初の「小児の咳嗽診療ガイドライン」を作成いたしました．初版発刊から約 11 年が経過し，幸い多くの方の実地診療にお役立ていただいております．2020 年に第 1 回の改訂を行い，今回 2 回目となる 2025 年改訂では，他の関連ガイドラインの改訂に伴う変更や，2020 年版クリニカルクエスチョンのアップデート，さらに新たな 4 つのクリニカルクエスチョン追加を行っております．読者対象は初版から一貫して，小児呼吸器患者を診療するすべての医師としています．

② 小児の咳嗽の特殊性

　咳嗽の原因の多くは急性の呼吸器感染症です．また咳嗽の多くは一過性ですが，時に長引くものもあります．このような長引く咳嗽は，急性咳嗽と区別して遷延性咳嗽や慢性咳嗽とよばれています．長引く咳嗽の小児特有の原因として，感染性因子以外に，先天性の形態異常や気道異物によるもの，アレルギーに関連したもの，受動喫煙によるものや心因性のものなどがあげられます．また小児では，アナフィラキシーや急性喉頭蓋炎のような緊急に対応が必要な咳嗽疾患もあります．さらに最近のトピックスとしては，ワクチンや長期間作用型モノクローナル抗体製剤が開発された RS ウイルス，またわが国初の小児の疫学調査が実施された過敏性肺炎，好酸球性細気管支炎について追加記載しました．上記のように，小児咳嗽の特殊性を十分に理解したうえで診療に臨むことが大切と考えます．

③ 本ガイドラインの作成手順

　日本小児呼吸器学会の運営委員会において，2012 年 4 月に「小児の咳嗽診療ガイドライン」作成委員会が発足され，日本小児呼吸器学会運営委員の中から委員が選出されました．2020 年版（改訂第 2 版）では別途指名された 4 名の協力委員が加わり，今回の 2025 年版（改訂第 3 版）では新たに 4 名の委員を迎え本ガイドラインが作成されました．執筆した原稿は，委員による複数回の編集会議と査読で議論を重ね，おもに日本小児呼吸器学会会員のパブリックコメントと日本小児呼吸器学会役員の査読を経て検討，外部評価委員にいただいた評価も参考に推敲した後，「小児の咳嗽診療ガイドライン 2025」として発刊に至りました．多くの貴重なご意見をいただきました先生方に深謝申し上げます．

④ クリニカルクエスチョン（CQ）

　CQ の作成にあたっては，改訂第 2 版では作成委員会において議論を繰り返し，薬物療法にしぼり 8 個の CQ を設定いたしました．今回，臨床現場で判断に迷うであろう咳嗽の治療，とくに治療にしぼって新たに 4 個の CQ を追加設定することとなりました．

　改訂第 2 版における CQ 同様，まずは作成委員会において該当するキーワード（cough／chronic cough／child／pediatric 等）にて The Cochrane Library を検索し，既存のシステマティックレビューを

検討しました（検索期間：2024年5月まで）．作成委員会にてこれらの文献の内容を吟味し，このなかから質の高いと思われた4つのレビューをもとにCQの骨格を作成しました．これらのレビューを用いて，アップデートな最新研究の情報についてはこれらのレビューで用いられたものと同じ文献検索式を用い，また適宜 PubMed®，医中誌などさらに検索を加えました．改訂第2版 CQ アップデートについても同様の検索を加え改訂を行いました．

CQ	内　容
1	小児の長引く咳嗽に抗菌薬を推奨するか？
2	小児の長引く咳嗽にβ_2刺激薬吸入を推奨するか？
3	小児の長引く咳嗽にヒスタミンH_1受容体拮抗薬を推奨するか？
4	小児の長引く咳嗽に吸入ステロイド薬（ICS）を推奨するか？
5	小児の長引く咳嗽にロイコトリエン受容体拮抗薬（LTRA）を推奨するか？
6	小児の長引く咳嗽にプロトンポンプ阻害薬（PPI）治療を推奨するか？
7	小児の急性気管支炎の咳嗽に経口β_2刺激薬を推奨するか？
8	小児の後鼻漏症候群による咳嗽に推奨できる薬剤はあるか？
9	小児の急性咳嗽に中枢性鎮咳薬を推奨するか？
10	小児の鼻汁を伴う咳嗽に鼻処置（鼻汁吸引・鼻腔洗浄）を推奨するか？
11	心因性咳嗽と診断された小児に対して心理療法を推奨するか？
12	咳喘息と診断された小児に対してICSによる治療を推奨するか？

⑤ エビデンス総体の評価と推奨グレードの決定

本ガイドライン（CQ）では，「Minds 診療ガイドライン作成マニュアル 2020 Ver.3.0」[1]に準じ，エビデンス総体と推奨グレードを設定しています[2]．

作成委員会の場で，一致をみるまで議論を重ね，最終的に委員の総意において，エビデンス総体の評価ならびに推奨グレードを決定しました．

エビデンス総体の評価と定義

エビデンス総体の評価	定　義
A（強）	効果の推定値に強く確信がある
B（中）	効果の推定値に中等度の確信がある
C（弱）	効果の推定値に対する確信は限定的である
D（とても弱い）	効果の推定値がほとんど確信できない

推奨グレード

推奨グレード	定　義
1	行うこと（行わないこと）を推奨する（強い推奨）
2	行うこと（行わないこと）を提案する（弱い推奨）

⑥ 本ガイドラインの使用法

本ガイドラインの特徴として，海外や成人と比較しながら，わが国の小児の咳嗽の原因を年齢別に，かつ代表的な疾患を重点的に解説しています．また，用語の定義，疾患名などはなるべくわかりやすく統一を図りました．さらに 2024 年版では，それらのアップデートとともに，薬物治療に加えて理学療法，心理療法に関するクリニカルクエスチョン（CQ）も追加し，咳嗽のトータルケアを目的にする

ことを作成委員会の方針として検討しました.

　小児咳嗽の診断・治療の進め方の基本は，十分な鑑別診断を行い，的確な診断のもと，それぞれの疾患に見合った治療を行うことです.そこで確定診断の進め方として，①急性咳嗽，②遷延性咳嗽，③慢性咳嗽，④救急外来でみる咳嗽，の四つの鑑別診断フローチャートを掲載しました.フローチャートに沿って即座に確認したい疾患を読み進められるように工夫しました.ただし，すべての疾患を網羅するものではないことにご留意ください.

7 外部評価

　本ガイドライン作成の過程において，その実地臨床での適用可能性や妥当性を客観的に評価するため，本ガイドラインの作成後，その作成に直接関わっていない咳嗽診療の関連学会を代表する専門家（日本外来小児科学会，日本呼吸器学会，日本小児耳鼻咽喉科学会，日本咳嗽学会）に外部評価を依頼しました.また広く患児の養育者である「母の会」にも意見を求めました.それらの意見を参考に本ガイドライン作成委員会でさらに検討を重ね，最終稿としました.

8 利益相反

　ガイドラインの透明性・公平性を担保するために，本ガイドラインの作成委員・協力委員には学会事業として無償で編集・執筆を行っていただきました.

　以下に，作成委員・協力委員の COI（利益相反）関連事項を示します.

1）研究助成金等に関する受入れ状況

　　本学会の定めた開示基準に該当するものはない.

2）講演料・原稿料等の受入れ状況

　　（企業・団体名）アストラゼネカ株式会社，アッヴィ合同会社，グラクソ・スミスクライン株式会社，サノフィ株式会社講演料

3）作成委員の個人的収入に関する受入れ状況

　　本学会の定めた開示基準に該当するものはない.

9 医薬品適応外薬の使用

　保険適用のない薬剤および投与量を使用する場合は，薬剤の特性，副作用を十分に理解している必要があります.適応外薬を安易に使用することは避けなくてはなりません.また，適応外薬を使用して副作用などの問題がおきた場合には，医薬品副作用被害救済制度の補償対象とならない場合があることに留意し，このことは患児やその養育者に周知しておく必要があります.

文　献

1）公益財団法人日本医療機能評価機構.Minds 診療ガイドライン作成マニュアル 2020 Ver.3.0
　　https://minds.jcqhc.or.jp/s/manual_2020_3_0

2）相原守夫.診療ガイドラインのための GRADE システム　第3版.中外医学社，2022.

「小児の咳嗽診療ガイドライン」作成委員会　委員長

吉原重美

Contents

急性咳嗽の鑑別診断フローチャート ―経過が 3 週未満の咳嗽― ………………………… ii

遷延性咳嗽の鑑別診断フローチャート ―3 週以上 8 週未満続く咳嗽― ………………… iii

慢性咳嗽の鑑別診断フローチャート ―8 週以上続く咳嗽― ……………………………… iv

救急外来でみる咳嗽のフローチャート …………………………………………………………… v

カラー口絵 …………………………………………………………………………………………… vi

刊行にあたって ……………………………………………………………………………………… ix

日本小児呼吸器学会「小児の咳嗽診療ガイドライン」作成委員会 …………………………… x

作成にあたって ……………………………………………………………………………………… xi

● Part. I　CQ 篇

CQ-1　小児の長引く咳嗽に抗菌薬を推奨するか？ ……………………………………………… 2

CQ-2　小児の長引く咳嗽に β_2 刺激薬吸入を推奨するか？ ………………………………… 4

CQ-3　小児の長引く咳嗽にヒスタミン H_1 受容体拮抗薬を推奨するか？ ………………… 5

CQ-4　小児の長引く咳嗽に吸入ステロイド薬（ICS）を推奨するか？ …………………… 6

CQ-5　小児の長引く咳嗽にロイコトリエン受容体拮抗薬（LTRA）を推奨するか？ …… 7

CQ-6　小児の長引く咳嗽にプロトンポンプ阻害薬（PPI）治療を推奨するか？ ………… 8

CQ-7　小児の急性気管支炎の咳嗽に経口 β_2 刺激薬を推奨するか？ …………………… 9

CQ-8　小児の後鼻漏症候群による咳嗽に推奨できる薬剤はあるか？ ……………………… 10

CQ-9　小児の急性咳嗽に中枢性鎮咳薬を推奨するか？ ……………………………………… 11

CQ-10　小児の鼻汁を伴う咳嗽に鼻処置（鼻汁吸引・鼻腔洗浄）を推奨するか？ ……… 12

CQ-11　心因性咳嗽と診断された小児に対して心理療法を推奨するか？ ………………… 13

CQ-12　咳喘息と診断された小児に対して ICS による治療を推奨するか？ ……………… 14

● Part. II　解説篇

第 1 章　咳嗽の概念，病態生理，評価法

A. 概念・分類 ……………………………………………………………………………………… 16

B. 病態生理 ………………………………………………………………………………………… 19

C. 咳嗽の評価法 …………………………………………………………………………………… 23

第 2 章　咳嗽の疫学

A. 総　論 …………………………………………………………………………………………… 28

B. 海外との比較 …………………………………………………………………………………… 30

C. 成人との比較 …………………………………………………………………………………… 32

第3章　咳嗽の診断

A. 問　診（医療面接）···36

B. 咳嗽患者の身体所見···38

C. 咳嗽患者の検査所見
　　1　血液・感染検査···40
　　2　生理学的検査···44
　　3　画像検査···46

D. 鑑別診断（年齢による咳嗽の原因疾患の特徴）·····················50

E. 確定診断の進め方
　　1　急性咳嗽のフローチャート　―経過が3週未満の咳嗽―·············53
　　2　遷延性咳嗽のフローチャート　―3週以上8週未満続く咳嗽―········55
　　3　慢性咳嗽のフローチャート　―8週以上続く咳嗽―·················57
　　4　救急医療の必要な咳嗽フローチャート·····························59

第4章　咳嗽の治療

A. 治療の進め方···62

B. 薬物による治療
　　1　中枢性鎮咳薬···64
　　2　抗菌薬···67
　　3　喀痰調整薬···70
　　4　β_2刺激薬··72
　　5　副腎皮質ステロイド···76
　　6　ロイコトリエン受容体拮抗薬·······································80
　　7　ヒスタミンH_1受容体拮抗薬·······································82
　　8　ヒスタミンH_2受容体拮抗薬とプロトンポンプ阻害薬···············86
　　9　クロモグリク酸ナトリウム（DSCG）·································88
　　10　抗コリン薬···90
　　11　Th2サイトカイン阻害薬···92
　　12　漢方薬···94

　　トピックス　選択的P2X3受容体拮抗薬·····························97

　　参　考　一般用医薬品（OTC医薬品）・民間療法·····················99

C. 非薬物療法による治療
　　1　呼吸理学療法···104
　　2　鼻汁吸引と鼻腔洗浄···106
　　3　加　湿···108

第5章　おもな疾患

A. 気道系の先天異常
　　1　上気道病変···110
　　2　下気道病変···112

B. 感染症
1　急性鼻咽頭炎（かぜ症候群）···························· 114
2　鼻副鼻腔炎（ウイルス性・細菌性）···················· 116
3　気管支炎・肺炎・胸膜炎···························· 119
4　急性細気管支炎···································· 122
5　百日咳·· 124
6　クループ·· 128
7　急性喉頭蓋炎···································· 130
8　肺結核·· 132

トピックス　RSウイルス······························ 136

C. アレルギー疾患
1　喘　息·· 139
2　アレルギー性鼻炎（通年性・季節性）················ 142
3　咳喘息·· 144
4　アナフィラキシー································ 146
5　アトピー咳嗽／喉頭アレルギー···················· 149
6　過敏性肺炎······································ 152
7　好酸球性細気管支炎······························ 155

D. 気道異物・胃食道逆流症・誤嚥
1　気道異物·· 157
2　胃食道逆流症（GERD）···························· 159
3　誤嚥（吸引）・吸入······························ 162

E. 心因性咳嗽····································· 164

F. その他
1　喫煙・受動喫煙·································· 168
2　大気汚染と室内空気汚染·························· 170

G. 咳嗽が遷延・重症化しやすい基礎疾患··············· 172

今後の課題と展望···································· 180

付録　咳嗽を伴うおもな疾患の特徴··················· 182
索引·· 184

Part. I CQ篇

CQ 1 小児の長引く咳嗽に抗菌薬を推奨するか？

● 推奨

小児の長引く咳嗽（3～4週間）の治療として，原因が明らかにできない湿性咳嗽に対しては抗菌薬を投与することを提案する．

◆グレード　**2B**　◆推奨の強さ　**弱い推奨**　◆エビデンスの確実性　**中**

● 解説

● 小児の長引く咳嗽に対する抗菌薬の効果について無作為化比較試験は3件あったが，その多くが湿性咳嗽を対象としたもので，長引く乾性咳嗽に対するランダム化比較試験（randomized controlled trial：RCT）はなかった.

● 小児の長引く湿性咳嗽の原因としてわが国では十分認知されているとはいえないが，欧米では遷延性細菌性気管支炎（protracted bacterial bronchitis）（p.173参照）が主たるものとの報告がある[1].

● 長引く咳嗽に対する欧米における3件のRCTにおいて，①10日以上（50%以上が3週間以上）咳が続く生後6か月～6歳の88人に対してエリスロマイシン50 mg/kg/日 分2×7日間とプラセボの効果が比較された.症状の改善や追加の抗菌薬の必要性などが評価され，有効性が示された（1987～1990年）[2].②10日以上（平均3～4週間）咳が続く生後6か月～7歳の52人に対してアモキシシリン/クラブラン酸30 mg/kg/日（AMPC 20 mg + CVA 10 mg）×7日間とプラセボが比較され，有意な症状改善がみられた（1990～1991年）[3].③3週間以上湿性咳嗽が続く6か月～3歳の50人に対してアモキシシリン/クラブラン酸を45 mg/kg/日 分2×14日間とプラセボが比較され，有意な症状改善がみられた（2004～2006年）[4].

● これら3つのRCTをもとにしたCochrane Review[5]では小児の4週以上持続する湿性咳嗽に対して抗菌薬治療は有効と結論づけられており，本ガイドラインでも抗菌薬の投与を推奨する.ただし，急性咳嗽や他の疾患（誤嚥，気管支拡張症など）の鑑別を行い，抗菌薬の副作用にも留意する必要がある.

● 抗菌薬は肺炎球菌，インフルエンザ菌，*Moraxella catarrhalis* を念頭に地域の薬剤感受性に合わせて選択する.投与期間に関しては米国胸部疾患学会（American Thoracic Society：ATS），欧州呼吸器学会（European Respiratory Society：ERS）のガイドラインでは2週間が標準的であるが[6,7]，英国胸部学会（British Thoracic Society：BTS）のガイドラインでは4～6週間が推奨されている[8].最適な投与期間については今後の課題である[9].

● 文献

1) Chang AB, et al. Protracted bacterial bronchitis：The last decade and the road ahead. Pediatr Pulmonol 2016；**51**：225-242
2) Darelid J, et al. Erythromycin treatment is beneficial for longstanding Moraxella catarrhalis associated cough in children. Scand J Infect Dis 1993；**25**：323-329
3) Gottfarb P, et al. Children with persistent cough-outcome with treatment and role of Moraxella catarrhalis?. Scand J Infect Dis 1994；**26**：545-551
4) Marchant J, et al. Randomized controlled trial of amoxycillin clavulanate in children with chronic wet cough. Thorax 2012；**67**：689-693
5) Marchant JM, et al. Antibiotics for prolonged wet cough in children. Cochrane Database Syst Rev 2018；**7**：CD004822
6) Chang AB, et al. Managing chronic cough as a symptom in children and management algorithms：CHEST Guideline and Expert Panel Report. Chest 2020；**158**：303-329

7）Kantar A, et al. ERS statement on protracted bacterial bronchitis in children. Eur Respir J 2017；**50**：1602139
8）Shields MD, et al. British Thoracic Society Cough Guideline Group. BTS guidelines：recommendations for the assessment and management of cough in children. Thorax 2008；**63**（Suppl 3）：iii1-15
9）Gilchrist FJ, et al. Managing chronic wet cough in children：another piece of the puzzle. Lancet Respir Med 2021；**9**：1078-1079

CQ 2 小児の長引く咳嗽に β_2 刺激薬吸入を推奨するか？

● 推奨

小児の長引く咳嗽の治療として，一律には吸入 β_2 刺激薬を行わないことを提案する．

◆グレード　**2B**　◆推奨の強さ　**弱い推奨**　◆エビデンスの確実性　**中**

● 解説

● 小児の長引く咳嗽に対する吸入 β_2 刺激薬使用について検索したところ，2歳以上の長引く咳嗽に対して β_2 刺激薬の吸入前後における咳嗽の頻度はプラセボと差がなかったとする Cochrane Library の Review が1件[1]で，臨床研究が1件[2]であった．

● 米国胸部医学会（American College of Chest Physicians：ACCP），英国胸部学会（British Thoracic Society：BTS），欧州呼吸器学会（European Respiratory Society：ERS）の慢性咳嗽ガイドラインおよび Chest 誌に掲載された小児慢性咳嗽のガイドライン[3]では小児の長引く咳嗽に対する吸入 β_2 刺激薬は無効と記載されていた．さらにベルギーのガイドラインでは小児の長引く咳嗽に対する吸入 β_2 刺激薬の有用性を示すエビデンスはなく，むしろ不要な薬剤投与は行わないことを推奨していた[4]．

● 小児の長引く咳嗽の原因が喘息の場合には β_2 刺激薬が有用である．ただし，長期的に使用する場合は吸入ステロイド薬（inhaled corticosteroid：ICS）との併用が基本である[5][6]．

● 文献

1) Tomerak AAT, et al. Inhaled beta2-agonists for non-specific chronic cough in children. Cochrane Database Syst Rev 2005；**3**：CD005373
2) Chang AB, et al. A randomized, placebo controlled trial of inhaled salbutamol and beclomethasone for recurrent cough. Arch Dis Child 1998；**79**：6-11
3) Chang AB, et al. Use of management pathways or algorithms in children with chronic cough：CHEST Guideline and Expert Panel Report. Chest 2017；**151**：875-883
4) Leconte S, et al. Prolonged cough in pediatric population first line care, Belgian Guidelines. Open Respir Med J 2017；**11**：54-66
5) de Blic J, et al. Salmeterol/fluticasone propionate vs. double dose fluticasone propionate on lung function and asthma control in children. Pediatr Allegy Immunol 2009；**20**：763-771
6) Vaessen-Verberne AA, et al. Combination therapy salmeterol/fluticasone versus doubling dose of fluticasone in children with asthma. Am J Respir Crit Care Med 2010；**182**：1221-1227

CQ 3 小児の長引く咳嗽にヒスタミン H_1 受容体拮抗薬を推奨するか？

● 推奨

小児の長引く咳嗽の治療として，一律にはヒスタミン H_1 受容体拮抗薬を投与しないことを推奨する．

◆グレード　**1B**　◆推奨の強さ　**強い推奨**　◆エビデンスの確実性　**中**

● 解　説

● 小児におけるヒスタミン H_1 受容体拮抗薬の咳嗽に関する効果を検討した海外文献として，明らかな原因を見出せない 4 週以上遷延する咳嗽患児を対象としたシステマティックレビュー 1 件とランダム化比較試験（randomized controlled trial：RCT）の 2 件を検討し，成人の場合とは異なり，小児では遷延する咳嗽に対する経験的治療としてヒスタミン H_1 受容体拮抗薬は推奨しないとする結果であった[1]〜[3]．一方，アレルギー性鼻炎の少数例を対象とした RCT[4] では，季節性アレルギー性鼻炎による咳嗽に対してセチリジンの投与から 2 週間以内に有意な改善が認められた．また，季節性アレルギー性鼻炎に対するフェキソフェナジンのシステマティックレビューでは，咳を含む症状の改善が報告されている[5]．

● 小児の長引く咳嗽の治療として一律には推奨しないが，強い鼻症状を伴う季節性アレルギー性鼻炎による咳嗽に対して，要因を考慮したうえでヒスタミン H_1 受容体拮抗薬を処方することを妨げるものではない．

● 文　献

1) Chang AB, et al. Anti-histamines for prolonged non-specific cough in children. Cochrane Database Syst Rev 2008；**2**：CD005604

2) van Asperen PP, et al. A multicentre randomized placebo-controlled double-blind study on the efficacy of Ketotifen in infants with chronic cough or wheeze. J Paediatr Child Health 1992；**28**：442-446

3) Christensen ER, et al. Palliative treatment of estival rhinitis in children. A double blind combined study of an antiamine, pimethixen, and an antihistamine, Paradryl［Palliativ behandling af rhinitis aestivalis hos børn. En dobbelt blind, sammenlignende undersøgelse imellem et antiamin, pimetiksen, og et antihistamine, Paradryl］. Nord Med 1971；**86**：1121-1124

4) Ciprandi G, et al. Cetirizine treatment of allergic cough in children with pollen allergy. Allergy 1997；**52**：752-754

5) Gomez RM, et al. Update meta-analysis on the efficacy and safety issues of fexofenadine. World Allergy Organization J 2023；**16**：100795

CQ 4 小児の長引く咳嗽に吸入ステロイド薬（ICS）を推奨するか？

● 推 奨

小児の長引く咳嗽の治療として，一律には吸入ステロイド薬（ICS）を投与しないことを推奨する．

◆グレード　**1B**　◆推奨の強さ　**強い推奨**　◆エビデンスの確実性　**中**

● 解 説

● 小児の長引く非特異的な咳嗽に対する吸入ステロイド薬（inhaled corticosteroid：ICS）の効果を検討した 2 件のランダム化比較試験（randomized controlled trial：RCT）が存在した．
① 咳嗽を繰り返す 6〜17 歳の 43 人を対象に ICS〔ベクロメタゾンプロピオン酸エステル（BDP）400 µg/日〕の効果を検討しプラセボと差がなかった[1]．
② 夜間咳嗽が持続する 1〜10 歳の 50 人を対象に高用量 ICS〔フルチカゾンプロピオン酸エステル（FP）2 mg/日×3 日間＋1 mg/日×11 日間〕とプラセボを比較し，群間差を認め高用量 ICS で有意な効果を認めたが，プラセボでも効果を認めている[2]．これら 2 件を用いた Cochrane Review[3] では，感染や心疾患などの原因を除外した小児の長引く非特異的な咳嗽に対する ICS の有効性は確認できなかったと結論している．
● 急性細気管支炎による長引く咳嗽に対する ICS の効果を検討した 2 件の RCT ではブデソニド（BUD）200 µg/日×8 週間[4]，または FP 150 µg/日×3 か月[5] 投与しプラセボと比較したが有意な効果は認められなかった．これら 2 件の RCT を用いた Cochrane Review[6] では乳児の急性気管支炎に伴う長引く亜急性咳嗽（2〜4 週間続く咳）に対する ICS の有効性は認められないと結論している．
● 喘息の長期管理において ICS は有効[7] であり，咳喘息に対する有効性も示されている[8] が，それ以外の原因による小児の長引く咳嗽に対する ICS の有効性を示す根拠は存在しない．
● 上記より，小児の長引く咳嗽の治療として一律には ICS を投与しないことを推奨する．

● 文 献

1) Chang AB, et al. A randomised, placebo controlled trial of inhaled salbutamol and beclomethasone for recurrent cough. Arch Dis Child 1998；**79**：6-11
2) Davies M, et al. A Persistent nocturnal cough：randomised controlled trial of high dose inhaled corticosteroid. Arch Dis Child 1999；**81**：38-44
3) Tomerak AAT, et al. Inhaled corticosteroids for non-specific chronic cough in children. Cochrane Database Syst Rev 2009；**4**：CD004231
4) Fox GF, et al. Randomised controlled trial of budesonide for the prevention of post-bronchiolitis wheezing. Arch Dis Child 1999；**80**：343-347
5) Wong JYW et al. No objective benefit from steroids inhaled via a spacer in infants recovering from bronchiolitis. Eur Respir J 2000；**15**：388-394
6) Anderson-James S, et al. Inhaled corticosteroids for subacute cough in children. Cochrane Database Syst Rev 2013；**3**：CD008888
7) 滝沢琢己，手塚純一郎，長尾みづほ，吉原重美（監），日本小児アレルギー学会．小児気管支喘息・治療管理ガイドライン 2023．協和企画，2023
8) 日本呼吸器学会咳嗽・喀痰の診療ガイドライン 2019 作成委員会（編）．咳嗽・喀痰の診療ガイドライン 2019．メディカルレビュー社，2019

CQ 5 小児の長引く咳嗽にロイコトリエン受容体拮抗薬（LTRA）を推奨するか？

● 推 奨

小児の長引く咳嗽の治療として，ロイコトリエン受容体拮抗薬（LTRA）を一律には投与しないことを提案する．

◆グレード　**2B**　◆推奨の強さ　**弱い推奨**　◆エビデンスの確実性　**中**

● 解 説

●小児の長引く咳嗽に対するロイコトリエン受容体拮抗薬（leukotoriene receptor antagonist：LTRA）の効果について，明らかな原因のない 4 週以上遷延する咳嗽を対象とした LTRA の効果を検討したランダム化比較試験（randomized controlled trial：RCT）が 2 件あった．

● 1 件は 6～24 か月の咳嗽を含む喘息様症状がみられる 256 人を対象とした 6 週間のモンテルカストとプラセボの効果が比較され，忍容性と安全性を主要評価項目とした報告であったが，二次評価項目としての臨床効果には差はみられなかった[1]．もう 1 件は喘息様症状をきたした 63 人を対象とした報告で，咳嗽のみを症状とした症例でモンテルカスト治療群の 5 例とプラセボ群の 1 例が含まれていたが，症例数が少なく比較できなかった[2]．一方で，小児の咳喘息に対しては LTRA 単独治療でも有効性は報告されている[3]．現時点では小児の明らかな原因のない慢性咳嗽に対して LTRA の有効性を示す根拠に乏しいが[4]，小児の咳喘息や喘息に対しての有効性は報告されており，これらの鑑別を十分に行う必要がある．

● 文 献

1) Van Adelsberg J, et al. tolerability, and exploratory efficacy of montelukast in 6- to 24-month-old patients with asthma. Curr Med Res Opin 2005；**21**：971-979
2) Kooi EM, et al. Fluticasone or montelukast for preschool children with asthma-like symptoms：Randomized controlled trial. Pulm Pharmacol Ther 2008；**21**：798-804
3) Yi F, et al. Effects of treatment with montelukast alone, budesonide/formoterol alone and a combination of both in cough variant asthma. Respir Res 2022；**23**：279
4) Chang AB, et al. Leukotriene receptor antagonist for prolonged non-specific cough in children. Cochrane Database Syst Rev 2006；**2**：CD005602

CQ 6 小児の長引く咳嗽にプロトンポンプ阻害薬（PPI）治療を推奨するか？

● 推奨

小児の長引く咳嗽の治療として，一律にはプロトンポンプ阻害薬（PPI）を投与しないことを提案する．

◆グレード　**2B**　◆推奨の強さ　**弱い推奨**　◆エビデンスの確実性　**中**

● 解説

● 小児の長引く咳嗽に対する胃食道逆流症（gastroesophageal reflux disease：GERD）治療について，Cochrane Review[1]では条件を満たす報告が 6 件存在した．

① 乳児のプロトンポンプ阻害薬（proton pump inhibitor：PPI）効果をランダム化比較試験（randomized controlled trial：RCT）で検討している報告が 1 件存在した．この検討は，非薬物治療を行うも症状が 1 週間以上持続する生後 1〜12 か月の 216 人の乳児に対して，PPI とプラセボとの効果が比較されたが，GERD に起因する咳嗽に対して有意差は得られず，むしろ副作用が有意に多かった[2]．

② 小児を対象とした研究では，除外基準が十分に定義されておらず，RCT であったか不明であった．さらに PPI の使用または手術に関する対照試験もなく評価は困難であった[3]．

● これらをもとに，Cochrane Review では GERD に対する PPI 治療は，小児の長引く咳嗽に有効性を認めなかった．

● さらに，GERD が小児の慢性咳嗽の原因になるか PICO（population, intervention, comparison, outcome）フォームに沿って検討した文献[4]においても，GERD の臨床的特徴がない場合には，GERD の治療を使用すべきではないと結論づけられていた．

● 一方，GERD 症状を認め長引く咳嗽と wheeze を呈した生後 3 か月〜2 歳の 22 人の乳児に対して PPI とプラセボとの RCT を行った検討では，PPI とベタネコール（ムスカリン受容体刺激薬）の併用で，日中の咳嗽を有意に減少させた報告[5]もある．

● GERD を有する小児の長引く咳嗽に対して，PPI 治療の効果は限定的に認める報告もあるが，小児の長引く咳嗽の治療として，一律には PPI を投与しないことを推奨する．

🔍 文献

1) Chang AB, et al. Gastro-oesophageal reflux treatment for prolonged non-specific cough in children and adults. Cochrane Database Syst Rev 2011：**1**：CD004823
2) Orenstein SR, et al. Multicenter, double-blind, randomized, placebo-controlled trial assessing the efficacy and safety of proton pump inhibitor lansoprazole in infants with symptoms of gastroesophageal reflux disease. J Pediatr 2009：**154**：514-520.e4
3) Dordal MT, et al. Nocturnal spasmodic cough in the infant. Evolution after antireflux treatment. Allerg Immunol（Paris）1994：**26**：53-58
4) Chang AB, et al. Chronic cough and gastroesophageal reflux in children. Chest 2019：**156**：131-140
5) Adamko DJ, et al. A pilot trial on the treatment of gastroesophageal reflux-related cough in infants. Transl Pediatr 2012：**1**：23-34

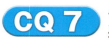

小児の急性気管支炎の咳嗽に経口 β₂ 刺激薬を推奨するか？

● 推 奨

小児の急性気管支炎の咳嗽の治療として，経口 β₂ 刺激薬を一律には投与しないことを推奨する．

◆グレード　**1B**　◆推奨の強さ　**強い推奨**　◆エビデンスの確実性　**中**

● 解 説

● 喘息の咳嗽には経口 β₂ 刺激薬は有効であるが，小児の急性気管支炎の咳嗽に対する経口 β₂ 刺激薬の効果を検討した海外文献として，気流制限を伴わない小児の急性気管支炎を対象としたランダム化比較試験（randomized controlled trial：RCT）2 件を含むシステマティックレビュー[1]が 1 件あり，無効との結論であった．このシステマティックレビューで取り上げられた 2 件の RCT は，喘鳴のない，あるいは気管支拡張薬を要する気管支閉塞を有さない患者を対象としており，いずれも統計的に有意な差異は認めなかった．
● 国内文献では対照群を設定しない検討が複数認められた．いずれも症状の軽快が β₂ 刺激薬の寄与なのかを弁別しえなかった．
● 上記システマティックレビューでは喘鳴を伴う患者が除外されていることから，喘鳴・気道閉塞を伴っているか否かに留意して β₂ 刺激薬の適否を考慮する必要がある．なお，2 歳未満の小児については喘鳴を伴っても β₂ 刺激薬の効果が期待できないとする報告が多い[2]．

● 文 献

1) Becker LA, et al. Beta2-agonists for acute cough or a clinical diagnosis of acute bronchitis. Cochrane Database Syst Rev 2015；**9**：CD001726
2) Yusuf F, et al. β2-agonists do not work in children under 2 years of age：myth or maxim? Breathe 2019；**15**：273-276

CQ 8 小児の後鼻漏症候群による咳嗽に推奨できる薬剤はあるか？

● 推 奨

小児の後鼻漏症候群による咳嗽の治療として，一律に推奨できる薬剤はない．
診断的治療にはヒスタミン H_1 受容体拮抗薬，抗コリン薬，鼻うがい，鼻汁吸引，
点鼻ステロイド薬，抗菌薬を用いることを提案する．

◆グレード **2C** ◆推奨の強さ **弱い推奨** ◆エビデンスの確実性 **弱**

● 解 説

● 近年，欧米では後鼻漏症候群を含む上気道疾患関連を "upper airway cough syndrome：UACS（上気道咳嗽症候群）" と表記することが主流である．

● 小児後鼻漏症候群に対する治療について文献検索したところ，多くは慢性咳嗽に対する疫学調査のなかに記載されているのみであった．

● UACS の治療に関する大規模研究は少ないが，ヒスタミン H_1 受容体拮抗薬，抗コリン薬，鼻腔洗浄，鼻汁吸引，点鼻ステロイド薬，抗菌薬が一定の効果を示す[1]~[4]ため，これらの薬剤を，原因疾患を想定して診断的治療に用いるのは有用である．

● 文 献

1) Chang AB, et al. Etiologies of Chronic Cough in Pediatric Cohorts：CHEST Guideline and Expert Panel Report. Chest 2017；**152**：607-617
2) Usta GB, et al. The assessment and management of chronic cough in children according to the BTS guidelines：descriptive, prospective, clinical trial. Clin Respir J 2014；**8**：330-337
3) Iyer VN, et al. Chronic cough update 2013 Mayo clinic. Mayo Clin Proc 2013；**88**：1115-1126
4) Yu L, et al. Advances in upper airway cough syndrome. Kaohsiung J Med Sci 2015；**31**：223-228

CQ 9　小児の急性咳嗽に中枢性鎮咳薬を推奨するか？

● 推奨

小児の急性咳嗽に一律に中枢性鎮咳薬を処方することは推奨しない.

◆グレード　**1B**　◆推奨の強さ　**強い推奨**　◆エビデンスの確実性　**中**

● 解　説

●小児の急性咳嗽に対する中枢性鎮咳薬について検索したところ，Cochrane Review[1]が1件あり，鎮咳薬とプラセボを比較した4つのランダム化比較試験（randomized controlled trial：RCT）を対象としていた．4つのRCTはデキストロメトルファンもしくはコデインとプラセボとの比較試験であったが，いずれの試験においてもデキストロメトルファンまたはコデインがプラセボより咳嗽の頻度，小児や保護者の睡眠への影響，保護者が記録した症状スコアにおいて有意な効果は認めなかった．

●一方で2023年に報告されたRCT[2]では，感冒による咳嗽を認める6〜11歳においてデキストロメトルファンはプラセボと比較し日中の咳嗽の回数を有意に減らした．さらに，この試験では咳の回数を半自動装着型咳モニターにて客観的に咳の回数を評価しているため，過去の報告より信頼性は高い．

●中枢性鎮咳薬は麻薬性と非麻薬性に分かれる．麻薬性はコデイン類を含有する鎮咳薬で，呼吸抑制などの危険性から米国では2018年から，わが国でも2019年から12歳未満への投与は禁忌とされている．非麻薬性はデキストロメトルファン臭化水素塩水和物；商品名メジコン®，チペピジンヒベンズ酸塩；商品名アスベリン®，ジメモルファンリン酸；商品名アストミン®，クロペラスチンフェンジゾ酸塩；商品名フスタゾール®がある．

●米国小児科学会（American Academy of Pediatrics：AAP）や米国救急医学会（American College of Emergency Physicians：ACEP）は「幼児の呼吸器疾患に対して非麻薬性も含めて中枢性鎮咳薬，総合感冒薬は処方すべきでない」と勧告している．しかし，根拠となったRCTはデキストロメトルファンを用いた試験であり，わが国で多く使用されているチペピジンヒベンズ酸塩やジメモルファンリン酸を用いたエビデンスレベルの高い試験は存在しない．鎮咳薬はわが国で乳幼児に対して長年使用されているが，重度の副作用の報告はほとんどなく，一律に処方を禁ずるわけではない．また，胸痛，頭痛，肋骨骨折などの合併症を伴いQOLを著しく下げる場合や睡眠を妨げ体力を消耗させる場合は鎮咳薬が必要な場合もある．

●よって，小児の急性咳嗽に対して中枢性鎮咳薬を処方することは一律に推奨しないが，患者や保護者に中枢性鎮咳薬を処方する理由をよく説明し，状況に応じて処方する．

🔍 文　献

1) Smith SM, et al. Over-the-counter（OTC）medications for acute cough in children and adults in community settings（Review）. Cochrane Database Syst Rev 2014；**11**：CD001831

2) Meeves SG, et al. Objective and self-reported evidence of dextromethorphan antitussive efficacy in children, aged 6-11 years, with acute cough due to the common cold. Pediatr Pulmonol 2023；**58**：2229-2239

CQ10 小児の鼻汁を伴う咳嗽に鼻処置（鼻汁吸引・鼻腔洗浄）を推奨するか？

● 推 奨

アレルギー性鼻炎や副鼻腔炎による鼻症状・咳嗽を改善させる治療法の1つとして，鼻腔洗浄を実施することを提案する．

◆グレード　**2C**　◆推奨の強さ　**弱い推奨**　◆エビデンスの確実性　**弱**

● 解 説

●小児の鼻汁の一般的な原因は上気道炎やアレルギー性鼻炎などであり，鼻汁が後鼻漏として咽頭口部に貯留し咳嗽を誘発することがある．鼻汁吸引は自身では鼻をかめない乳幼児を対象に行われる．鼻汁吸引による鼻汁の除去や鼻閉の改善は明らかであるが，鼻汁吸引による咳嗽に対する効果を示す文献は見当たらない．

●一方で，生理食塩水による鼻腔洗浄は，余分な粘液を除去し，鼻閉を軽減し，呼吸の改善に寄与することにより，症状を緩和すると考えられている．これは，鼻腔内を洗い流すため，協力の得られる児が対象となる．2015年のシステマティックレビューでは，544人の小児（3つの研究）と205人の成人（2つの研究）を無作為化した5つのランダム化比較試験（randomized controlled trial：RCT）が同定されている[1]．しかし，多くの試験が小規模であり十分なエビデンスを得ることができなかった．一方，鼻腔洗浄では風邪またはインフルエンザによる咳嗽[2]，アレルギー性鼻炎[3]や副鼻腔炎による鼻症状・咳嗽に有効[4]との報告がある．

● 文 献

1) King D, et al. Saline nasal irrigation for acute upper respiratory tract infections. Cochrane Database Syst Rev 2015；**4**：CD006821
2) Slapak I, et al. Efficacy of isotonic nasal wash（seawater）in the treatment and prevention of rhinitis in children. Arch Otolaryngol Head Neck Surg 2008；**134**：67
3) Head K, et al. Saline irrigation for allergic rhinitis. Cochrane Database Syst Rev 2018；**6**：CD012597
4) Wang YH, et al. Efficacy of nasal irrigation in the treatment of acute sinusitis in children. Int J Pediatr Otorhinolaryngol 2009；**73**：1696-1701

CQ 11 心因性咳嗽と診断された小児に対して心理療法を推奨するか？

● 推 奨

心理療法を行うことを提案する.

◆グレード **2C** ◆推奨の強さ **弱い推奨** ◆エビデンスの確実性 **弱**

● 解 説

●小児の心因性咳嗽の治療に関するシステマティックレビューが1件[1]あった. このレビューでは, 223人の患者を登録した合計18の非対照研究が同定され, 96%が小児か青年であった. 心理療法の介入として, 催眠療法（3件）では78%, 暗示療法（4件）では96%に咳嗽の消失を認めた. 7件の研究では, カウンセリング, リラクゼーション療法, 心理士の紹介, 薬物療法（精神安定薬, 抗不安薬, 抗うつ薬）など様々な介入が行われたが, これらの93%に咳嗽の改善がみられた. ただし, これらの研究はすべて後ろ向き研究で, 心因性咳嗽, 習慣性咳嗽, チック性咳嗽の定義や診断基準が異質であり, 報告バイアスの可能性が高いため, エビデンスの確実性は弱い. そのため弱い推奨とした.

●心理療法とは, 治療者との対話を通して, 患者の悩みや精神的問題を捉え, その背景にある特有な個々の認知や行動を扱って変容をもたらし, それらを解決の方向へ向かわせる治療法, とある[2]. 心理療法は各種あり, 催眠療法, 認知行動療法, 精神分析的心理療法, 遊戯療法, 家族療法, 問題解決療法, 森田療法などが含まれる. カウンセリングは, 何らかの問題に直面して援助を求める人や集団と, その人や集団に援助しようとする専門的訓練を受けた人との間に成立する相談関係の過程をいう[2]. 治療以外にも教育, 予防的な要素も含まれる. 広義ではカウンセリングも心理療法に含まれる[3].

●心因性咳嗽の重症度は患者により異なる. 医療スタッフや家族, 教員等の傾聴やカウンセリングなどで改善する症例もある. 改善がみられない場合は, 小児心身症の専門機関, 精神科医, 心理士などへの紹介を検討する.

● 文 献

1) Haydour Q, et al. Management and diagnosis of psychogenic cough, habit cough, and tic cough：a systematic review. Chest 2014；**146**：355-372
2) 日本心身医学会用語委員会（編）. 心身医学用語事典第3版. 三輪書店, 2020
3) 伊藤正男, 他. 医学大辞典第2版. 医学書院, 2009

CQ12 咳喘息と診断された小児に対してICSによる治療を推奨するか？

● 推 奨

成人と同様，小児の咳喘息に対してもICSの使用を治療選択肢の1つとして提案する．

◆グレード **2C** ◆推奨の強さ **弱い推奨** ◆エビデンスの確実性 **弱**

● 解 説

● 小児の咳喘息（cough variant asthma：CVA）における吸入ステロイド薬（inhaled corticosteroid：ICS）の効果を検討したシステマティックレビューは見当たらない．唯一，ランダム化比較試験（randomized controlled trial：RCT）で，166人と多人数のCVA患児をモンテルカストナトリウム（MKST）/ブデソニド（BUD）併用群（$n=92$）とBUD単独群（$n=74$）に無作為に割り付けし，臨床的有効性を評価した報告がある[1]．本報告では，治療介入後の一秒量（FEV1），強制換気量（FVC），一秒率（FEV/FVC），ピーク呼気流量（PEF）値，喘息コントロールテスト（asthma control test：ACT）スコアは，介入前と比較しMKST/BUD併用群には劣るもののBUD単独群でも改善を認めた[1]．ただし，この多数例を扱った報告ではCVAの診断に気道過敏性の有無は検討されておらず，CVA診断の精度は劣る．成人では慢性咳嗽の原因としてCVAの頻度は高いことが知られており，CVAに対するICSによる治療を推奨する報告は多い[2]〜[4]．

● 一方，小児ではCVA自体が少ないため（「成人との比較」p.32参照），多数例を対象としたRCTの実施は難しい．小児でCVAのRCTを実施する際は可能ならば気道過敏性検査を実施し，十分な他疾患の鑑別を行うなど慎重に診断する必要がある．ちなみにCVAの児の気道過敏性の特徴として，気道収縮物質に対する閾値は典型的喘息と同様に亢進しているものの，収縮の程度が弱く，そのため喘鳴を生じず咳のみが持続するとの報告がある[5]．

🔍 文 献

1) Chen L, et al. The effect of montelukast sodium plus budesonide on the clinical efficacy, inflammation, and pulmonary function in children with cough variant asthma. Am J Transl Res 2021；**13**：6807-6816
2) 日本呼吸器学会嗽・喀痰の診療ガイドライン2019作成委員会（編）．咳喘息（CVA：古典的喘息と比較して）：咳嗽・喀痰の診療ガイドライン2019．メディカルレビュー社，2019：71-75
3) Fujimura M, et al. Comparison of atopic cough with cough variant asthma：is atopic cough a precursor of asthma? Thorax 2003；**58**：14-18
4) Matsumoto H, et al. Prognosis of cough variant asthma：a retrospective analysis. J Asthma 2006；**43**：131-135
5) Mochizuki H, et al. Bronchial sensitivity and bronchial reactivity in children with cough variant asthma. Chest 2005；**128**：2427-2434

Part. Ⅱ　解説篇

第1章　咳嗽の概念，病態生理，評価法

第 1 章　咳嗽の概念，病態生理，評価法

A．概念・分類

Keypoint

①咳嗽は咳受容体への刺激により生じる生理的防御反射である．

②持続期間により，急性（3 週未満），遷延性（3 週以上 8 週未満），慢性（8 週以上）に分類される．

③原因は多岐にわたるが，小児では年齢や咳嗽の性状，持続期間などから原因疾患の診断が可能な場合も多い．

咳嗽の概念

　咳嗽は，気道の分泌物や異物を排除し気道内腔の閉塞や気道感染を予防する生理的防御機能で，反射性におこるが，随意的に誘発することも可能である．

　咳嗽のメカニズムは，深い吸気に続いて声帯が閉鎖し，同時に呼気筋の収縮による胸腔内圧の上昇がおこり，その後，声帯が一気に開放されることで非常に速い呼気流を生じ，特徴的な音を伴って気道内の貯留物や異物が呼出されることである．

　咳受容体は喉頭から区域気管支にかけての気道粘膜を中心に，鼻咽頭や胸膜，外耳道，上部消化管などにも広く分布する．

　咳受容体への刺激は求心性神経を介して延髄の咳中枢に伝わり，上位中枢の制御のもと，遠心性に呼吸筋群を収縮させ咳嗽反射を誘発する．また，介在する神経への直接の影響や上位中枢からの刺激なども関与するため，咳嗽の発生原因は多岐にわたる（表 1-1）．

　小児の咳嗽を診る場合には，解剖学的，生理学的，免疫学的な特殊性を考慮し，患児の年齢や咳嗽の性状，持続期間や経過，基礎疾患の有無などの特徴を把握することにより，成人に比し咳嗽の原因疾患の確定診断に至る可能性が高い[1]．

咳嗽の分類

1. 持続期間による分類

　咳嗽の経過はさまざまで，短期間で消失する場合が多いが，長期にわたって持続したり軽減増悪を繰り返したりする場合もある（図 1-1）．そのため，咳嗽の持続期間は原因疾患の診断に有用な情報となる．

　一般に成人では，持続期間に基づいて 3 週未満を急性咳嗽，3 週以上 8 週未満を遷延性咳嗽，8 週以上を慢性咳嗽とする分類が定着している．これに対し小児では確定した定義がなくBTS（British Thoracic Society）ガイドライン[1]で

表 1-1　小児における咳嗽をきたすおもな原因

1	呼吸器の感染，炎症	鼻咽頭炎，喉頭炎，気管・気管支炎，肺炎，胸膜炎，縦隔炎，副鼻腔炎
2	気道の物理的刺激	唾液・鼻汁の流入，圧迫，異物，乾燥，冷気
3	胸膜，横隔膜の物理的刺激	胸膜腔貯留液，横隔膜疾患，腹部膨満，胸壁腫瘍
4	化学的刺激	喫煙，刺激性ガス，塵埃
5	アレルギー性	喘息，喉頭浮腫
6	心血管系	肺水腫，塞栓，肺高血圧
7	神経性	反回神経圧迫，外耳道を介する迷走神経刺激
8	心因・精神性	心因性咳嗽，vocal cord dysfunction，過換気症候群

は小児においても成人と同様の分類を用いているが，CHESTガイドライン[2)3)]では小児の特殊性を強調し4週以上を慢性咳嗽とすることを提案している．わが国の小児における咳嗽の疫学調査は限られており，4週以上持続する例は少ないと推定されるが，本ガイドラインでは成人およびBTSガイドラインに準じた分類を採用する．

急性咳嗽のほとんどはウイルスや細菌などの病原体感染に伴う気道の炎症が原因となって生じる感染性咳嗽であり，発熱や咽頭痛，鼻汁，喀痰などを同時に認めることが多い．ウイルス性気道感染による咳嗽のほとんどが2～3週以内に消失するが，感染性咳嗽のなかには病原菌の種類（百日咳や結核など）や患者の状態（気管支拡張症や免疫不全症など）により遷延することがある．また，一部の患者では急性期を乗り越え病原体が消失した後も気道感染の影響で咳感受性の亢進した状態が持続し，咳嗽が遷延することがある（感染後咳嗽）．一過性の気道過敏性亢進を伴い，喘息との異同が問題となる場合がある（reactive airway disease：RAD）．

咳嗽が3週を超えて持続するかどうかなど，初期の段階でその経過を推定することは必ずしも容易ではない．咳嗽が遷延する原因となる基礎疾患の存在を見逃さないようにする必要がある．

2. 基礎疾患の有無による分類

臨床的には，①生理的あるいは予期できる咳嗽（normal or expected cough），②明らかな基礎疾患に伴う咳嗽（specific cough），③他の症状を認めず基礎疾患の存在が明確でない持続する乾性の咳嗽（non-specific cough），に分類される．それぞれを生理的咳嗽，特異的咳嗽，非特異的咳嗽とよぶことにする．

1）生理的咳嗽

咳嗽は生理的防御反射であり，正常小児においても咳嗽はしばしば認められる．病的な症状としての基準が明確でなく，回数や強度，性状などについての患児や家族の捉え方に左右され，臨床上，混乱を生じることがある．

一過性のウイルス性気道感染症などに伴う咳嗽は特別な治療を必要とせず自然に消失する．

2）特異的咳嗽

慢性の呼吸器疾患の存在を疑わせる所見（表

表1-2 咳嗽の原因となる基礎疾患の存在を疑わせる所見

- 新生児期からの咳嗽
- 慢性の湿性または膿性痰を伴う咳嗽
- むせた後，咳嗽が続く
- 聴診上の異常（喘鳴，副雑音，呼吸音の減弱，呼気延長など）
- 多呼吸，呼吸困難（安静時，労作時），低酸素血症
- 胸郭変形
- ばち状指
- 血痰，喀血
- 摂食嚥下障害
- 免疫異常
- 神経・筋発達異常
- 反復性肺炎
- 心臓の異常
- 全身状態や発育の異常
- 薬剤（アンジオテンシン変換酵素阻害薬）

〔Chang AB, et al. Guideline for evaluating chronic cough in pediatrics：ACCP evidence-based clinical practice guidelines. Chest 2006；**129**（Suppl. 1）：260S-283S をもとに和訳〕

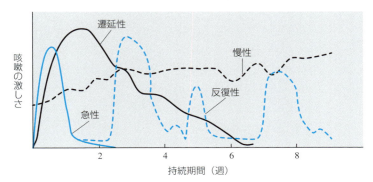

図1-1 持続期間からみた咳嗽の分類
急性咳嗽は3週未満，遷延性咳嗽は3週以上8週未満，慢性咳嗽は8週以上持続する咳嗽である．反復性咳嗽では，急性咳嗽，慢性咳嗽の両方の可能性がある
〔Shields MD, et al. BTS guidelines：Recommendations for the assessment and management of cough in children. Thorax 2008；**63**（Suppl. 3）：iii1-iii15 を参考に加筆〕

1-2）[2]が存在したり，胸部 X 線像や呼吸機能検査で異常を認める場合の咳嗽である．咳嗽の原因となる基礎疾患の検索を十分に行う．基礎疾患に対する治療によって軽減する．

3）非特異的咳嗽

慢性的に乾性咳嗽のみが持続し，他の症状や所見の異常を認めず咳嗽の原因疾患を明らかにできないもので，時に前述の生理的咳嗽との異同が問題となる．感染後咳嗽もこの範疇に含まれることが多い．

文　献

1）Shields MD, et al. BTS guidelines：Recommendations for the assessment and management of cough in children. Thorax 2008；**63**（Suppl. 3）：iii1-iii15

2）Chang AB, et al. Guideline for evaluating chronic cough in pediatrics：ACCP evidence-based clinical practice guidelines. Chest 2006；**129**（Suppl. 1）：260S-283S

3）Chang AB, et al. Managing Chronic Cough as a Symptom in Children and Management Algorithms：CHEST Guideline and Expert Panel Report. Chest 2020；**158**：303-329

参考文献

・Goldsobel AB, et al. Cough in the pediatric population. J Pediatr 2010；156：352-358
・日本呼吸器学会咳嗽・喀痰の診療ガイドライン 2019 作成委員会（編）．咳嗽・喀痰の診療ガイドライン 2019．メディカルレビュー社，2019

B. 病態生理

Keypoint

① 咳受容体が物理的・化学的刺激で活性化され，求心性神経を介して延髄の咳中枢に伝達される．その信号は遠心性神経を介して呼吸筋や気管支平滑筋を選択的に収縮させ，咳嗽が惹起される．上位中枢は随意的な咳嗽反応や咳嗽の抑制に関与している．

② 咳嗽反射に関連する受容体としてTRPV1，TRPA1，TRPM8などの温度感受性TRPチャネルやP2X3などのATP受容体が注目されている．

③ 咳過敏状態を指すCHSの概念は，「低レベルの温度・機械的・化学的刺激を契機に生じる難治性の咳を呈する臨床的症候群」として注目されている．

咳嗽のメカニズム

咳嗽は本来，誤嚥を防ぎ，気道内の異物や分泌物を排除しようとする，生体の重要な防御反応の一つである．咳嗽の発生には，咳受容体から迷走神経求心路を介する不随意的な咳嗽反射と大脳が関与する随意的な咳嗽反応が複雑に作用している．

咳嗽の受容体は咽頭，喉頭，気管，気管支，胸膜など広く分布しており，気道内の異物や分泌物などの物理的刺激，タバコの煙やカプサイシンなどの化学的刺激など，種々の刺激により活性化される．その後，その情報は迷走神経求心路などを介して，延髄の咳中枢や大脳皮質に伝達される．迷走神経求心路には二つの異なる経路が存在し，節状神経を介して孤束核に伝達される経路，頸静脈神経節を介して三叉神経傍核に伝達される経路に分かれる．大脳皮質は，延髄の咳中枢と交通し，随意的な咳の発症や抑制，心因性咳嗽，CHS（cough hypersensitivity syndrome）などの難治性咳嗽の発症への関与が示唆されている．咳中枢に情報が伝達されると，その信号は迷走神経，横隔膜神経，他の脊髄運動神経などの遠心性神経を介して，呼吸筋，気管支平滑筋などに選択的に伝わり，咳嗽が惹起される（図1-2）．

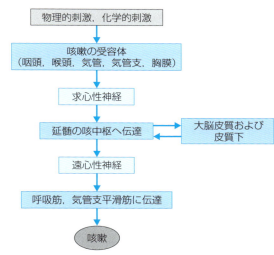

図1-2 咳嗽の発生機序

咳嗽反射経路と軸索反射

気道の求心性神経は有髄神経のAδ線維と無髄神経のC線維に分けられる．Aδ線維の末端受容体はRARs（rapidly adapting receptors）とよばれ，C線維に比べ伝達速度は速い．RARsは物理的刺激に対しては反応を示すが，化学的刺激に対しては反応を示さない．一方，C線維は化学的刺激に対して反応する．

咳嗽の誘発に関しては，RARsが中心的に働く．喀痰などの物理的刺激の場合はRARsの閾値が低いため，直接的にRARsを介して求心路経由で咳中枢に伝わり咳嗽が誘発される．一

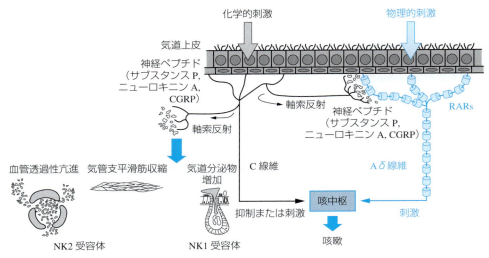

図 1-3　咳嗽反射の神経ネットワーク
RARs：rapidly adapting receptors，CGRP：カルシトニン遺伝子関連ペプチド
〔Geppetti P, et al. Characterization of tachykinin receptors in ferret trachea by peptide agonists and nonpeptide antagonists. Am J Physiol 1993；**265**（2 Pt 1）：L164-169 より一部改変〕

方，カプサイシンなどの化学的刺激に対してはRARsの閾値が高いため，C線維を介した経路で咳嗽が誘発されると考えられる．C線維に伝わった化学的刺激は中枢へも伝達されるが，中枢とは逆行性に軸索反射として伝達される経路がある．刺激を受けた場所と異なるC線維末端からサブスタンスP，カルシトニン遺伝子関連ペプチド（calcitonin gene-related peptide：CGRP），ニューロキニンA（neurokinin A：NKA）などの神経ペプチドが放出され，タキキニン受容体であるサブスタンスPとの親和性の高いNK1受容体，NKAと親和性の高いNK2受容体を介して，気道分泌物の増加，血管透過性の亢進，気管平滑筋の収縮をおこすことにより咳嗽が誘発されると考えられている（図1-3）[1]．

気道分泌物と気道粘液輸送

正常の気道では気道内の全面が粘液層に覆われており，その粘液層が線毛の働きによって咽喉頭に向かって移動し，つねに気道内を清掃している．湿性の咳嗽のほぼすべてがこの気道粘液輸送の停滞に起因しており，とくに小児では炎症や外気の温度変化などによって粘液が増加すると，クリアランスが間に合わず停滞しやすいうえ，喀出力が弱いため停滞した粘液（痰）を効率よく喀出できず，咳嗽が長引く．

咳嗽反射に関連する温度感受性TRPチャネル

咳嗽反射に関連する受容体として，TRPV1（TRP vanilloid 1），TRPA1（TRP ankyrin 1），TRPMS（TRP melastatin 8）などの温度感受性TRP（transient receptor potential）チャネルの作用が知られている．

TRPV1は陽イオンチャネルであるTRPVファミリーの一つで，1997年にCaterinaらによりカプサイシン受容体としてクローニングされた[2]．TRPV1はおもにC線維やAδ線維などの一次感覚神経に発現しており，カプサイシン以外にブラジキニン，アナンダミド，プロスタグランジン，ATP（adenosine triphosphate），酸，43℃以上の熱などの複数の侵害刺激により活性化され，侵害受容器として働いている[3]．また，気道組織におけるTRPV1の局在を検討したところ，神経線維のほかに気道平滑筋や気管支上皮細胞に発現していることが明らかになった．TRPV1の作動薬であるカプサイシン，アナンダミド，クエン酸を吸入することにより咳嗽反射が惹起されること[3]，また慢性咳嗽患者ではTRPV1の発現が増加しており，さらにTRPV1の発現とカプサイシン咳感受性が相関を示していることなどにより，TRPV1は咳嗽反射と大きく関連すると考えられている[4]．百日咳の激し

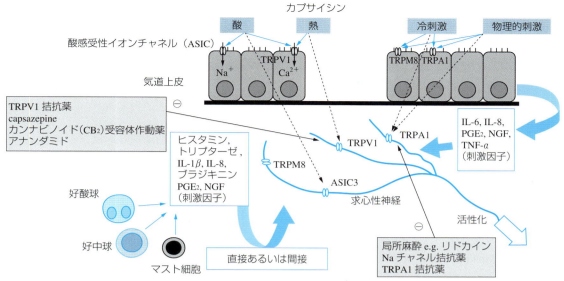

図 1-4　温度感受性 TRP チャネルを介する咳嗽反射亢進に影響を及ぼす刺激因子とその咳嗽を抑制する薬物
TRPV：transient receptor potential vanilloid, TRPA1：transient receptor potential ankyrin 1, TRPM8：transient receptor potential melastatin 8, ASIC：acid-sensing ion channel, TNF-α：tumor necrosis factor-α, IL：interleukin, PGE₂：prostaglandin E₂, NGF：nerve growth factor
（McGarvey L, et al. Are there clinical features of a sensitized cough reflex? Pulm Pharmacol Ther 2009；22：59-64 より一部改変）

い咳嗽に，TRPV1 を刺激して放出されるサブスタンス P や，ブラジキニン－TAPV1 経路の活性化が関連することが報告[5)〜7)]されている．TRPV1 拮抗薬の開発が期待されているが，ヒト慢性咳嗽に有意な結果は得られていない．

その他に咳嗽反射に関連する受容体の候補として，TRP ファミリーのなかでは TRPA1[8)]および TRPM8[9)]が，冷刺激あるいは物理的刺激により活性化され咳嗽反射を惹起するとされており，咳嗽治療に対する TRPA1 拮抗薬や TRPM8 作動薬の研究がヒトに対して開始されている．その他に有望な薬剤として，カンナビノイド（cannabinoid：CB₂）受容体作動薬がある．図1-4[9)10)]に温度感受性 TRP チャネルの咳嗽反射に関連する刺激因子とメカニズム，およびそれを抑制する薬物として，TRPV1 拮抗薬，TRPA1 拮抗薬についてまとめる．

● ATP 受容体

ATP 受容体は痛みの情報伝達に多様に関与しているが，呼吸器系にも発現している．ATP 受容体タイプのうち，気道上皮には P2X3 受容体，P2X4 受容体が，気道平滑筋には P2X4 受容体が，他の P2X 受容体サブタイプに比べ優位に発現していることが明らかにされている[11)〜13)]．炎症などにより気道粘膜細胞から ATP が放出

されると，これらの受容体を介して，咳嗽反射をひきおこす．P2X3 受容体はおもに C 線維に高発現するが，2022 年に初の末梢性非特異的鎮咳薬として，選択的 P2X3 受容体拮抗薬（ゲーファピキサントクエン酸塩）が成人では承認された．マウスモデルにおいて P2X4 受容体拮抗薬は気管支平滑筋の収縮を抑制することが示されており[14)]，喘息の治療薬としても開発が期待されている．

● CHS とは

近年，従来からの「原因」疾患によらない共通の病態による咳過敏状態を指す CHS の概念が提唱された[15)16)]．CHS の定義は，「低レベルの温度・機械的・化学的刺激を契機に生じる難治性の咳を呈する臨床的症候群」である[17)]．すなわち，CHS が根幹となる基本病態であって，従来「原因」とされた疾患群は trigger に過ぎないと捉える考え方である．難治性慢性咳嗽（unexplained chronic cough：UCC）は「原因が明らかでない治療抵抗性の慢性咳嗽」を指すが，CHS には trigger としての基礎疾患があってもよく，さらに最近「CHS は幅広い呼吸器疾患（COPD や肺線維症など）に共通する特徴である」との見解までもが示されている[17)]．すなわち CHS は UCC の病態を説明しうる概念ではあ

るが，より広い意味で病的で治療抵抗性の咳発生機序を説明する概念として提唱者のMoriceらは位置づけている．CHSには神経因性疼痛と同様の病態，すなわちTRPV1などのTRPファミリーが寄与する求心性知覚神経の神経過敏や中枢神経系の関与が想定されている[4)18)]（知覚過敏の寄与については当初耳鼻咽喉科領域からの報告が相次ぎ，laryngeal sensory neuropathy，post-viral vagal neuropathy，sensory neuropathic coughなどの概念が提唱された）[18)]．神経因性疼痛にも奏効する薬剤（neuromodulators）で，中枢神経系疾患の治療薬であるガバペンチン，アミトリプチリンは難治性の咳にも奏効し，咳をsensory neuropathyと捉える考えを支持している．なお，これらの薬剤はわが国では難治性の咳に対しては適応外である[18)]．またGERD（とくに非酸の逆流）がCHSの共通病態である可能性[15)]，気道リモデリングの寄与も示唆されるが，エビデンスは不十分である．また，CHSの診断基準や手順は確立されていない．

CHSの概念には議論の余地もあり，積極的に取り上げているERS（European Respiratory Society）[17)]とは対照的に，最新のACCP（American College of Chest Physicians）のガイドラインにはCHSの用語はなく，学会により温度差がある．小児では，咳受容体の感受性が亢進している状態もあるが，咳が治まれば感受性も改善される[19)]．また，慢性咳嗽に対処する際に，小児に「咳受容体過敏症」と診断すると，根本にある疾患の鑑別を怠る可能性もある．さらに，小児および成人におけるArnold神経反射の研究からも，CHSは後天性の疾患であることが示唆されている[20)]．よって，現状では本ガイドラインにおいてもCHSという診断名は，小児では使用すべきではない立場をとる．

文　献

1) Geppetti P, et al. Characterization of tachykinin receptors in ferret trachea by peptide agonists and nonpeptide antagonists. Am J Physiol 1993；**265**(2 Pt 1)：L164-169

2) Caterina MJ, et al. The capsaicin receptor：a heat-activated ion channel in the pain pathway. Nature 1997；**389**：816-824

3) Khairatkar-Joshi N, et al. TRPV1 antagonists：the challenges for therapeutic targeting. Trends Mol Med 2009；**15**：14-22

4) Groneberg DA, et al. Increased expression of transient receptor potential vanilloid-1 in airway nerves of chronic cough. Am J Respir Crit Care Med 2004；**170**：1276-1280

5) Yoshihara S, et al. Involvement of substance P in the paroxysmal cough of pertussis. Regul Pept 1993；**46**：238-240

6) 吉原重美．小児科でみる咳．成人病と生活習慣病 2010；**40**：1305-1310

7) Hisamatsu Y, et al. The mechanism of pertussis cough revealed by the mouse- coughing model. mBio 2022；**13**：e0319721

8) Birrell MA, et al. TRPA1 agonists evoke coughing in guinea pig and human volunteers. Am J Respir Crit Care Med 2009；**180**：1042-1047

9) McGarvey L, et al. Are there clinical features of a sensitized cough reflex? Pulm Pharmacol Ther 2009；**22**：59-64

10) Yoshihara S, et al. Cannabinoid receptor agonists inhibit sensory nerve activation in guinea pig airways. Am J Respir Crit Care Med 2004；**170**：941-946

11) Rouadi PW, et al. WAO-ARIA consensus on chronic cough-Part 1：Role of TRP channels in neurogenic inflammation of cough neuronal pathways. World Allergy Organ J 2021；**14**：100617

12) Kamei J, et al. Involvement of P2X receptor subtypes in ATP-induced enhancement of the cough reflex sensitivity. Eur J Pharmacol 2005；**528**：158-161

13) Zhang M, et al. The role of ATP in cough hypersensitivity syndrome：new targets for treatment. J Thorac Dis 2020；**12**：2781-2790

14) Obara K, et al. Effects of NP-1815-PX, a P2X4 receptor antagonist, on contractions in guinea pig tracheal and bronchial smooth muscles. Biol Pharm Bull 2022；**45**：1158-1165

15) Morice AH, et al. Cough hypersensitivity syndrome：a distinct clinical entity. Lung 2011；**189**：73-79

16) Chung KF. Chronic 'cough hypersensitivity syndrome'：a more precise label for chronic cough. Pulm Pharmacol Ther 2011；**24**：267-271

17) Morice AH, et al. Expert opinion on the cough hypersensitivity syndrome in respiratory medicine. Eur Respir J 2014；**44**：1132-1148

18) Niimi A, et al. Evidence for neuropathic processes in chronic cough. Pulm Pharmacol Ther 2015；**35**：100-104

19) Chang AB, et al. Cough hypersensitivity syndrome：Why its use is inappropriate in children. J Clin Med 2023；**12**：4879

20) Dicpinigaitis, PV, et al. Prevalence of arnold nerve reflex in adults and children with chronic cough. Chest 2018；**153**：675-679

参考文献

・日本呼吸器学会咳嗽・喀痰の診療ガイドライン2019作成委員会（編）．咳嗽・喀痰の診療ガイドライン2019．メディカルレビュー社，2019

第 1 章　咳嗽の概念，病態生理，評価法

C. 咳嗽の評価法

Keypoint

①咳嗽の評価にあたっては，乾性，湿性という咳嗽の性状や回数，発生時刻，持続期間が重要である．

②咳嗽の基本的な病態を解析するため，音響学的手法による咳嗽の定義・分類が進められている．

③咳嗽の定量化には主観的評価法や客観的評価法が用いられているが，小児の咳嗽の出現時刻は就寝の間が主で，保護者の観察が不確実な時間帯であるため，近年，咳嗽モニターなどによる客観的な評価法が検討されている．

咳嗽の評価基準

　咳嗽の評価を行うにあたり，乾性・湿性という咳嗽の性状や回数，発生時刻，持続期間が重要である．しかしながら，これまでの咳嗽に関連する諸研究において，咳嗽における共通の定義づけがなされていなかったために，報告間の比較検討は困難である．

　咳嗽における呼吸器学的運動は三つの相（phase）で示される．すなわち，①吸気を肺に貯める吸気相（inspiratory phase），②声帯が閉じたまま呼気努力が行われる圧縮相（compressive phase），③声帯が開き急激な呼気が生じる呼気相（expulsive phase），である[1]．この呼気相においてはじめて，咳嗽特有の音声が出現する．

　音声解析による咳嗽単位の分類として，近年の European Respiratory Society（ERS）のガイドラインでは，①expulsive phase，②intermediate phase，③voiced phase の三つの相から成り立つ 3 相性咳嗽音（three-phase cough sound）と，①②から成り立つ 2 相性咳嗽音（two-phase cough sound）の分類が用いられ[2]，それぞれが咳嗽の 1 単位として定義されている（図 1-5）[3]．成人の検討では，3 相性咳嗽音と 2 相性咳嗽音の波形の相違から病的な咳嗽であるか否か診断できる可能性が報告されている．咳嗽の音響学的分類には前述のような個々の咳嗽の分類だけでなく，連続性による分類も重要と考えられる．

咳嗽の評価法

　咳嗽の評価は様々な方法が試みられている．表 1-3 におもに成人での評価法を示す[4]．

1. 主観的評価法

　これまでの小児の咳嗽に関する研究では，質問票により咳嗽の頻度，性状，発生時刻，喘息などの合併症の有無などを同居している保護者に確認する方法が多くとられている[5]．咳嗽の記録を中心にした咳嗽日誌や症状をスコア化した咳嗽スコア，視覚的評価尺度（Visual Analogue Scale：VAS）を用いた咳嗽の評価法もある．

　咳嗽に関する代表的な質問票として，米国のCQLQ（Cough-specific Quality-of-Life Questionnaire）[6]，英国の LCQ（Leicester Cough Questionnaire）[7]，イタリアのCCIQ（Chronic Cough Impact Questionnaire）[8]の三つが代表的である．

2. 客観的評価法

1）ビデオ撮影による評価

　小児の咳嗽が好発する時刻は，入眠時，明け方，起床時であることが確認されており，保護者の観察が不確実な時間帯であるため，近年，客観的な評価法が検討されている．現在，咳嗽の評価にはビデオ法が有力である[9]．これは，おもに就寝中の対象を録音装置付きの低照度撮影が可能なビデオカメラを用いて撮影し，撮影終了後，映像と音声を確認しながら複数の検者により咳嗽の回数を評価するものである（図 1-6A）[3]．ビデオ法は正確ではあるが，測定には

23

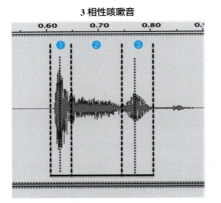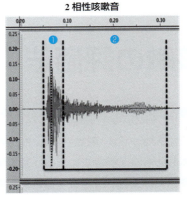

図 1-5　音声解析による咳嗽単位の分類
❶expulsive phase, ❷intermediate phase, ❸voiced phase
(Hirai K, et al. A new method for objectively evaluating childhood nocturnal cough. Pediatr Pulmonol 2015；**50**：460-468)

表 1-3　成人での咳嗽評価法

主観的咳嗽評価検査	Visual Analog Scales（VAS） Leicester Cough Questionnaire（LCQ） Cough-specific Quality-of-Life Questionnaire（CQLQ） Cough Severity Score（CSS） Cough Severity Index（CSI） Cough Severity Diary（CSD） Health-related Quality of Life（HRQOL）
客観的咳嗽感受性検査	Capsaicin challenge Citric acid challenge Fog（Saline）challenge Tartaric acid challenge
客観的咳嗽頻度検査	Leicester Cough Monitor（LCM） VitaloJakTM Cough Monitor

〔Spinou A, et al. An update on measurement and monitoring of cough：what are the important study endpoints? J Thorac Dis 2014；**6**（Suppl. 7）：S728-S734 をもとに和訳〕

時間と人力が必要である．さらに，就寝中では毛布などの掛け物により胸郭の動きが観察しにくいことや，同室の患者の咳嗽を間違えて数えてしまう欠点がある．

2）咳嗽モニターによる評価

これまでにも，24時間心電図モニターのような咳嗽モニターが開発され一定の評価を受けている．これは，おもにマイクロフォンにより咳嗽音を回収し，専用の解析ソフトを用いて咳嗽の回数を算定するものだが，近年，夜間だけでなく終日の咳嗽音を収集できる装置も開発され，咳嗽の回数と疾患や治療との関連が検討されている[10]．

また，咳嗽音のみからの評価では特異性，感受性に限界があるため，現在，咳嗽特有の胸郭の動きを筋電図や加速度計を用いて定量化する方法や，これらと咳嗽音を組み合わせて評価する方法などが考案されている（図 1-6B）[3]．これまで簡便で安全に測定できる小児に特化した咳嗽の評価法はなかったが，近年わが国でも，咳嗽モニターによって小児の咳嗽を定量化する研究が進められている[3]．

3）生理学的検査による評価

咳嗽の直接的な評価だけでなく，平滑筋収縮の影響や咳受容体の感受性を評価するための客観性の高い検査法も重要である．咳受容体の感受性検査として，カプサイシン吸入検査，酢酸吸入検査やクエン酸吸入検査が用いられている．気管支平滑筋の易収縮性の評価には，従来のメタコリンやヒスタミンを用いた気道過敏性

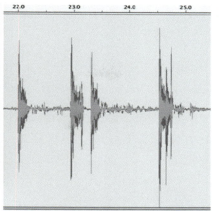

集音マイクによる音声

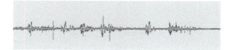

加速度センサーによる腹壁の動き

図 1-6 ビデオ法と咳嗽モニター法
A：ビデオ法による終夜の咳嗽出現の観察．B：集音マイクと加速度センサーを用いた咳嗽モニターによる咳嗽の測定
(Hirai K, et al. A new method for objectively evaluating childhood nocturnal cough. Pediatr Pulmonol 2015；**50**：460-468)

検査，β_2刺激薬吸入前後における気管支拡張薬反応性検査が用いられている．

咳嗽の評価の重要性

　咳嗽は患児ならびにその家族のQOLを著しく低下させるが，小児の日常診療において咳嗽を主訴に受診する児は数多く，その原因疾患の確定が困難な症例も多い．長期化した咳嗽疾患では問診や諸検査に加えて，前述の咳嗽の評価を適時行って治療効果を確認することが重要である．咳嗽モニターなどによる咳嗽の客観的な評価は疫学調査や病態の解明に役立つだけでなく，個々の患者における治療・管理法の評価の精度を向上させることが可能である．

文　献

1) Leith DE. Cough. In：Brain JD, et al.(eds), Respiratory Defense Mechanisms. Marcel Dekker, 1977；545-592
2) Morice AH, et al. ERS guidelines on the assessment of cough. Eur Respir J 2007；**29**：1256-1276
3) Hirai K, et al. A new method for objectively evaluating childhood nocturnal cough. Pediatr Pulmonol 2015；**50**：460-468
4) Spinou A, et al. An update on measurement and monitoring of cough：what are the important study endpoints? J Thorac Dis 2014；**6**（Suppl. 7）：S728-S734
5) 望月博之，他．未就学児の呼吸器症状の実態：保護者を対象としたアンケート調査報告．アレルギー 2008；**57**：1166-1174
6) French CT, et al. Evaluation of a cough-specific quality-of-life questionnaire. Chest 2002；**121**：1123-1131
7) Birring SS, et al. Development of symptom specific health status measure for patients with chronic cough：Leicester Cough Questionnaire（LCQ）. Thorax 2003；**58**：339-343
8) Baiardini I, et al. A new tool to assess and monitor the burden of chronic cough on quality of life：Chronic Cough Impact Questionnaire. Allergy 2005；**60**：482-488
9) Smith JA, et al. Establishing a gold standard for manual cough counting：video versus digital audio recordings. Cough 2006；**2**：6
10) Birring SS, et al. The Leicester Cough Monitor：preliminary validation of an automated cough detection system in chronic cough. Eur Respir J 2008；**31**：1013-1018

Part.Ⅱ　解説篇

第2章　咳嗽の疫学

A. 総論

Keypoint

①咳嗽は頻度の高い症状であるにもかかわらず，わが国では小児における疫学的検討はほとんど行われていない．
②咳嗽は生理的防御反射であり，健常人でもみられ，病的症状との鑑別や重症度評価が確定しておらず，患者・保護者や医療者のとらえ方には格差がみられる．
③急性咳嗽のほとんどはウイルス性気道感染によるが，一部遷延し持続する場合もある．
④慢性咳嗽の原因としては，アレルギー疾患（喘息，咳喘息，アレルギー性鼻炎など），気道感染症（鼻副鼻腔炎，百日咳など），胃食道逆流症など多彩な疾患の鑑別が必要である．

咳嗽は医療機関を受診する患者のもっとも多い主訴の一つである

あまりにも一般的な症状であるため，小児では咳嗽そのものが科学的研究対象として取り扱われる機会が少なく，エビデンスに乏しいのが現状である．

生理的な咳嗽

咳嗽は生理的防御反射であるが，在胎27週齢の早産児では機械的刺激を加えても10%程度の児にしか誘発されない．一方，正期産児になると90%以上の児で誘発されるようになる．また，咳受容体の感受性は小児期には男女差を認めないが，思春期以降では女性のほうが亢進傾向にある．

正常小児を対象とした終日咳嗽モニターによると，1日あたり平均11回程度（最高34回）の咳嗽がみられている（図2-1）[1]．ただし，このような生理的な咳嗽は夜間にはほとんど認められない．

急性咳嗽

小児の急性咳嗽の多くはウイルス性気道感染によるもので，通常は2～3週間以内に自然に消失する．しかし，症状の持続期間には個人差が

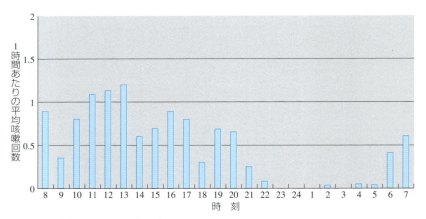

図2-1 正常児において咳嗽はどの程度みられるのか
基礎疾患のない健常小児41例（男16，女25，平均年齢10歳）で24時間モニター．平均咳嗽回数11.3回（1～34回），夜間の咳嗽は2人のみ
(Munyard P, et al. How much coughing is normal? Arch Dis Child 1996；74：531-534をもとに和訳)

あり，50％の小児は10日以内に，90％は25日以内に回復するとされている[2]．

10歳以下の小児ではウイルス性気道感染が原因の呼吸器症状を年間2〜5回繰り返し，咳嗽は7日程度持続し，多くは自然軽快する．また，急性咳嗽で受診した0〜4歳の小児の自然経過をみると重篤化する例はまれで，5〜10％の患児が再診を要するが，発熱の遷延化や呼吸数の増加，胸部の異常所見などに注目することで予後不良例の鑑別が可能である．

一般診療では救急対応を要する疾患や遷延性・慢性咳嗽の原因となる疾患が一部混入してくる可能性があるので見逃さないよう注意する必要がある．

遷延性咳嗽

小児の急性ウイルス性気道感染のおよそ1/4程度で，3週間経っても咳嗽が遷延する（感染後咳嗽）．年間3〜5回程度の普通感冒を反復すると仮定すれば，健常児であっても比較的長期に咳嗽の消長を繰り返す可能性がある．とくに集団保育の低年齢化により，集団生活開始後しばらくは上気道感染を頻回に反復する例が認められる．咳嗽の遷延しやすい一部の呼吸器感染症（百日咳，マイコプラズマ感染など）や慢性咳嗽の原因疾患の可能性もある．

慢性咳嗽

成人における慢性咳嗽の原因として，欧米では咳喘息，後鼻漏症候群〔最近では上気道咳嗽症候群（upper airway cough syndrome：UACS）と表現される傾向にある〕，胃食道逆流症（gastroesophageal reflux disease：GERD）が3大原因とされているのに対し，わが国では咳喘息，副鼻腔気管支症候群，アトピー咳嗽の頻度が高いといわれている．

わが国における小児の疫学調査は限られているが，8週以上持続する咳の患者は極めてまれと思われる[3]．3〜4週を超えて持続する例の多くは呼吸器感染症，喘息，後鼻漏症候群（鼻副鼻腔炎，アレルギー性鼻炎）であり，とくに低年齢層では呼吸器感染症の割合が高い[4]．また症例数は少ないが，年長児においてはアトピー咳嗽や心因性咳嗽，咳喘息も認められる．ただし，再受診しなかった症例がある程度含まれることを考慮する必要がある．

近年，海外から三次医療機関を受診した慢性咳嗽の診断結果が報告されている．対象患者の年齢や背景，医療事情の違いなどから結果は一定の傾向を示していないが，気道感染症（後鼻漏症候群も含む）と喘息の頻度は高い．とくに近年，新たに遷延性細菌性気管支炎（protracted bacterial bronchitis：PBB）という疾患単位が提唱され，小児の慢性湿性咳嗽の主要な原因として広く受け入れられている[5]．

文　献

1) Munyard P, et al. How much coughing is normal? Arch Dis Child 1996；**74**：531-534
2) Shields MD, et al. The difficult coughing child：prolonged acute cough in children. Cough 2013；**9**：11
3) 山田裕美, 他. 小児科外来における咳嗽患児に関する実態調査. 日本小児呼吸器疾患学会雑誌 2012；**23**：42-45
4) 井上壽茂, 他. 小児の咳嗽診療の実際. 日児誌 2015；**119**：1651-1658
5) Chang AB, et al. Managing Chronic Cough as a Symptom in Children and Management Algorithms：CHEST Guideline and Expert Panel Report. Chest 2020；**158**：303-329

参考文献

・Chang AB, et al. Guidelines for evaluating chronic cough in pediatrics：ACCP evidence-based clinical practice guidelines. Chest 2006；**129**（Suppl. 1）：260S-283S
・Goldsobel AB, et al. Cough in the Pediatric Population. J Pediatr 2010；**156**：352-358
・Kauffmann F, et al. The epidemiology of cough. Pulm Pharmacol 2011；**24**：289-294
・Shields MD, et al. BTS guidelines：Recommendations for the assessment and management of cough in children. Thorax 2008；**63**（Suppl. 3）：iii1-iii15

第2章　咳嗽の疫学

B. 海外との比較

Keypoint

①慢性咳嗽の代表である夜間の乾性咳嗽の頻度は，国によって5〜40％くらいの幅がある．

②大気汚染，喫煙状況，結核罹患率なども複雑に各国の咳嗽有症率に影響している．

③抗菌薬の使用頻度の高さや医療アクセスの良否も疾病分布に影響している可能性がある．

欧米でも小児の咳嗽についての疫学研究は決して多くない．また，わが国でも咳嗽の疾患別頻度の調査などは医療機関ごとの報告に限られ，海外との比較は困難である．

小・中学生の夜間の乾性咳嗽

小児の喘息・アレルギー疾患に関する国際的な疫学研究として，ISAAC（International Study of Asthma and Allergies in Childhood）がある．1990年代のphase-Iでは，一般小児における喘鳴や咳嗽の症状発現率が，6〜7歳で38か国91センター，13〜14歳では56か国155センターで集積され，公表されている[1]．このなかに，「過去1年間の感冒・呼吸器感染症罹患時以外の夜間乾性咳嗽」（以下，夜間咳嗽）があり，喘鳴の有無に関係なく，感染性でない咳嗽が慢性，反復性にみられる子どもの割合が示されている．

1994年に福岡県で実施されたISAAC調査結果によると，夜間咳嗽は6〜7歳で9.5％，13〜14歳で14.0％に認められた．13〜14歳のデータがある世界56か国のうち，最多は英国の42.3％，最少はインドネシアの4.0％で，世界平均が22.3％であった．また6〜7歳では，世界38か国のうち最多はアルゼンチンの39.5％，最少はイランの5.9％で，世界平均が19.1％であった．わが国はいずれの年齢層でも世界平均より少なく，とくに6〜7歳における夜間咳嗽の頻度は低かった．一方，わが国における喘鳴の頻度は6〜7歳で17.3％，13〜14歳で13.4％と若年で多かった．6〜7歳で喘鳴に比べて夜間咳嗽が

少なかった理由は不明であるが，その後2002年に福岡県で行われたISAACのphase-IIIでは，夜間咳嗽の頻度は6〜7歳で13.1％，13〜14歳で14.2％となっている．

未就学児における咳嗽頻度

Bisgaardら[2]は，北欧3か国（デンマーク，英国，ドイツ），南欧3か国（イタリア，スペイン，フランス）と米国で，1〜5歳児の咳嗽，喘鳴などの有症率（冬季6か月間）を電話アンケート法で調査している．最初に，過去6か月に「数日続くひどい咳（咳嗽）」「ゼーゼーヒューヒュー（喘鳴）」「呼吸が苦しくなる（呼吸困難）」を繰り返し経験したか，それに対してなんらかの投薬が行われたかを尋ね，全体では9,490人中3,077人（32％），北欧29％，南欧48％，米国27％にいずれかの症状が認められた．次いで，呼吸器関連の基礎疾患をもつ者を除外した有症状の2,700人に対して二次調査が行われた．有症状者のなかで，咳嗽は87％，喘鳴は42％，呼吸困難は21％に認められた．また，咳嗽の38％，喘鳴の45％，呼吸困難の54％は感冒罹患時以外に認められた．症状の頻度は，週1回以上みられたものが，咳嗽23％，喘鳴26％，呼吸困難31％であり，毎日みられたものが，咳嗽10％，喘鳴10％，呼吸困難13％であった．持続性（週2回以上）と判断される症状頻度は，南欧30％，米国23％，北欧19％と南欧で多かった．

わが国でも同時期に行われた，未就学児の呼吸器症状の全国規模のアンケート結果があ

る[3]．対象は未就学児（0～6歳）をもつ母親で，2007年に全国から無作為抽出された1,375例から有効回答1,168例が回収され（有効回答率85%），過去1年間の乾性咳嗽，湿性咳嗽，喘鳴，鼻症状について，発現頻度，重症度，季節変動，日内変動などが調査された．有症状率は，鼻症状が94.8%，乾性咳嗽が73.7%，湿性咳嗽が64.3%，喘鳴が19.2%であったが，咳嗽，喘鳴の90%以上は「年に1，2回程度」か「2～3か月に1回程度」であり，症状が4週間以上続く慢性の咳嗽の有症率は，乾性咳嗽で0.9%，湿性咳嗽で1.5%の合計2.4%であった．

前述の海外での調査は対象期間が半年で，しかも症状を反復するものに限定されており単純な比較はできないが，欧米の有症状者32%のうち87%が咳嗽を反復し，その10%は毎日の咳嗽を呈したことから，全体の約3%は4週間どころか6か月単位の慢性咳嗽と推定される．したがって，わが国の未就学児の慢性咳嗽有病率は年長児における喘鳴や夜間咳嗽の有症率と同様，欧米に比べれば低いものと推定される．

小児期慢性咳嗽の原因疾患

Marchantら[4]は，オーストラリアの小児医療センター呼吸器科に慢性（4週間以上）の湿性咳嗽を主訴に来院した小児患者の前向き調査を行い，ほぼ全例に気管支鏡と気管支肺胞洗浄液の検査を行ったところ，2年間で108例中49例（45.4%）が「遷延性細菌性気管支炎（protracted bacterial bronchitis：PBB）」と診断されたと報告している．2番目に多かったのは自然軽快した24例（22%）で，感染後咳嗽に相当するものと推定される．成人の慢性咳嗽の3大原因については，本調査では喘息・咳喘息4例，胃食道逆流症3例，上気道咳嗽症候群（upper airway cough syndrome：UACS，後鼻漏症候群）3例と，3疾患を合計しても全体の10%以下で，小児と成人では原因が異なるとしている．ただし，本研究対象者の咳嗽の持続期間は中央値で6か月（四分位数3～12か月），生後1年以内から続いている咳嗽が67例（62%）と，かなり長期間の咳嗽に偏っており，前医で喘息の治療や胃食道逆流症の治療に反応した患者，通常の抗菌薬投与に反応した患者は，ほとんど除外されている可能

性が高い．したがって，一般医で治療を受けて改善しなかった難治性の慢性咳嗽患児に対する調査結果と考えるべきであろう．その後，米国や英国，トルコ，ギリシャなどEU諸国からも小児における慢性の湿性咳嗽の主たる病態として報告され[5]，最近では欧州呼吸器学会（European Respiratory Society：ERS）[6]や米国の小児慢性咳嗽ガイドライン[7]でも慢性化膿性肺疾患，気管支拡張症へと連続するスペクトラムの初期段階と位置づけられている．

このPBBという病態が，わが国でも同様に存在するか否かは議論のあるところだが，遷延する湿性咳嗽に対するマクロライド薬の長期投与は従来から一般に行われており，PBBの病態がわが国でも同様に存在する可能性はあるだろう．ちなみに，国立成育医療研究センター呼吸器科の報告[8]によれば，幼児期に感冒罹患を契機に遷延する湿性咳嗽は，マクロライド系抗菌薬やスルファメトキサゾール/トリメトプリム（ST）合剤の十分な投与が有効な症例が多く，遷延性気管支炎（protracted bronchitis）と仮称されており，これらがPBBに相当するかもしれない．

文献

1) The International Study of Asthma and Allergies in Childhood (ISAAC) Steering Committee. Worldwide variations in the prevalence of asthma symptoms：the International Study of Asthma and Allergies in Childhood (ISAAC). Eur Respir J 1998；**12**：315-335

2) Bisgaard H, et al. Prevalence of asthma-like symptoms in young children. Pediatr Pulmonol 2007；**42**：723-728

3) 望月博之，他．未就学児の呼吸器症状の実態－保護者を対象としたアンケート調査報告－．アレルギー 2008；**57**：1166-1174

4) Marchant JM, et al. Evaluation and outcome of young children with chronic cough. Chest 2006；**129**：1132-1141

5) Chang AB, et al. Protracted bacterial bronchitis：The last decade and the road ahead. Pediatr Pulmonol 2016；**51**：225-242

6) Morice AH, et al. ERS guidelines on the diagnosis and treatment of chronic cough in adults and children. Eur Respir J 2020；**55**：1901136

7) Chang AB, et al. Managing chronic cough as a symptom in children and management algorithms：CHEST Guideline and Expert Panel Report. Chest 2020；**158**：303-329

8) 菊池信太郎，他．呼吸器科からみた小児の遷延性咳嗽．小児科診療 2006；**69**：1497-1501

C. 成人との比較

Keypoint

①急性咳嗽の原因として多いのは，成人・小児ともに呼吸器感染症，とくに上気道炎である．

②慢性咳嗽の原因は成人と小児で異なる．とくに，成人に多い咳喘息やアトピー咳嗽は小児ではまれであり，典型的喘息や耳鼻科的疾患が原因として多い．

③小児の慢性咳嗽の正確な原因頻度を明らかにするためには，多施設共同の前向き研究が必要である．

小児と成人における咳嗽の原因疾患の頻度は，正確な疫学調査がないため厳密には論じられない．しかしながら，咳嗽の原因には小児のなかでも年齢特異性があることがよく知られており，小児と成人で原因疾患の分布が異なることは容易に推測される．

急性咳嗽

急性咳嗽の原因としてもっとも多いのは，小児・成人ともにウイルスや細菌などの病原体感染に伴うものであり，とくに急性鼻咽頭炎（かぜ症候群）が主たるもので，急性気管支炎や肺炎などが続く．しかしながら小児のなかでも病原微生物の種類や出現する症状には年齢的に差異のあることが知られ，乳児にみられる急性細気管支炎，幼児におけるクループ，学童以降のマイコプラズマ肺炎などが知られる．原因ウイルス別にみると，RSウイルスは年長児や成人では鼻かぜ程度の症状のことが多いが，乳児では急性細気管支炎など重篤な症状をきたしやすい．また，パラインフルエンザや麻疹などのウイルスは乳幼児のクループの原因となり，犬吠様咳嗽や嗄声，吸気性喘鳴などの症状をひきおこす．このように，小児と成人では咳嗽をひきおこす病態や原因が異なることがあることに留意する．

慢性咳嗽

小児における慢性咳嗽の原因疾患の正確な頻度は，多施設による大規模な疫学調査がないた

め不明である．小児期は発育段階の異なる複数の年齢層からなるため，特定の年齢層に特徴的な原因疾患も存在する．このため，小児期に比較的多くみられる慢性咳嗽の原因は①小児期全般を通して多くみられるもの，と②特定の年齢層に限って多くみられるものに大別される[1]．このうち，小児期全般を通して多くみられる代表的疾患としては，後鼻漏症候群（≒上気道咳嗽症候群 upper airway cough syndrome：UACS）（p.116参照），喘息（p.139参照），アレルギー性鼻炎（p.142参照），感染後咳嗽（p.17参照），受動喫煙（p.168参照），百日咳（p.124参照）などがあげられる．一方，各年齢層に特徴的な疾患として，新生児・乳児期では呼吸器の先天奇形，呼吸機能の未熟性に基づき，誤嚥や"先天性喘鳴"を呈する疾患群など（p.110参照）がある．また，幼児期では気道異物（p.157参照），胃食道逆流症（p.159参照）が，学童期以降では心因性咳嗽，あるいは習慣性咳嗽などがある．これら疾患を小児期全体で通してみると気道アレルギーや鼻・副鼻腔疾患が原因として多い．すなわち，気道アレルギー疾患としては喘息とアレルギー性鼻炎が主たる原因であり，鼻疾患としては後鼻漏をきたす疾患群（UACS）が重要である．これに対し，成人で知られる咳喘息，アトピー咳嗽の頻度は低い[1]．

一方，わが国および欧米の成人で報告されている慢性咳嗽の原因別頻度を**表2-1**に示す[2]．これらの報告の原因疾患の頻度は，上述した小児での頻度と異なった様相を呈している．特に，

表 2-1　欧米とわが国における成人の慢性咳嗽の頻度

著者（報告年/国）	症例数	咳喘息/喘息	鼻炎/後鼻漏	GERD	COPD	アトピー咳嗽	感染後咳嗽	SBS	不　明
[*1]Poe RH（1989/米国）	$n=139$	33%	28%	6%	4%		11%		12%
O'Connell F（1994/英国）	$n=87$	10%	34%	32%			10%		22%
Niimi A（2004/英国）	$n=50$	26%	17%	10%					40%
Fujimura M（2005/日本）	$n=248$	36%		2%		29%		17%	
[*1]Matsumoto H（2007/日本）	$n=100$	62%		8%		17%	7%	9%	4%
Yamasaki A（2010/日本）	$n=54$	54%		5%	15%	11%	7%		9%
[*1]Niimi A（2013/日本）	$n=166$	71%		4%	8%	8%	2%	2%	
[*1]Dabrowska（2015/Poland）	$n=131$	25%	46%	62%		15%[*2]			24%（内その他が21%）
Watanabe K（2016/日本）	$n=111$	46%	2%	2%		5%	14%	1%	30%（内その他が19%）

[*1]：複数カウント

[*2]：non-asthmatic eosinophilic bronchitis

GERD：胃食道逆流症，COPD：慢性閉塞性肺疾患，SBS：副鼻腔気管支症候群

〔日本呼吸器学会咳嗽・喀痰の診療ガイドライン 2019 作成委員会（編）．咳嗽・喀痰の診療ガイドライン 2019．メディカルレビュー社，2019：10〕

わが国のみならず諸外国においても喘息の亜型である咳喘息と典型的喘息を合わせたものの頻度が報告間でばらつきはあるものの，約半数あるいはそれ以上の高率に認められることがあげられる．また，アトピー咳嗽の概念が取り入れられているわが国の報告ではその比率が比較的高い点も特徴的である．小児においては日常診療の場で咳喘息やアトピー咳嗽の頻度がきわめて低いことは経験的によく知られるところである[1]．一方，小児ではむしろ典型的な喘息や，アレルギー性鼻炎・副鼻腔炎をはじめとした耳鼻科的疾患が一般的な原因として頻度が高い点が成人と異なる．このため特に小児では，原因不明の長引く咳嗽に対し，安易に咳喘息と診断し治療効果を判定せず漫然と治療を継続することのないようにしたい．小児と成人ともに慢性咳嗽の原因として重要である気道アレルギーの臨床像が異なる理由は不明であり，今後解明すべき課題である．

以上の気道アレルギー疾患の差異も含め，咳嗽の原因疾患の小児と成人の頻度の差異を明らかにするためには，わが国における小児の咳嗽の疫学調査が必要である[3]．

文　献

1）高瀬真人．総論．ニューロペプタイド研究会（編），こどもの咳嗽診療ガイドブック．診断と治療社，2011：38-40

2）日本呼吸器学会咳嗽・喀痰の診療ガイドライン 2019 作成委員会（編）．咳嗽・喀痰の診療ガイドライン 2019．メディカルレビュー社，2019：10

3）徳山研一．今後の課題．ニューロペプタイド研究会（編），こどもの咳嗽診療ガイドブック．診断と治療社，2011：166-167

Part.Ⅱ　解説篇

第3章　咳嗽の診断

第3章　咳嗽の診断

A. 問　診（医療面接）

Keypoint

①問診により得られた情報は咳嗽の原因疾患の診断・治療に至る道程の入り口として重要であり，患者の訴えを傾聴すると同時に要点をおさえた質問を行う．

②問診の要点として，咳嗽の経過や性状，随伴症状の有無，睡眠や運動，食事など生活との関連性，増悪因子などがあげられる．

● 問診の意義

問診のみで確定診断に至ることもまれではない．正確な情報を入手し，身体所見とあわせて診断の方向性を判断し，必要に応じて検査，治療を進める．

不安を抱えて受診する患児や保護者の症状に対する主観的評価は過大評価される傾向にあるので，問診は患者の訴えを傾聴しながら，医療者が要点を押さえて的確に質問を行う．

● 問診のポイント （表 3-1）

1. 咳嗽はいつからどのように始まったのか？

出生直後から認められる場合には，気管食道瘻や喉頭裂，気管狭窄，気管軟化症などの先天異常を鑑別する．出生時から難治性の鼻炎症状を認める場合には，原発性線毛機能不全症が疑われる．

突然の発症で，誤嚥やむせた後の咳込みのエピソードがあれば気道異物が疑われる．

かぜをひいたあと咳嗽のみが残る場合には感染後咳嗽として経過をみるだけでよいが，RSウイルスなどによる急性細気管支炎が先行する場合には気道過敏性亢進が認められる可能性があり，喘息への移行も念頭におく必要がある．

2. 咳嗽の性状は？

咳嗽の性状を正しく把握するには，問診だけでなく可能な限り自分の耳で聞くことが重要である．体動や体位変換，胸部の圧迫などで誘発される．誘発できない場合はビデオ記録の活用

表 3-1　咳嗽患者に対する問診のポイント

- 咳嗽はいつから始まったのか？（咳嗽の持続期間）
- 咳嗽の経過は？
- 咳嗽の性状は？（乾性/湿性，痰を伴うかどうか）
- 咳嗽の時間帯は？
- 日常生活との関連は？（運動，睡眠，食事など）
- 予防接種歴，既往歴，家族歴
- 環境因子（ペットとの接触，喫煙・受動喫煙，住宅状況など）
- 随伴症状の有無

などが有用である．特徴的な咳嗽の性状から診断に至ることは少なくない（表 3-2）．

気道分泌が亢進し喀痰が増加すると「ゴホゴホ」と表現される湿性咳嗽を認めるのに対し，気道分泌が少ない場合には「コンコン」という乾性咳嗽となる．小児の場合，痰の喀出が困難な場合が多いが，咳込んで嘔吐した吐物中に喀痰が含まれ性状が確認できる場合がある．湿性咳嗽や痰の喀出は鼻副鼻腔炎，下気道感染（気管支炎，細気管支炎，肺炎）などでみられる．

クループ症候群の犬吠様咳嗽や百日咳の吸気性笛声を伴う発作性の咳込みなどは特徴的である．

3. 随伴症状は？

発熱や喘鳴，呼吸困難，胸痛などの随伴症状の有無を確認する．

急性感染症では発熱を伴うことが多いが，全身状態が悪くなければ一過性に終息する．

喘鳴は気流制限の存在を意味しており，気道の狭小な小児の気道疾患では随伴することが多い．吸気性喘鳴と呼気性喘鳴を区別することは

表 3-2　咳嗽の性状と疾患

咳嗽の性状	特　徴	疾　患
乾性咳嗽	喀痰を伴わない	上気道炎 気管支圧迫（リンパ節腫大，縦隔腫瘍） 喉頭異物，胸膜炎，心因性咳嗽，外耳道炎，百日咳，*Mycoplasma pneumoniae* 感染症，*Chlamydia pneumoniae* 感染症
湿性咳嗽	喀痰を伴う	鼻副鼻腔炎，下気道炎（気管支炎，細気管支炎，肺炎），気管支拡張症 肺ヘモジデローシス
犬吠様咳嗽	おもに喉頭部病変で著明 時に嗄声を伴う	クループ症候群 喉頭・気管異物（突然発症，むせのエピソード） 気管狭窄/軟化症 心因性咳嗽（顕示的，睡眠時消失）
けいれん性咳嗽	強く連発し顔面紅潮，嘔吐を 伴う	百日咳，喘息，気道異物 *Mycoplasma pneumoniae* 感染症，*Chlamydia pneumoniae* 感染症
咳嗽抑制	疼痛をかばって小刻みな咳嗽	術後，胸膜炎，気胸

重要で，おもに吸気性の場合は胸郭外（上気道〜喉頭），呼気性の場合は胸郭内の狭窄の存在を疑う．

鼻副鼻腔炎の関与を疑えば，鼻汁の有無や性状，鼻閉やいびきの有無，程度を確認する．

咳嗽に伴う胸痛は胸膜に起因することが多いが，時に呼吸筋痛や肋骨骨折によることがある．

その他，特異的咳嗽を疑わせる種々の所見（p.17 の**表 1-2** 参照）の有無を確認する．

4.　日常生活との関連は？

日常活動や夜間睡眠の障害の程度を確認することは，咳嗽の程度や疾患の重篤度を把握する指標となる．

喘息の咳嗽は運動時（とくに気温の低い室外での長距離走）に増悪する．ペットとの接触や花火の煙などとの関連にも注意が必要である．

過敏性肺炎では原因抗原からの隔離により急速に症状が軽減する．

覚醒中は激しく咳込み，とくに人前で増強するにもかかわらず睡眠中まったく認めない場合は，心因性咳嗽の可能性が高い．

食事や飲水によるむせや咳込みは，嚥下障害や誤嚥の存在が示唆される．嘔吐や食後の横臥で誘発される場合は胃食道逆流症（gastroesophageal reflux disease：GERD）が疑わしい．

受動喫煙は呼吸器感染症や喘息の増悪に関与し，咳嗽の誘発因子として重要である．そのため，周辺での喫煙状況の確認を忘れてはならない．

5.　予防接種歴，既往歴，家族歴

DPT-IPV ワクチンや五種混合ワクチン，イン

フルエンザ菌 b 型（*Haemophilus influenzae* type b：Hib）ワクチン，肺炎球菌ワクチン，BCG ワクチンなど呼吸器感染症の原因となりうる病原菌に対するワクチン接種歴を確認しておく．ただし，ワクチン接種歴があることが感染を否定する根拠とはならない．

呼吸器感染症の反復や新生児期の慢性肺疾患，アレルギー疾患などの既往歴があれば詳細な情報収集を行う．同様に，呼吸器感染症やアレルギー疾患の家族歴の有無は参考となる．

6.　薬剤との関連

高血圧治療薬であるアンジオテンシン変換酵素阻害薬は慢性咳嗽の原因として知られている．

アレルギー疾患に対するステロイド薬，喘息に対する気管支拡張薬，GERD に対するヒスタミン H_2 受容体拮抗薬，細菌性気道感染症に対する抗菌薬など，経過中に用いられた薬剤の治療効果を確認することは，鑑別にあたって有用である．ただし，十分な効果が得られなかったということが必ずしも対応疾患を否定する根拠にはならない．

参考文献

・Shields MD, et al. BTS guidelines：Recommendations for the assessment and management of cough in children. Thorax 2008；**63**（Suppl. 3）：iii1-iii15
・Chang AB, et al. Guidelines for evaluating chronic cough in pediatrics：ACCP evidence-based clinical practice guidelines. Chest 2006；**129**（Suppl. 1）：260S-283S
・ニューロペプタイド研究会（編）．こどもの咳嗽診療ガイドブック．診断と治療社，2011

第 3 章　咳嗽の診断

B.　咳嗽患者の身体所見

Keypoint
①鼻咽頭所見や鼓膜所見が重要である.
②咳嗽は乾性か湿性かを実際に聴いて判別する.
③聴診するときは深呼吸をさせること.
④顔面の点状出血, 胸郭変形, ばち状指, 右胸心などを見逃さない.

咳嗽の診断には, 詳細な問診に次いで身体所見で裏づけをとることが重要である. 系統的な診察によって見逃しを防ぐことは重要であり, ていねいな診察が基本である. 実際には, 問診をもとに想定された疾患によってポイントはおのずと絞られるが, 身体所見が合致しないときには, もう一度診断を検討し直す必要がある.

● 視　診

呼吸困難の有無は重要だが, 呼吸困難は視診による身体所見でほとんど判断できる.

呼吸数は客観的に測定可能であるが, 運動や発熱, 精神状態による変動も大きいので, 安静時, 睡眠時に計測するのが原則である. 新生児で 60 回/分以上, 乳児期で 50 回/分以上, 幼児期で 40 回/分以上なら頻呼吸である. また, 顔色不良や経口摂取不良, 活動性の低下を伴えば呼吸障害と推定できる. チアノーゼの有無, 鼻翼呼吸, 肩呼吸, 陥没呼吸など補助呼吸筋の動員を示す所見も呼吸障害の存在を示す.

細気管支炎や喘息などで肺が過膨張になると, 乳幼児では一過性に胸郭前後径が増大する. 慢性的に肺過膨張状態が続いた年長児では, 胸郭の樽状変形がみられることもある. そのほか, ばち状指の存在は気管支拡張症などの慢性呼吸器疾患でもみられるが, 心疾患による場合のほうが多い.

百日咳のような強い連続性咳嗽では, 顔面のうっ血から顔面浮腫, 点状出血, 結膜下出血, 鼻出血, 嘔吐がみられることがある. 鼻汁の量や性状, 鼻閉の有無などを確認することは重要である. 口腔・咽頭では, 後鼻漏, 扁桃肥大の有無と程度を確認する.

また, 外耳道異物や中耳炎に伴う耳性咳嗽 (迷走神経耳介枝の刺激による反射性咳嗽) の診断に, 外耳道・鼓膜の観察が有用な場合がある. 他に, アトピー性皮膚炎があると喘息のリスクが高いため, アトピー性皮膚炎の有無と程度を診ておく必要がある.

劇症型のアレルギー反応によるアナフィラキシーの症状として咳嗽がみられる. 食物アレルギーでは蕁麻疹や紅斑などの皮膚症状, 虫刺症では虫刺痕を伴うことが多い.

● 触　診

細気管支炎や喘息などで肺が過膨張になると横隔膜が低位となるため, 肝が下がって触れやすくなる. また, 皮下気腫は頸部の腫脹で気づかれることが多く, 触診によって握雪感を感知する.

● 聴診・打診

1. 聴診器なしの聴診

咳嗽自体が身体所見であり, 痰が絡むかどうかで乾性咳嗽, 湿性咳嗽に大別される. この区別は非常に重要であり, 保護者の申告をあてにせずに実際に咳嗽を聴きとることで判断する. 特徴的な咳嗽として, ウイルス性クループの犬吠様咳嗽, 百日咳などの連続的な咳込み (staccato) と吸気性笛声 (whoop) などが有名であ

る．心因性咳嗽（習慣性咳嗽）の咳嗽も特徴的であり，強い咳払いを反復するような耳障りな咳嗽を呈し，英語では honking と表現される．一方，喘鳴はしばしば咳嗽に随伴するが，吸気優勢の上気道喘鳴（stridor）か，呼気優勢の下気道喘鳴（wheezing）かを判別する．

2. 聴 診

通常どおりに胸部全体を聴診し，正常呼吸音か，副雑音がないかを確認する．心音の聴取位置から右胸心が判明したり，心雑音から心疾患が示唆されることもある．副雑音は連続性と断続性に分類され，病態の診断に非常に有用である．また副雑音は深呼吸で現れやすくなるので，幼児，学童ではおもちゃの風車を吹かせるなどして深呼吸を誘発させて確認する．

3. 打 診

呼吸音が片側で減弱している場合は，気道異物や気胸，胸水貯留を鑑別するために打診も有用である．

● 臭 気

保護者の息や着衣のみならず，子どもの着衣からタバコの臭いがしないかどうか注意すべきである（「喫煙・受動喫煙」p.168 参照）．

参考文献

・Pasterkamp H. The history and physical examination. In：Wilmott RW, et al.（eds），Kendig and Chernick's Disorders of the Respiratory Tract in Children. 8th ed, Elsevier-Saunders, 2012
・Harris C, et al. The pulmonary physical examination. In：Light MJ, et al.（eds），Pediatric Pulmonology 2nd ed, American Academy of Pediatrics, 2024
・Brown MA, et al. Clinical assessment and diagnostic approach to common problems. In：Taussig LM, et al.（eds），Pediatric Respiratory Medicine. 2nd ed, Mosby-Elsevier, 2008
・Marchant JM, et al. Utility of signs and symptoms of chronic cough in predicting specific cause in children. Thorax 2006；**61**：694-698

第3章　咳嗽の診断

C. 咳嗽患者の検査所見

1　血液・感染検査

Keypoint

①血液・感染マーカーは咳嗽をきたす疾患の鑑別にしばしば参考になる.
②白血球数, 白血球分類, CRP などの急性炎症反応マーカーは有用で, とくに抗菌薬投与の必要性の参考になる.
③好酸球数や血清 IgE 値などは喘息やアレルギー性鼻炎などアトピー素因の参考になるが, あくまで参考程度にとどめる.
④抗菌薬の適正使用や薬剤耐性の観点から, 治療開始前に検体を採取しておくことが望ましい.

● 末梢血液検査

　咳嗽の鑑別診断には白血球数, 白血球分類がもっとも参考になる. 急性咳嗽で発熱を伴う場合, 全身状態や呼吸器症状に加えて, 白血球数増多, 幼若白血球数増多によって細菌性肺炎など細菌感染を伴うかを大まかに予想し, 抗菌薬投与の必要性を判断する. 百日咳に罹患すると百日咳含有ワクチン未接種例では, リンパ球増多を伴う. しかし, 長引く咳嗽を認める成人や百日咳含有ワクチン接種から数年以上経過した児ではしばしばリンパ球増多を認めないので, 注意が必要である. *Mycoplasma pneumoniae* 感染症の急性期では, 白血球数正常か減少を認めることが多い. また *Chlamydia pneumoniae* 感染症の急性期では, 白血球数正常か軽度上昇を認めることが多い.

　好酸球数増多は, 喘息やアレルギー性鼻炎などアトピー素因を評価するための参考になる. その際, ステロイド薬が投与されていると一時的に好酸球数が減少するということに留意する. 新生児～乳児期の *Chlamydia trachomatis* 肺炎では, しばしば好酸球数増多を認める.

● CRP, プロカルシトニン

　白血球数増多, 幼若白血球数増多と同様, 急性炎症反応マーカーである CRP, プロカルシトニン値を参考に細菌感染を伴うか大まかに予想し, 抗菌薬投与の必要性を判断する. ただし,

アデノウイルスなど一部のウイルス感染症でも上昇する非特異的マーカーであることに留意する必要がある. *M. pneumoniae* 感染症, *C. pneumoniae* 感染症や百日咳では, CRP, プロカルシトニンは正常か軽度上昇する場合が多い.

● 血清IgE値, 特異的IgE値, 血清ECP

　血清 IgE 値は, 喘息やアレルギー性鼻炎などアトピー素因を評価するための参考になる. ただし, アレルギーの家族歴や既往歴のない者が血清 IgE 高値を呈する場合もあり, あくまで参考程度にとどめる. 血清 IgE 値は乳児期より年齢とともに上昇し, 思春期に最高値となり, 以後, 加齢とともに低下する. 年齢によって正常値が異なることに留意する. 特異的 IgE 値は, アレルギー性鼻炎や喉頭アレルギーなどの原因アレルゲンを予想するときに参考になる. 血清 eosinophil cationic protein（ECP）値は好酸球活性化の指標となる.

● 細菌検査

　急性扁桃炎では, *Streptococcus pyogenes* 検出が重要である. 咽頭培養が望ましいが, 迅速診断法も可能である. 気管支肺感染症では *Haemophilus influenzae* および *Streptococcus pneumoniae* を念頭におく. 培養用検体採取法を図 3-1 に示す[1].

1. 洗浄喀痰培養法

　上気道常在菌の影響を抑え真の原因菌を検出

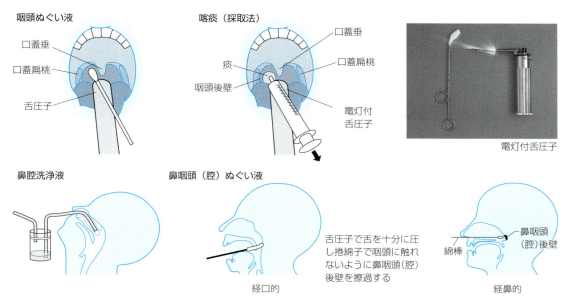

図 3-1　（培養用）検体採取法
（小児呼吸器感染症診療ガイドライン作成委員会．小児呼吸器感染症診療ガイドライン 2022．協和企画，2022；48 をもとに作成）

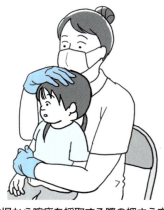

図 3-2　幼児から喀痰を採取する際の押さえ方
（小児呼吸器感染症診療ガイドライン作成委員会．小児呼吸器感染症診療ガイドライン 2022．協和企画，2022；47 をもとに作成）

するための工夫として，洗浄喀痰培養法が推奨される[2]．滅菌生理食塩水を入れた滅菌シャーレか滅菌採痰容器に，唾液を入れないように喀痰を喀出させる．自発的に喀出できない乳幼児はしっかりと固定して（図 3-2）[1]，電灯付き舌圧子で舌根部を圧し，咳嗽が誘発されて痰が喀出されると同時に速やかに捲綿子に痰を巻き付けるか，1 mL のディスポシリンジで吸引して採取する．検査に適切な喀痰かどうかの判断として，Geckler 分類[3]がよく用いられる（表 3-3）．

2. 咽頭培養と鼻咽頭培養

小児では必ずしも喀痰が採取できるとは限らない．そのため日常診療では，原因菌推定のために咽頭培養や鼻咽頭培養での分離菌で代用されている．鼻咽頭培養の結果は，上気道由来検体の結果であるために原因菌とは確定できず，あくまで推定として参考にとどめるべきである[4]．咽頭培養は唾液や上気道由来の菌の混入があり，気管支肺感染症での診断的価値は低い．

3. 尿中細菌抗原検出

S. pneumoniae 抗原が検出できる．小児はしばしば上気道に保菌しているため陽性と判定され，偽陽性を呈することが成人に比して多いことを念頭におく必要がある[5]．あくまで参考所見と理解して，その他の検査所見とあわせて総合的に解釈する必要がある．*Legionella* 感染症に関して尿中抗原検査の診断的価値は高い．

4. 血液培養

肺炎，喉頭蓋炎などの侵襲性細菌感染症の診断に有力な診断根拠となる．外来でも，肺炎を疑った際には積極的に実施することがすすめられる[6]．

● *Mycoplasma pneumoniae*, *Chlamydia pneumoniae*, *Chlamydia trachomatis*

①感染病巣から病原体を検出するための分離

表 3-3　Geckler 分類

分類	細胞数（1 視野あたり）		評価
	上皮細胞	白血球（好中球）	
1	＞25	＜10	検査材料として不適
2	＞25	10〜25	
3	＞25	＞25	注意深い判断が必要
4	10〜25	＞25	良質な喀痰で検査に適する
5	＜10	＞25	
6	＜25	＜25	経気管吸引痰では適

培養，抗原検出，核酸検出，②血清抗体価の有意上昇の確認，が基本となる．

1. *Mycoplasma pneumoniae*

　急性期の血清抗体価陽性所見のみでは，*M. pneumoniae* 感染症の診断が困難な場合も多いため，急性期の確定診断には loop-mediated isothermal amplification 法（LAMP 法）などの肺炎マイコプラズマ核酸同定検査を実施することが望ましい．感度・特異度に優れ，迅速性もあるため有用で，保険収載されている．検体は，咽頭ぬぐい液（鼻咽頭ぬぐい液を含む）または喀痰となっている．2013 年 8 月より免疫クロマトグラフィによるマイコプラズマ抗原キットが保険収載された．抗原キットの感度は核酸同定検査に比べて劣るが[7]，迅速診断法であるので臨床の現場で有用性がある．

　血清診断では particle agglutination 法（PA 法）が用いられることが多く，確定診断には急性期と回復期の血清抗体価の 4 倍以上の上昇を確認する必要がある．※ PA で 320 倍；ただし，小児では高値が遷延することもあるので解釈に注意が必要．

2. *Chlamydia pneumoniae*

　血清診断と核酸同定検査（LAMP 法）が保険収載されている．

3. *Chlamydia trachomatis*

　C. trachomatis 感染検出のためには抗原検査と核酸同定検査が保険収載されているが，核酸同定検査のほうが感度と特異度ともに優れている．

● ウイルス

　ウイルスを直接証明するウイルス分離が基本で，日常臨床ではウイルス抗原の簡易迅速検出法が広く利用されている．検体採取は発病早期が望ましい．診断に際しては，迅速抗原診断には限界があることに留意し，臨床症状や流行状況を考慮して総合的に判断することが重要である．気道ウイルスの迅速抗原診断は，①インフルエンザウイルス，②RS ウイルス，③アデノウイルス，④ヒトメタニューモウイルス，⑤新型コロナウイルスに対するキットがあり，すべて保険収載されている．また，COVID-19 流行に伴い 2020 年以降ウイルス核酸同定検査が普及した．一部のウイルス核酸同定検査が保険収載されている．

　急性期および回復期のペア血清の抗体価が 4 倍以上上昇した場合に確定診断となる．目的に応じた検査の選択が必要となる．感染初期に応答する IgM 抗体の上昇により判定できる場合がある．ワクチン接種対象疾患においては，接種前抗体の状況から接種の可否を検討する．また，接種前後の抗体の推移からワクチン効果判定を行うことも可能である．

● その他

　百日咳は p.124 を，結核は p.132 を参照．

🔍 文　献

1) 石和田稔彦，新庄正宜（監），小児呼吸器感染症診療ガイドライン作成委員会. 小児呼吸器感染症診療ガイドライン 2022. 協和企画，2022；47, 48
2) Uehara S. A method of bacteriological examination of washed sputum in infants and children. Acta Paediatr Jpn 1988；**30**：253-260
3) Geckler RW, et al. Microscopic and bacteriological comparison of paired sputa and transtracheal aspirates. J Clin Microbiol 1977；**6**：396-399
4) 武田紳江，他. 小児下気道感染症の起炎菌診断における洗浄喀痰培養の有用性. 日児誌 1998；**102**：975-980
5) Adegbola RA, et al. Evaluation of Binax now Streptococcus pneumoniae urinary antigen test in children in a community with a high carriage rate of pneumococcus. Pediatr Infect Dis J 2001；**20**：718-719
6) McGowan KL, et al. Outpatient pediatric blood cultures：time to positivity. Pediatrics 2000；**106**（2 Pt 1）：251-255
7) 大島匠平，他. 新規マイコプラズマ抗原検査キット－プロラスト® Myco. 生物試料分析 2015；**38**：303-308

🔍 参考文献

・藤澤隆夫. 血液検査. ニューロペプタイド研究会

（編），こどもの咳嗽診療ガイドブック．診断と治療社，2011：23-26
・Holt PG, et al. Toward improved prediction of risk for atopy and asthma among preschoolers：a prospective cohort study. J Allergy Clin Immunol 2010；**125**：653-659, 659.e1-659.e7
・Simpson A, et al. Beyond atopy：multiple patterns of sensitization in relation to asthma in a birth cohort study. Am J Respir Crit Care Med 2010；**181**：1200-1206

第3章　咳嗽の診断

C. 咳嗽患者の検査所見

2　生理学的検査

Keypoint

①咳嗽の原因が不明なときには，経皮的動脈血酸素飽和度（SpO_2）を一度は確認すべきである．
②6歳以上の慢性咳嗽を鑑別するには，呼吸機能検査（スパイロメトリー）が有用である．
③インパルス・オシロメトリー法（呼吸抵抗）や呼気中一酸化窒素（FeNO）濃度測定は，喘息の診断上は参考になる．
④24時間食道pHモニタリングは胃食道逆流症の診断に有用だが，乳幼児では問題がある．

● 経皮的動脈血酸素飽和度（SpO_2）と血液ガス分析

　咳嗽が主訴で原因が不明のとき，ガス交換の能力が保たれているか確認することは有意義である．とくに，SpO_2は非侵襲的で特別な手技も不要であり，年齢を問わず実施できること，比較的安価な機材が普及したことから，呼吸関連の生理学的検査ではもっとも広く普及している．SpO_2が低下している場合は呼吸障害の存在が強く示唆されるが，先天性心疾患でシャントの影響がある場合や測定部位の末梢循環が不良で正確な値が出ない場合などがあり，解釈には注意が必要である．

　血液ガス分析は血液採取が必要な侵襲的検査であるが，多くの病院に普及している．血液pH，酸素分圧（PO_2），二酸化炭素分圧（PCO_2），BE（base excess）などの測定値からガス交換能力をより詳細に評価できるので，SpO_2低下や呼吸困難の徴候があれば実施を考慮すべきである．

● 呼吸機能検査（スパイロメトリー）[1]

　呼吸器疾患の診断には非常に有用な検査であるが，患者が最大努力呼気を行う必要があるので年少児にはむずかしく，おおむね6歳頃から可能とされている．近年，比較的安価な小型の電子スパイロメータが販売されているが，検者も検査手技に習熟する必要がある．したがって，検査技師の常駐する病院では広く普及しているが，診療所レベルでの普及が課題となって

いる．慢性咳嗽の診断には必須の検査と位置づけられる[2)3]．

　スパイロメトリーの検査値は，小児では人種別性別年齢別の基準値（予測値）に対する％値で評価されるが，現在わが国では，日本小児呼吸器疾患学会（現・日本小児呼吸器学会）が2009年に策定した予測式[4]が用いられている．なお，閉塞性障害を判定する1秒率の基準は成人では70％以上だが，小児では80％以上であることに注意が必要である．

　努力肺活量（forced vital capacity：FVC），1秒量（forced expiratory volume in one second：FEV_1），1秒率（FEV_1／FVC），ピークフロー（peak expiratory flow：PEF）などは咳嗽患者ではほとんど正常であるが，喘息患者ではFEV_1，FEV_1／FVC，PEFの低下がみられることが多い．その場合は，最大中間呼気流量（maximal midexpiratory flow：MMFまたは，forced expiratory flow between 25% and 75% of FVC：FEF_{25-75}），50％肺活量位の呼気速度（$\dot{V}_{50}$），25％肺活量位の呼気速度（$\dot{V}_{25}$）など末梢気道狭窄をより敏感に反映する指標も低下する．ただし，MMF，$\dot{V}_{50}$，$\dot{V}_{25}$は検査手技の良否による影響が大きく検査値のバラツキが大きいため，カットオフ値はMMF，$\dot{V}_{50}$では70％，$\dot{V}_{25}$では60％とされている．評価の前提として，時間肺活量曲線で十分な呼出時間（6秒以上）があることと，スムーズなフローボリューム曲線が得られていることが重要である．

　気管支拡張薬吸入前後でスパイロメトリーを

行い，1秒量が前値に比べて 10% ないし 12% 以上改善した場合には気道可逆性ありと判定され，喘息の診断根拠の一つとなる．

年長児では，より詳細な肺機能検査として残気量や全肺気量の測定，肺拡散能の測定も可能であり，必要に応じて施行される．

● 気道過敏性検査

喘息では気道過敏性が亢進している．メタコリンまたはヒスタミンを低濃度から順次濃度を上げながら反復して吸入させ，1秒量の低下，呼吸抵抗の上昇，喘鳴の出現，SpO_2 の低下などを指標に，気道収縮が誘発される閾値を決定する検査である．標準的には，1秒量を 20% 低下させる薬剤濃度を指標として気道過敏性を診断する．やや侵襲的で手間もかかるが，非常に有用な検査である．

● 呼吸抵抗検査（強制オッシレーション法），呼気中一酸化窒素（FeNO）

喘息では気道抵抗が増大する．強制オッシレーション法を用いて流量と口腔内圧を計測し，呼吸インピーダンスを解析する呼吸抵抗測定法は，安静換気下でも測定可能なので，スパイロメトリーよりも適応年齢範囲が広い．わが国の小児の呼吸抵抗の基準値についての報告もある[5]．

気道アレルギーによる 2 型気道炎症があると，呼気中一酸化窒素（fraction exhaled nitric oxide：FeNO）濃度が上昇する．測定には on-line 法と off-line 法があり，いずれも専用の機材が必要である．近年は携帯型の比較的安価な機材も販売されており，2013 年に健康保険の適用も認められ，今後の普及が期待されている．アトピー型喘息では一般に FeNO 濃度が上昇しており，喘息診断の補助としても用いられる．また，吸入ステロイド薬の効果で FeNO 濃度が低下することから，治療コンプライアンスの評価に有用とされている．

● 24 時間食道インピーダンス pH モニタリング

微小電極を用いて下部食道内の pH を持続的に記録し，pH の低下を胃酸の逆流として評価する 24 時間 pH モニタリングが従来，もっとも信頼性の高い検査法とされてきたが，乳幼児では生理的な逆流が比較的多く，pH が低下しない逆流（non-acid reflux）が呼吸器症状に影響することも知られており，本検査だけで胃食道逆流症の診断をつけるのはむずかしい．食道インピーダンス pH（MII-pH）モニタリングでは，食道インピーダンスを同時計測することで食道内 pH が 4 未満にならない胃食道逆流現象（gastro esophageal reflux：GER）による間欠的症状，例えば GER と咳嗽発作との関連性も評価できる[6]．GER による慢性咳嗽が強く疑われるときにヒスタミン H_2 受容体拮抗薬やプロトンポンプ阻害薬による診断的治療が試みられるが，それが無効だった場合に，診断確認のために本検査の実施が考慮される．

● 咳受容体感受性試験（カプサイシン試験）

咳受容体の感受性亢進をみるためにカプサイシンを低濃度から順次濃度を上げて一定時間ずつ反復吸入させ，咳嗽が一定回数誘発される閾値を見つける検査であり，喘息の診断に使われる気道過敏性検査と同様のセッティングがあれば実施可能である．しかし，成人でも検査の標準化は行われておらず保険適用もないことから，研究目的で行われるのみで普及していない[7]．

🔍 文　献

1) 日本小児呼吸器学会（作成）．小児呼吸機能検査ハンドブック 2020 年改訂版．協和企画，2019

2) Goldsobel AB, et al. Cough in the pediatric population. J Pediatr 2010；**156**：352-358

3) Shields MD, et al. BTS guidelines：Recommendations for the assessment and management of cough in children. Thorax 2008；**63**（Suppl. 3）：iii1-iii15

4) 高瀬真人，他．日本人小児におけるスパイログラム基準値の作成（最終報告）．日本小児呼吸器疾患学会雑誌 2008；**19**：164-176

5) Hagiwara S, et al. Reference values for Japanese children's respiratory resistance using LMS method. Allergol Int 2014；**63**：113-119

6) 川原央好，他．小児 24 時間食道インピーダンス pH モニタリングプロトコール．日本小児外科学会雑誌 2017；**53**：1215-1219

7) 日本呼吸器学会咳嗽・喀痰の診療ガイドライン 2019 作成委員会（編）．咳嗽・喀痰の診療ガイドライン 2019．メディカルレビュー社，2019

C. 咳嗽患者の検査所見

3　画像検査

Keypoint
①小児の咳嗽疾患の診断には画像検査が有用で，画像による適切な評価を考慮すべきである．
②得られた画像所見から鑑別診断を進めるが，咳嗽の原因となる気道炎症や気道狭窄，気道異物の存在に留意する．
③気道異物のような画像上異常となる原因を検索するだけでなく，心因性咳嗽のように画像上の異常がないことを確認する場合にも有効である．

● 小児の咳嗽疾患における画像所見

小児の咳嗽疾患は多岐に及ぶため，問診，身体所見より得られた情報に画像検査を加え，より確定的な診断を導くことが重要である[1)2)]．画像上，咳嗽疾患の普遍的な所見というものは存在しないが，気道炎症，気道狭窄，気道異物などの咳嗽の誘発因子は，画像から間接的・直接的に評価可能である．近年，わが国の小児科領域において，びまん性汎細気管支炎や閉塞性細気管支炎，嚢胞性線維症の報告が増加しているが，画像診断の技術の向上による影響もあると推測される．

● 画像評価の注意点

気道炎症が存在すれば，画像上，局所の浮腫や浸潤による気管支の肥厚がみられることがある（図3-3）．ウイルス性気管支炎では胸部単純X線写真で肺門から末梢にかけて気道炎症が認められることが多く，喘息でも気管支の肥厚が確認されることがある．炎症による粘膜浮腫や過分泌による気道閉塞の結果として，末梢側に無気肺が生じることもある．炎症が肺実質に及んでいれば浸潤影（肺胞性陰影），肺間質が主であれば間質影（すりガラス状陰影など）として認められる．

気管支平滑筋が収縮することで咳嗽発現に関連するAδ線維が刺激を受け，咳嗽が生じやすくなる[3)]．さらに，形態学的な狭窄から排痰困難により咳嗽が生じやすくなることも考えられて

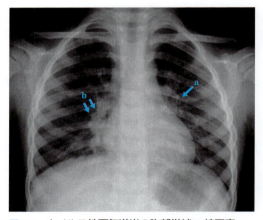

図 3-3　ウイルス性下気道炎の胸部単純X線写真
a：気管支の縦断面像，b：気管支の横断面像．いずれも肥厚した気管支が確認される

いる．喘息における平滑筋の収縮を直接観察することは困難であるが，胸部単純X線撮影では過膨張変化（エアートラッピング）として確認される．

気道異物を疑った場合，胸部X線撮影は呼気時および吸気時に施行し，呼気時に呼気の排出が阻害され，縦隔が健側へ偏位することを確認する（Holzknecht徴候，図3-4）[4)]．胸郭外の気道の異常も視野に入れて読影する必要がある．

● 画像診断の実際

1. 上気道X線撮影

小児の遷延する咳嗽の原因として副鼻腔疾患の頻度は高く，長引く咳嗽で副鼻腔疾患が疑われた場合，Waters法などによる副鼻腔X線撮影

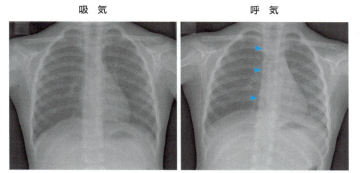

図 3-4　気道異物の胸部単純 X 線写真の吸気相と呼気相（Holzknecht 徴候）
呼気時に患側が過膨張のため縦隔が健側へ偏位する（▶）

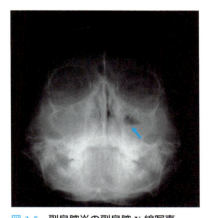

図 3-5　副鼻腔炎の副鼻腔 X 線写真（Waters 法による）
右上顎洞に含気なく，左上顎洞に鏡面形成がみられる（➡）
（望月博之，他．画像検査．ニューロペプタイド研究会．こどもの咳嗽診療ガイドブック．診断と治療社，2011：29）

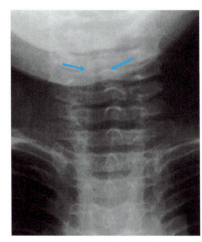

図 3-6　クループ症候群の喉頭高圧撮影写真
声門下狭窄が認められる（➡）

が行われる．副鼻腔 X 線撮影は診断に有用な検査であるが，小児では正常でも上顎洞粘膜が肥厚傾向にあるため，偽陽性が多いことが指摘されている[5]．さらに乳幼児では洞発達自体が未熟であるため，擬陽性となりやすい．洞の透過性の低下，含気不良，鏡面形成，粘膜肥厚を確認（図 3-5）するが，この場合，一対の副鼻腔の左右差を比較することが重要である[6]．

喉頭，声門周囲の異常を確認する場合には頸部 X 線撮影が行われる．とくに喉頭高圧撮影は，声門周辺の軟部組織の異常を確認する場合に用いられる．クループ症候群では，声門下部の気道透亮像が尖塔様に狭小化すること（steeple sign）が特徴である（図 3-6）．

2. 胸部単純 X 線撮影

咳嗽が遷延している症例では，胸部単純 X 線撮影は必須の検査である．とくに肺野では，浸潤影や気管支透亮像（air bronchogram）の存在，過膨張や無気肺の有無に注意する．シルエットサインの有無は心・大血管や横隔膜周囲の肺の陰影の確認に有用である．また気管支壁の増強は，気管支の急性炎症の結果として気管支炎の診断に重要な所見である．このような症例では，過剰な気道内分泌による無気肺が局所的に認められる場合がある．

肺の含気量が亢進した過膨張変化は，喘息，細気管支炎，気道異物で認められる（図 3-7，図 3-8）．気流制限によるエアートラッピングが進行すれば，肺野の透過性亢進だけでなく心陰影の狭小化，横隔膜の低下が認められる．

肺野の浸潤影はおもに炎症により出現する．

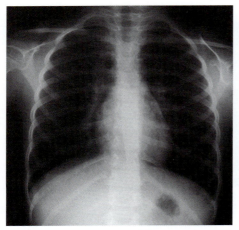

図 3-7　喘息の急性増悪の胸部単純 X 線写真
エアートラッピングにより両側肺が過膨張となり、肺門理の消失や心陰影の狭小化などの著しい透過性亢進がみられる

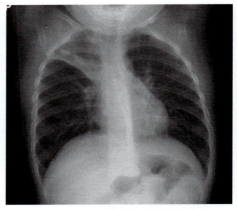

図 3-8　RS ウイルス感染症の単純 X 線写真
エアートラッピングにより過膨張変化がみられ、左右の横隔膜が低下している。右上肺野に無気肺がみられる

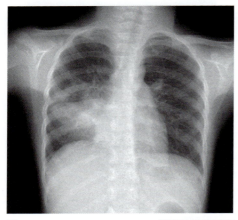

図 3-9　*Mycoplasma pneumoniae* 肺炎の胸部単純 X 線写真
右肺野にシルエットサイン陽性の陰影がみられる。コンソリデーションと思われるが縦隔がやや右に偏位しているため、無気肺の合併も疑われる
（望月博之、他．2 歳以下の胸部 X 線写真の読み方．明解画像診断の手引き：呼吸器領域編，Suppl. 116 小児呼吸器領域 20，国際医学出版，2011；13-15）

頻度の高い疾患は肺炎であるが、症例により肺容量の低下を伴う無気肺を合併する[5]。肺炎の画像所見から原因微生物を特定することは困難であるものの、ウイルス性肺炎では気管支周囲の浸潤影が肺門を中心としてびまん性に認められる一方、細菌性肺炎では肺葉や肺区域全体の濃い陰影がみられ、気管支透亮像が認められることが多い。

百日咳や咳喘息では、頑迷な咳嗽に対して胸部 X 線撮影では明らかな異常がみられないこと

が多い。一方、*Mycoplasma pneumoniae* 肺炎では、画像上の異常が特徴的である（図 3-9）[7]．

3．胸部 CT 撮影，MRI 撮影

胸部 CT 撮影は（「下気道病変」p.112 参照），単純 X 線撮影によって原因が明らかにできなかった症例や陰影などの異常所見が反復する症例など、さらに精査が必要とされる場合に用いられる。肺野の性状の評価に有利であり（図 3-10），病変の形状や大きさ、位置の確認も可能である（図 3-11，図 3-12）[7]．3D-CT 検査は形態を確認するうえで有用で、咳嗽の原因疾患の一つである気管軟化症の診断に用いられている。

胸部 MRI 撮影は検査時間が長いことが欠点であるが、被曝の心配がなく画像処理能に優れている。任意の断層面の画像が高い解像度で得られ、コントラスト分解能にも優れるため、気道異物の診断にも用いられる。

4．気道ファイバースコピー検査

咽頭や喉頭、声門周辺の異常を確認するために喉頭ファイバースコピー検査、気管支での異常を確認するために気管支ファイバースコピー検査が用いられる。ファイバースコープにより、気道異物の有無や炎症による気道粘膜の色調、浮腫などの変化は容易に観察できる。さらに、分泌物の性状、量もおおよそ評価できることや、体位や呼吸運動による気道のダイナミックな変化の観察も可能であるため、気道異物や後鼻漏症候群、クループ症候群、先天性形態異常の診断に有用である。

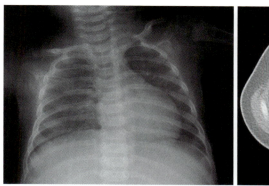
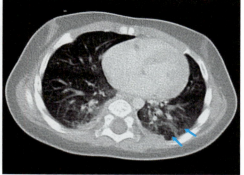

図 3-10　サイトメガロウイルス感染症の胸部単純 X 線写真と CT 像
胸部単純 X 線写真では両側の上肺野に線状，一部すりガラス状の間質性陰影がびまん性に認められる．CT 像ではモザイク状の陰影がみられる（→）

A　　　　　　　　　　　B　　　　　　　　　　　C

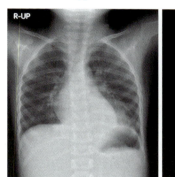
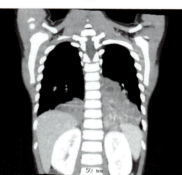
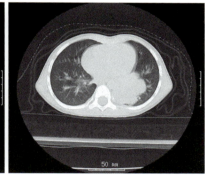

図 3-11　肺分画症
A：肺分画症の胸部単純 X 線写真．左下肺野に左 4 号のシルエットサイン陰性の陰影がみられる
B・C：肺分画症の CT 像．左下肺野の陰影に一致して心臓後部に多房性の腫瘤影がみられる
（望月博之，他．2 歳以下の胸部 X 線写真の読み方．明解画像診断の手引き：呼吸器領域編，Suppl. 116 小児呼吸器領域 20，国際医学出版，2011；13-15）

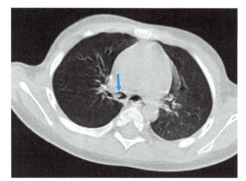

図 3-12　気道異物の胸部 CT 像
気道内腔に異物陰影を認める（→）

通常，小児の気管支ファイバースコピー検査は全身麻酔下で行われるが，喉頭ファイバースコピー検査は小児でも外来で施行可能である．ただし，いずれの操作も熟練が要求される．

文　献

1) 桑島成子．小児胸部画像診断上の pit-fall．日本小児呼吸器疾患学会雑誌 2009；**20**：167-173
2) 横山美貴．新生児・乳児の吸気性喘鳴：診断の進めかた．小児科診療 2006；**69**：1409-1414
3) Chung KF, et al. Prevalence, pathogenesis, and causes of chronic cough. Lancet 2008；**371**：1364-1374
4) 工藤典代．小児気道異物－耳鼻咽喉科から．日本気管食道科学会会報 2002；**53**：400-405
5) 藤田次郎．呼吸器感染症の臨床・画像診断：画像所見による起炎菌の推定と治療指針．感染症学雑誌 2006；**80**：70-75
6) 望月博之，他．画像検査．ニューロペプチド研究会（編），こどもの咳嗽診療ガイドブック．診断と治療社，2011；27-29
7) 望月博之，他．2 歳以下の胸部 X 線写真の読み方．明解画像診断の手引き：呼吸器領域編，Suppl. 116 小児呼吸器領域 20，国際医学出版，2011；13-15

第 3 章　咳嗽の診断

第３章　咳嗽の診断

D. 鑑別診断（年齢による咳嗽の原因疾患の特徴）

Keypoint

①咳嗽の原因は呼吸器感染症が多く，咳嗽の持続とともに，非感染性疾患による遷延性・慢性咳嗽の頻度が高くなる．

②小児咳嗽疾患の鑑別には，年齢，咳嗽の出現する時間帯（昼間・夜間），咳嗽の種類（乾性，湿性），疾患の原因（感染症，アレルギー，心因性など），参考所見（特徴的な症状，特殊検査，学童期以降は肺機能検査やアレルギー性気道炎症の指標として呼気中一酸化窒素の測定）が重要である．

急性咳嗽の原因の多くは呼吸器感染症であり，咳嗽の持続とともに非感染性疾患による遷延性，慢性咳嗽の頻度が高くなる．

● 年齢別の小児咳嗽の代表的疾患

急性鼻咽頭炎（かぜ症候群），気管支炎および肺炎などの呼吸器感染症は全小児期を通じて多い．新生児・乳児期では，哺乳障害や先天異常に注意する．幼児期になると生活範囲が広がり，感染症や喘息などのアレルギー疾患の割合が増加する．また，気道異物などもみられる．学童期以降は喘息と鼻副鼻腔炎が多く，思春期にかけては心因性咳嗽や，頻度は低いものの咳喘息あるいはアトピー咳嗽を念頭におく必要がある．

年齢別および頻度別の主要な咳嗽の原因疾患を（図 3-13）[1)2)]に示す．以下，年齢別の見落としてはいけない長引く咳嗽の原因疾患とその特徴について述べる．

1. 新生児・乳児期

1）先天異常

出生後あるいは乳児期早期の吸気性喘鳴は先天異常を疑わせる．

2）誤嚥

哺乳時に多く，原因として哺乳障害や胃食道逆流症，鼻咽頭逆流症があげられる．

3）百日咳

発作性の連続的な咳込み（staccato）に続く「ヒーッ」という吸気性笛声（whoop）は特徴的

であるが，乳児（とくに生後 6 か月以下）では必ずしもこのような症状はなく，無呼吸をきたす例をしばしば認める．

2. 幼児期

1）後鼻漏症候群（鼻副鼻腔炎，アレルギー性鼻炎）（CQ-8 参照）

咽頭後壁に鼻漏を認めることが多く，その場合の咳嗽は覚醒時（起床時）にもっとも強く（morning cough），起きている間は断続的に現れ（daytime cough），痰が絡むのが特徴的である．睡眠中も持続する湿性の咳嗽は，慢性鼻副鼻腔炎や遷延性細菌性気管支炎（protracted bacterial bronchitis：PBB）[3)]を疑う．PBB は，欧米の長引く咳嗽の原因として頻度が高いが，わが国では報告が少ない．気管支肺胞洗浄に基づく診断を PBB-micro，抗菌薬に対する臨床的な反応による診断を PBB-clinical とする診断基準もある[4)]．

2）喘息

タバコや花火などの煙の吸引時，運動時，深呼吸時の呼気性喘鳴が特徴である．急性増悪時は β_2 刺激薬の吸入や内服で軽快する．長期管理薬としては，重症度に応じて吸入ステロイド薬やロイコトリエン受容体拮抗薬の使用が重症・難治化を阻止する．

3）受動喫煙

家族内の喫煙が長引く咳嗽の原因となることがある[5)]．

4）気道異物

長引く咳嗽の原因として，気道異物の存在は

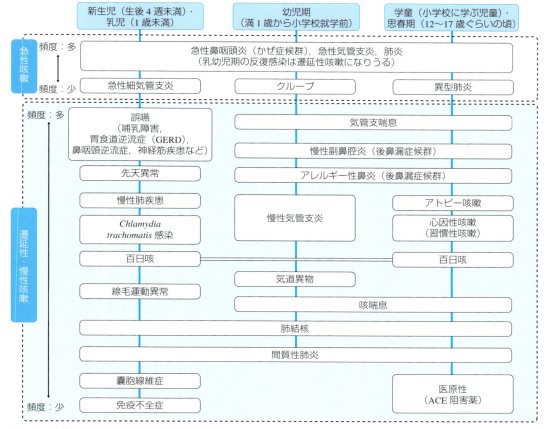

図 3-13　年齢別にみた咳嗽の鑑別疾患と頻度
(吉原重美，田村元子．小児のせきとその対応．JOHNS 2016：32：956-962．日本呼吸器学会咳嗽・喀痰の診療ガイドライン2019作成委員会（編）．咳嗽・喀痰の診療ガイドライン2019，メディカルレビュー社，2019：109 より改変)

つねに念頭におく必要があるが，とくに幼児期前半では重要である．気道異物の原因の多くはピーナッツなどの豆類である．突然の喘鳴や咳嗽によって発症し，早期に診断されないと慢性の経過をたどる場合がある．異物は主気管支レベルにあることが多く，陥頓すると，逆に咳嗽は減少する．聴診では患側呼吸音減弱や喘鳴が認められ，吸気・呼気両相の胸部単純X線写真により患側の過膨張，呼気相での健側への縦隔変異を呈する．疑う場合は，発症時の状況について詳細な病歴聴取を行う．また，長引く咳嗽で紹介されてきた場合でも気道異物が疑われる場合は，同様に詳細な病歴聴取が重要なポイントとなる．治療は全身麻酔下における気管支鏡下での異物摘出術である．

5) *Mycoplasma pneumoniae* 感染症，*Chlamydia pneumoniae* 感染症

　M. pneumoniae や *C. pneumoniae* による肺炎により，長引く咳嗽を生じることがある．とくに，マクロライド系抗菌薬で治療を行ったあと，乾性咳嗽のみ持続することがある．この原因として，感染後の気道過敏性亢進および咳受容体の感受性亢進が考えられている．

3．学童・思春期

1) 心因性咳嗽

　他の原因疾患が否定され，睡眠中や何かに熱中している際にはみられない乾性咳嗽が特徴的である．時に咳喘息と誤診され，長期管理薬による喘息治療が追加されて患児・保護者の不安をかきたて，より咳嗽が増強する症状があるため注意が必要である．

2) 咳喘息

　長引く乾性咳嗽を唯一の症状として，喘鳴や呼吸困難は認めない．β_2刺激薬と吸入ステロイド薬が有効である．気道過敏性の亢進を含める咳喘息は，成人と比較して少ない．一般的に，

乳幼児を含め小児で気道過敏性検査を実施するのはむずかしく，一方で成人の診断基準を小児に適用させると咳喘息以外の疾患が含まれる可能性があるため，注意が必要である．

3）*Mycoplasma pneumoniae* 感染症，*Chlamydia pneumoniae* 感染症

幼児期の *M. pneumoniae* 感染症，*C. pneumoniae* 感染症と同様．

4）アトピー咳嗽

気管支拡張薬が無効で，ヒスタミン H_1 受容体拮抗薬とステロイド薬が有効な乾性咳嗽を呈する疾患である．小児では，成人と比較してまれな疾患である．耳鼻咽喉科領域では喉頭アレルギー[6]ともよばれている．

鑑別診断

長引く咳嗽の鑑別診断については，「遷延性咳嗽のフローチャート」（p.55）と「慢性咳嗽のフローチャート」（p.57）を参照いただきたい．また，①咳嗽の出現する時間帯（昼間，夜間），②咳嗽の種類（乾性，湿性），③疾患の原因（感染症，アレルギー，心因性など），④参考所見（特徴的な症状，特殊検査）などから長引く咳嗽疾患の鑑別を行う．さらに学童期以降では，手技的に肺機能検査や呼気中一酸化窒素（fraction of exhaled nitric oxide：FeNO）濃度の測定が可能となるため，これらの検査を用いて長引く咳嗽の鑑別診断を行う．

文　献

1）吉原重美，田村元子．小児のせきとその対応．JOHNS 2016：**32**：956-962

2）日本呼吸器学会咳嗽・喀痰の診療ガイドライン2019 作成委員会（編）．咳嗽・喀痰の診療ガイドライン 2019．メディカルレビュー社，2019；109

3）Chang AB, et al. Managing chronic cough as a symptom in children and management algorithms：CHEST Guideline and Expert Panel Report. Chest 2020；**158**：303-329

4）Kantar A, et al. ERS statement on protracted bacterial bronchitis in children. Eur Respir J 2017；**50**：1602139

5）吉原重美．小児気管支喘息とタバコ煙．日本小児アレルギー学会誌 2006；**20**：205-209

6）吉原重美．小児科からみたアレルギー性上気道炎．宮本昭正（監），臨床アレルギー学．改訂第 3 版，南江堂，2007；482-488

第3章　咳嗽の診断

E. 確定診断の進め方

1 急性咳嗽のフローチャート
－経過が3週未満の咳嗽－

Keypoint

①急性咳嗽の多くはウイルス感染に伴う急性鼻咽頭炎（かぜ症候群）であり，特異的な治療法はなく経過とともに消失する．

②救急対応を必要とする疾患や慢性咳嗽の原因となる基礎疾患を有する例が含まれる可能性も考慮してていねいな問診，診察を行い，疑わしいときは検査を実施して鑑別を行う．

③咳嗽に対する患児・保護者の不安は強いので，安易に薬剤投与を行うだけでなく納得のいく適切な説明を行う必要がある．

● 咳嗽を主訴に受診する患者に対する基本的チェック

急性咳嗽とは3週未満で改善する咳嗽をいうが，咳嗽を主訴に受診した患者に対しては，咳嗽をきたすすべての原因疾患を念頭において鑑別を行う必要がある（図3-14）．

救急対応を必要とする疾患〔呼吸困難や低酸素血症を認める場合，突然の発症で急激な進行による悪化が予想される場合などは「救急医療の必要な咳嗽フローチャート」（p.59）参照〕や，基礎疾患に伴う慢性咳嗽の初期症状で受診する場合〔対応は「慢性咳嗽のフローチャート」（p.57）参照〕もまれではない．

● 急性咳嗽の原因は急性鼻咽頭炎（かぜ症候群）がほとんどである

急性ウイルス性上気道感染に伴う咳嗽が圧倒的多数を占めるため，全身状態はおおむね良好で，咳嗽以外の症状として，発熱や鼻汁，咽頭痛などの感冒症状や軽度の食欲低下，全身倦怠感などの非特異的症状を訴える．急性鼻咽頭炎に有効な治療法はなく経過観察のみでよいが，時に下気道感染症に進行したり，細菌性二次感染を合併したりすることがあるので，湿性咳嗽の遷延化や発熱の持続，食欲低下などの症状がみられる場合には再受診するように指導しておく．

● 問診や診察により特異的な原因疾患が疑われる場合がある

特徴的な咳嗽（p.37の表3-2を参照）は診断に有用であり，また詳細な問診（p.36参照）あるいは身体所見（p.38参照）から原因疾患の診断に至ることは少なくない．

● 検査が必要となる場合

咳嗽が長引いたり重症な場合は，原因として疑わしい疾患を明らかにしたり病状を確認するため，さまざまな検査が実施される（他項参照）．一部感染症では迅速診断が有用である．咳嗽の原因疾患をスクリーニングするという観点からは，胸部ならびに副鼻腔の画像検査（p.46参照）と呼吸生理学的検査（p.44参照）が有用である．感染症やアレルギー疾患などを疑う場合には血液検査（p.40参照）が必要になる．

● 診断的治療としての薬物療法

診断が確定すれば原因疾患に有効と考えられる特異的な治療を行うが，検査が十分に実施できない場合や確定診断に至らない場合には，やむを得ず治療を優先し，その治療に対する反応性から原因疾患を推定せざるを得ない．

しかし，治療開始により症状が改善したからといって有効とは判断できず，単に自然経過をみているにすぎない場合もあり，判定には慎重な姿勢が求められる．また，有効性が乏しい場

53

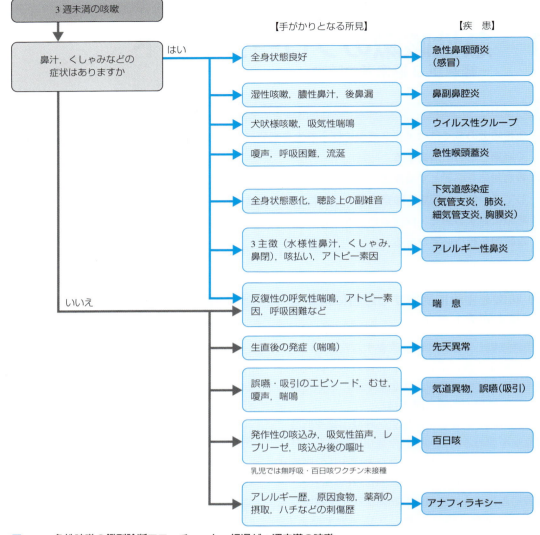

図 3-14 急性咳嗽の鑑別診断フローチャート－経過が3週未満の咳嗽－
・突然の発症で急激な進行による悪化が予想される場合や，呼吸困難，低酸素血症を認める場合は救急外来でみる咳嗽の鑑別診断フローチャート（p.60）を参照
・基礎疾患の存在を疑わせる咳嗽に伴う特異的所見を認める場合は慢性咳嗽の鑑別診断フローチャート（p.58）を参照
・基礎疾患が存在する場合には，急性咳嗽の原因疾患の経過が修飾されることがある
・長引く咳に移行することがあるため注意が必要

合には早期に他の原因疾患の検索を行う必要がある．

患児・保護者への指導が重要

咳嗽に対する患児や保護者の不安は強く，医療機関受診に際し過大な期待を抱いている場合が少なくない．ていねいな診療を心がけ，予想される咳嗽の原因や経過，様子を観察することの重要性，改善しない場合や増悪時の対応などについて納得できるように説明することが重要

である．安易な投薬が安心感をもたらす場合もあるが，かえって不安感を増長する危険性が指摘されている．

参考文献

・Shields MD, et al. BTS guidelines：Recommendations for the assessment and management of cough in children. Thorax 2008；**63**（Suppl. 3）：iii1-iii15
・Kelley LK, et al. Managing acute cough in children：evidence-based guidelines. Pediatr Nurs 2007；**33**：515-524

第３章　咳嗽の診断

E. 確定診断の進め方

2　遷延性咳嗽のフローチャート
－３週以上８週未満続く咳嗽－

Keypoint

①３週以上８週未満続く咳嗽の原因は，問診と診断的治療（薬剤への反応性）によって大まかに鑑別が可能である．

②問診による鑑別では，咳嗽の出る時間帯（昼間か夜間か，睡眠とともに消失するか），性状（湿性か乾性か）がとくに重要である．

③診断的治療としてヒスタミンH_1受容体拮抗薬やβ_2刺激薬などを用いて鑑別できるが，判定には慎重な姿勢が求められる．

３週以上８週未満続く咳嗽の原因は多種多様であるが，これらを鑑別するためにはいくつかのキーポイントがある．問診と診断的治療（薬剤への反応性）によって大まかに長引く咳嗽の鑑別が可能である（図 3-15）．

● 問診による鑑別のポイント

1. 咳嗽の出る時間帯が昼間か夜間か

咳嗽が昼間に目立つ疾患には，鼻副鼻腔炎，アレルギー性鼻炎，心因性咳嗽，胃食道逆流症（gastroesophageal reflux disease：GERD）などがある．また咳嗽が夜間に目立つ疾患には，喘息，咳喘息，感染性咳嗽，アトピー咳嗽，喉頭アレルギーなどがある．

2. 咳嗽の性状が湿性か乾性か

咳嗽が湿性であるか乾性であるかの区別は非常に重要である．湿性であれば，気管支や肺に炎症を伴うか鼻漏による影響が考えられる．３週以上８週未満続く咳嗽に限れば，気管支や肺の感染による炎症が持続する場合以外には，湿性咳嗽の原因疾患は鼻副鼻腔炎やアレルギー性鼻炎などに伴う後鼻漏の可能性も考慮する．

3. 睡眠中に消失する奇異な咳嗽か

心因性咳嗽は，睡眠中や他に注意が集中したときには消失する．覚醒時のみに咳嗽が出て，睡眠とともに消失し，乾性で奇異な咳嗽であれば，問診だけで容易に診断可能である．

● 診断的治療による鑑別のポイント

検査が十分に実施できない場合や確定診断に至らない場合には，やむを得ず治療を優先し，その治療に対する反応性から原因疾患を推定せざるを得ない．

しかし，診断的治療により症状が改善したからといって必ずしも有効とは判断できず，単に自然経過をみているにすぎない場合もある．判定には慎重な姿勢が求められる．また，有効性が乏しい場合には早期に他の原因疾患の検索を行う必要がある．

1. ヒスタミンH_1受容体拮抗薬が有効か

咳嗽が昼間に目立ち湿性である場合に，ヒスタミンH_1受容体拮抗薬が有効であればアレルギー性鼻炎の可能性が高い．ヒスタミンH_1受容体拮抗薬は鼻副鼻腔炎の咳嗽には無効である．咳嗽が夜間に目立ち，ヒスタミンH_1受容体拮抗薬が有効であれば喉頭アレルギーの可能性が高い．

2. 夜間に咳嗽が多い場合，β_2刺激薬が有効か

夜間に咳嗽が増強する場合，３週以上８週未満続く咳嗽に限れば，原因疾患はおもに喘息，咳喘息，感染性咳嗽に絞られる．喘息，咳喘息ではβ_2刺激薬が有効である．β_2刺激薬は，*Mycoplasma pneumoniae* 感染症，*Chlamydia pneumoniae* 感染症，百日咳の咳嗽には無効である．

55

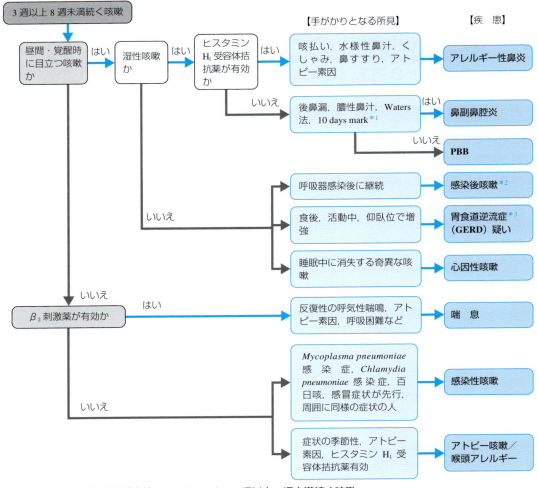

図 3-15　遷延性咳嗽の鑑別診断フローチャート－3 週以上 8 週未満続く咳嗽－
改善しない場合，必要に応じて胸部 X 線診断を考慮する
[*1]: 感冒症状がはじまって 10 日以上，咳嗽が続けば，鼻副鼻腔炎，気管支炎などの合併を疑う
　乳幼児の 3 週間以上長引く，繰り返す湿性咳嗽を特徴とする遷延性細菌性気管支炎（PBB）という欧米での疾患概念が提唱されている．正確な診断には気管支鏡を施行し，気管支肺胞洗浄液（BAL）の培養が必要である（p.119 参照）
[*2]: 「感染性咳嗽」とは広義的には「感染症に伴う咳嗽」すべてであるが，狭義的には「胸部 X 線や CT で結核・腫瘍など咳嗽の原因となる陰影を認めず，感染に伴うことが示唆される活動性のある咳嗽」をいう．一方，咳嗽が後遺症状として残ってはいるが，活動性のない感染性咳嗽を「感染後咳嗽」と定義する
[*3]: 小児消化器医，小児外科医にコンサルト

その他の鑑別のポイント

　その他の各疾患の特徴も，長引く咳嗽の鑑別に参考になる．周囲に同様の症状を有する人がいる場合，M. pneumoniae 感染症，C. pneumoniae 感染症，百日咳などの感染性咳嗽が疑われる．アトピー素因や喘息の既往があれば，喘息，咳喘息，アレルギー性鼻炎，喉頭アレルギー，アトピー咳嗽が疑われる．昼間の活動中の咳込みが特徴的な場合は，GERD が疑われる．

参考文献

・日本呼吸器学会咳嗽・喀痰の診療ガイドライン 2019 作成委員会．咳嗽・喀痰の診療ガイドライン 2019．メディカルレビュー社，2019
・ニューロペプタイド研究会（編）．こどもの咳嗽診療ガイドブック．診断と治療社，2011
・文珠彩花，他．慢性咳嗽で見落としてはいけない疾患．臨牀と研究 2009；86：437-440

第3章 咳嗽の診断

E. 確定診断の進め方

3 慢性咳嗽のフローチャート
－8週以上続く咳嗽－

Keypoint

①詳細な病歴聴取などから，原因疾患の手がかりとなる所見（特異的所見）を得るように努める．

②非特異的咳嗽に対して診断的治療を行う際には，基本的に単一の診断名に結びつく治療薬を選択することが望ましい．

③治療効果を一定期間内に判定し，漫然と治療を続行することは避ける．

　慢性咳嗽を診断する際には，小児では原因疾患の頻度が年齢により異なること，経過が長いほど非感染性疾患の頻度が高まること，とくに気道アレルギーや耳鼻科的疾患が原因として多いことなどを認識しておく．

　診断の基本は，詳細な病歴聴取と身体所見の評価である．さらに必要により，一般検査，胸部および副鼻腔X線，呼吸機能検査などを実施し，手がかりとなる所見（特異的所見）を得ることが原因疾患を絞り込むうえで重要である（図3-16）[1)2)]．特異的所見とは，特徴的な咳嗽であったり，咳嗽に合併する診断の手がかりとなる症状などのことである．特異的所見のある咳嗽は特異的咳嗽（specific cough）とよばれ，手がかりとなる所見から原因疾患の診断にたどり着くことが多い．疾患によっては，必要に応じてさらに追加の検査などを行い確定診断に至る．治療は診断に沿った内容で実施し，咳嗽に対する効果判定を行う．有効性が認められない場合は診断の再考も考慮する．

　一方，咳嗽以外に特異的所見がなく，診断の手がかりが得られないことがある．このような咳嗽を非特異的咳嗽（nonspecific cough）とよぶ．非特異的咳嗽は一般に自然に消失することが多いとされるため，緊急性のない場合は1〜2週間経過を観察することも一法である．この間に咳嗽が消失すればフォロー中止となるが，症状が持続し，生活に支障をきたす咳嗽を呈する場合は診断的治療が行われる．また，前述の特異的咳嗽であっても診断が確定されない場合は診断的治療が行われることがある．

　診断的治療を行う際は，以下の点に注意する．

　①基本的には単一の診断名に結びつく治療薬を選択することが望ましい．この意味で，たとえば抗菌薬，喘息治療薬，ヒスタミンH_1受容体拮抗薬などを複数同時に処方することは避けたい．

　②本来，治療効果が得られるまでの期間投与し，投与後に必ず効果判定を行う．治療効果を判定せず漫然と投与することは慎む．

　③判定に際しては，投与前に比べて単に「効いた」「効かなかった」ではなく，どの程度効果があったかを明らかにする．たとえば，投与前の症状が10あったとしていくつぐらいになったかなどを患者・家族に具体的に確認する．無効と判定された場合は投与を中止し，診断を再考する．効果があったと判定された場合も定期的にフォローアップを行い，漫然と投与することのないようにしたい．

　④診断的治療に効果がない場合は「診断の再考」となるが，心疾患や間質性肺炎などの可能性があり，専門機関への紹介を検討する．

文献

1) 徳山研一．遷延する咳嗽（慢性咳嗽）．ニューロペプタイド研究会（編），こどもの咳嗽治療ガイドブック．診断と治療社，2011；99-104

2) 日本呼吸器学会咳嗽・喀痰の診療ガイドライン2019（編）．咳嗽・喀痰の診療ガイドライン2019．メディカルレビュー社，2019

第3章 咳嗽の診断

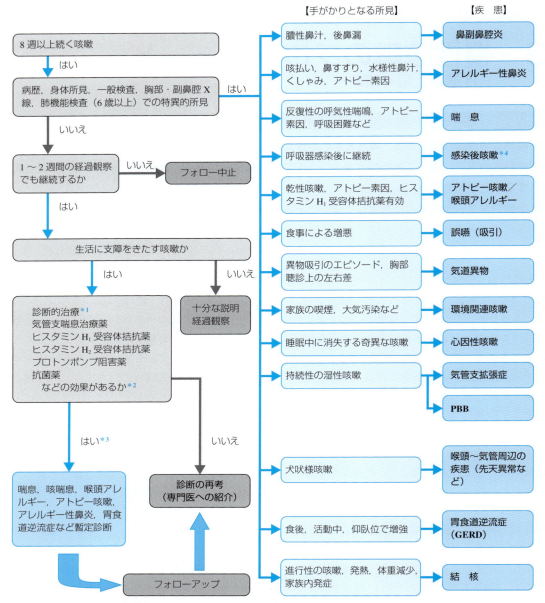

図 3-16　慢性咳嗽の鑑別診断フローチャートー8週以上続く咳嗽ー

[*1]：①十分な検査を行っても特異的所見がない場合に病歴や病状の特徴を参考として，必要に応じて行う
　　　②基本的には単一の診断名に結びつく治療薬を選択することが望ましい．この意味で，たとえば抗菌薬，気管支喘息治療薬，ヒスタミン H₁受容体拮抗薬などを複数同時に処方することは避けるべきである
　　　③本来，治療の効果が得られる期間投与し，必ず効果判定を行う．治療効果を判定せず漫然と投与することは慎む
[*2]：①投与した薬剤おのおのの期待される効果出現期間以内での効果判定を行う（例：抗菌薬→2週間以内，ヒスタミン H₁受容体拮抗薬→1週間など）
　　　②無効と診断された場合は投与を中止し，診断を再考する
[*3]：①投与前に比べて単に「効いた」「効かなかった」ではなく，どの程度，改善があったかを明らかにする．たとえば，投与前の症状が10あったとして，いくつぐらいに変化したかなどを患児・家族に具体的に確認する
　　　②プラセボ効果も考慮し，効果ありの評価であっても最終的な判断がついていない場合などには適切な時期に減量・中止して，その有効性を再確認する
　　　③無効と判断された場合，診断を再考する
[*4]：「感染性咳嗽」とは広義的には「感染症に伴う咳嗽」すべてであるが，狭義的には「胸部 X 線や CT で結核・腫瘍など咳嗽の原因となる陰影を認めず，感染に伴うことが示唆される活動性のある咳嗽」をいう．一方，咳嗽が後遺症状として残ってはいるが，活動性のない感染性咳嗽を「感染後咳嗽」と定義する．

〔徳山研一．遷延する咳嗽（慢性咳嗽），ニューロペプタイド研究会（編），こどもの咳嗽治療ガイドブック，診断と治療社，2011：100 より一部改変〕

第3章　咳嗽の診断

E. 確定診断の進め方

4　救急医療の必要な咳嗽フローチャート

Keypoint

①咳嗽を主訴に救急外来を受診する患者のなかには致死的な疾患も含まれる.

②咳嗽の性状そのものが激しい場合や, 咳嗽以外に呼吸困難や喘鳴, チアノーゼなど随伴する症状が重度である場合には注意を要する.

③突然の発症であれば気道異物やアナフィラキシー, 通常の咳嗽から激しくなった咳嗽ではウイルス性クループや急性喉頭蓋炎などのクループ症候群, 喘息の急性増悪を疑う.

救急外来で診る咳嗽とは

　咳嗽を主訴に救急外来を受診する患者のなかには緊急性が高く致死的な疾患も含まれるため, 帰宅させるのを迷う症例も少なくない. 咳嗽の性状そのものが激しい場合や, 咳嗽以外に呼吸困難や喘鳴, チアノーゼなど随伴する症状が重度である場合が問題である (図3-17). なかでも, 呼吸困難, 低酸素血症を伴う咳嗽には注意を要する.

救急外来で診る咳嗽の診察

1. 問　診

　咳嗽疾患の鑑別には, 現病歴, 既往歴, 家族歴, さらに環境や生活歴についての確認がきわめて重要である. 急激に発現した咳嗽においても, 直前の事象のみならず患者背景を正確に把握することにより, 原因疾患の診断とその後の治療選択が容易となる.

2. 身体所見

　全身状態や呼吸数などのバイタルサインのチェックに加え, 視診 (チアノーゼ・陥没呼吸・鼻翼呼吸の有無, 咽頭発赤・後鼻漏・鼓膜の発赤の有無, 胸郭の形など), 触診 (頸部リンパ節腫脹・胸壁の圧痛や腫瘤の有無など), 聴診 (呼吸音の減弱や左右差, 呼気延長の有無, 喘鳴などの呼吸性副雑音の有無, 心音・心雑音の有無など) を注意深く行う. とくに胸部聴診は重要であり, 問診と合わせれば, おおよその鑑別診断が可能である. さらに必要であれば胸部単純X線撮影を行う.

救急外来で診る咳嗽の鑑別

1. 突然出現した激しい咳嗽

　突然の発症, また数時間の間に激しくなった咳嗽であれば気道異物やアナフィラキシーを疑う (図3-17). 気道異物ではピーナッツの誤嚥が多く, 画像診断は必須である. 異物にはX線写真に写らないものも多いため, 可能なら吸気時・呼気時の撮影やCTスキャンを行う. 食物アレルギーやハチなどの昆虫の刺傷によるアナフィラキシーが疑われる場合はショックや呼吸困難を伴うこともあるため, 速やかにバイタルサインをチェックし既往歴を確認する. 刺激性物質の誤嚥, 誤吸入でも激しい咳嗽が出現するため, バイタルサインのチェックを行い既往歴を確認する. 灯油などの誤飲から生じる化学性肺炎 (chemical pneumonia) では, 経時的な症状や画像所見の悪化がみられるため, 注意が必要である.

2. 通常の咳嗽から激しくなった咳嗽

　頻度的には感染症や感染により悪化した喘息が考えられるため, 喘鳴の有無を確認することが重要である. 上気道由来の喘鳴を伴う疾患であれば嗄声を伴うことが多く, ウイルス性クループなどのクループ症候群を考える.

　下気道由来の喘鳴を伴う疾患であれば, 上述のごとく, 喘息の急性増悪を疑う. アレルギー疾患の既往歴, 家族歴が重要であるが, 初発の場合もあるため, β_2刺激薬の吸入に対する喘鳴

59

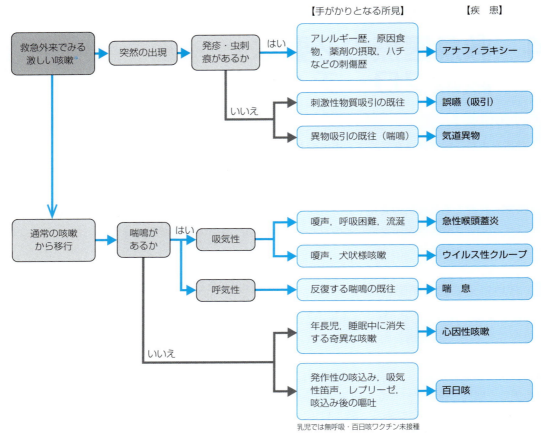

図 3-17　救急外来でみる咳嗽の鑑別診断フローチャート
＊：受診時には通常の咳嗽であっても，経過中，劇的な悪化がみられたり呼吸停止をおこすことがあるため，乳幼児の百日咳やクループ症候群，気道異物など致死的な咳嗽疾患には注意する

や呼吸困難の改善が診断において意義がある．一方，気道異物や感染性疾患では，β_2刺激薬の吸入による改善はほとんどみられない．

　喘鳴を認めない疾患のうち，*Mycoplasma pneumoniae*肺炎では激しい咳嗽が認められることがある．百日咳でも喘鳴は認められないが咳嗽に特徴があり，低年齢児では呼吸停止もみられるため，注意すべきである．発作性の激しい咳嗽であっても，喘鳴もなく酸素飽和度の低下のみられない年長児であれば，心因性咳嗽を考慮する．

　一方，ピーナッツなどの気道異物では，気管支に嵌頓するとむしろ咳嗽が軽減・消失する場合があるため，詳細な問診が必要である．

Part.Ⅱ 解説篇

第4章 咳嗽の治療

第4章 咳嗽の治療

A. 治療の進め方

Keypoint

①咳嗽の治療法としては後鼻漏に対する鼻汁吸引など非薬物療法が有効な場合もあり，十分な鑑別診断により治療法を決定する必要がある．

②詳細な病歴聴取などを通して咳嗽の特異的所見が得られた場合（特異的咳嗽）は，診断を絞り込み，治療法を選択する．

③乾性咳嗽が唯一の所見である咳嗽（非特異的咳嗽）では診断的治療が行われることがあるが，漫然と投与せず，必ず治療効果を判断する．

　小児の咳嗽の治療の進め方の基本は，十分な鑑別診断を行い，的確な診断のもと，それぞれの疾患に見合った治療を行うことである．

咳嗽の治療法の種類と適応

　治療は薬物療法と非薬物療法に大別される．非薬物療法には，ある特定の疾患を想定して積極的に行う治療と，咳嗽の軽減を目的として薬物療法の補助として行う治療とがある．

　前者の例として，たとえば形態異常のうち緊急性のあるものは薬物治療よりも外科的治療が優先される場合がある．一方，内科的治療によって管理される疾患であっても，薬物療法よりも非薬物療法が有用な病態がある．比較的一般的にみられるものとして，乳幼児の急性あるいは反復性鼻炎に伴う後鼻漏が原因の咳嗽がある．この場合，気管支拡張薬，喀痰調整薬あるいはヒスタミン H₁ 受容体拮抗薬といった薬物療法はあまり有効でなく，鼻汁吸引や鼻腔洗浄といった直接後鼻漏を除去する非薬物療法が著効する．また補助的な非薬物療法としては，たとえば加湿はさまざまな呼吸器疾患の排痰を容易にすることから，細菌性肺炎における中心的薬物である抗菌薬，あるいは急性増悪時の気管支拡張薬やステロイド薬などの薬物の作用を増強する効果がある．このように，おのおのの薬物療法と非薬物療法の有効性や限界を十分理解し両者を上手に使うことができれば，より効果的な咳嗽の治療を行うことができる．

特異的咳嗽と非特異的咳嗽

　小児の咳嗽に対する診断アプローチのポイントは，詳細な病歴聴取，身体所見，諸検査により原因疾患を絞り込むことである．その結果，咳嗽以外の手がかりとなる所見（特異的所見）が得られた場合を特異的咳嗽（specific cough）とよぶ[1)2)]．この場合は必要な検査などを行い，確定診断に至ることも多い．一方，咳嗽以外に特異的所見，診断の手がかりの得られない咳嗽を非特異的咳嗽（nonspecific cough）とよぶ．

診断的治療法の考え方

　特異的咳嗽であっても診断が確定されない場合や非特異的咳嗽の場合，診断的治療が行われることが多い．診断的治療を行う際には，以下の点に注意する[3)]．第一に，基本的には単一の診断名に結びつく治療薬を選択することが望ましい．この意味で，たとえば抗菌薬，喘息治療薬，ヒスタミン H₁ 受容体拮抗薬などを複数同時に処方することは避けたい．第二に，本来治療効果が得られるまでの一定の投与期間を設定し，投与後に必ず効果判定を行う．治療効果を判定せず漫然と投与することは慎む．判定に際しては，投与前に比べて単に効いた，効かなかったではなく，どの程度効果があったかを明らかにする．たとえば，投与前の症状が10あったとしていくつぐらいになったかなどを患者・家族に具体的に確認する．同様の主観的評価方

法として咳嗽視覚的評価尺度（visual analogue scale：VAS）がある．これは，患者が 100 mm のスケールを用いて自分の咳嗽を判断するもので，同一患者の経時的評価として有用とされる[4]．無効と判断された場合は投与を中止し，診断を再考する．診断的に治療を行う際は，これらの注意点に留意して治療にあたる．

文　献

1）Irwin RS, et al. Diagnosis and management of cough executive summary：ACCP evidence-based clinical practice guidelines. Chest 2006；**129**（Suppl. 1）：1S-23S

2）Shields MD, et al. BTS guidelines：Recommendations for the assessment and management of cough in children. Thorax 2008；**63**（Suppl. 3）：iii1-iii15

3）徳山研一．遷延する咳嗽（慢性咳嗽）．ニューロペプタイド研究会（編），こどもの咳嗽診療ガイドブック．診断と治療社，2011；99-104

4）Pavord ID, et al. Management of chronic cough. Lancet 2008；**371**：1375-1384

第4章　咳嗽の治療

B. 薬物による治療

1　中枢性鎮咳薬

Keypoint

①中枢性鎮咳薬は延髄の咳中枢を直接抑制することにより鎮咳作用を示す.

②麻薬性と非麻薬性とに分類される.

③12歳未満の小児には，コデイン含有医薬品は禁忌となっている.

④小児の急性咳嗽に一律に処方することは推奨されない（**CQ-9 参照**）.

*注意事項[1]

　欧米では，12歳未満の小児へ鎮痛・鎮咳薬としてのコデインの使用は禁忌となっている. 国内では，コデイン類含有製剤の小児への使用は限定的であったが，コデイン類含有製剤投与後にモルヒネ等中毒によると疑われる呼吸抑制が一定の頻度で発生している実態が明らかとなった. 呼吸抑制が発生した場合の重大な転帰に至るリスクを可能な限り低減するため，12歳未満の小児に対するコデイン類含有医薬品の使用については，米国の禁忌と同様に使用制限すべきであるとの意見書が日本小児科学会から提出されている[2].

　厚生労働省は，OTCを含めて全てのコデインを含有する医薬品については，12歳未満の小児への使用を段階的に制限する通知を発し，2019年度からはすべてのコデイン含有製剤は投与禁忌となっている.

分　類

　鎮咳薬には中枢性鎮咳薬，気管支拡張薬，喀痰調整薬などが含まれる. 中枢性鎮咳薬は，麻薬性（リン酸コデインなど）と非麻薬性（アスベリン®，メジコン® など）に分類される.

1. 麻薬性鎮咳薬

　モルヒネと同じ骨格をもつアヘンアルカロイド類のリン酸コデインに代表される鎮咳薬で，咳嗽の抑制効果は強い.

　薬物依存や耐性，呼吸抑制をきたしやすく，消化管の収れん作用のため便秘もおこしやすい.

　12歳未満の小児へは国内でも欧米に合わせて禁忌となっている.

2. 非麻薬性鎮咳薬

　アヘンアルカロイド類のイソキノリン誘導体や合成麻薬性鎮咳薬，ヒスタミン H_1 受容体拮抗薬誘導体，ピペラジン系薬，漢方薬などが含まれる.

　麻薬性鎮咳薬に比して依存や耐性が生じることはなく，副作用も少ない.

薬理作用と適応

　中枢性鎮咳薬は咳中枢に直接作用して，求心性インパルスに対する反応性を低下させ咳嗽反射を抑制する[3].

　表 4-1[1]に，中枢性鎮咳薬の薬理作用を示す.

　中枢性鎮咳薬の投与はあくまで対症療法であり，安易な投与は行わず，原因検索が重要である.

投与方法

　表 4-2[4]におもな中枢性鎮咳薬の小児薬用量を示す.

1. 麻薬性鎮咳薬

　日本呼吸器学会の「咳嗽・喀痰の診療ガイドライン 2019」[5]では，「多くの医師は鎮咳薬を第一選択薬として処方している. また多くの人々がOTCとして市販の鎮咳薬を購入している. 12歳以上では比較的安全とされているが，中枢性鎮咳薬は咳嗽の特異的治療にはなりえないため，胸痛，頭痛，肋骨骨折などの合併症を伴い，患者のQOLを著しく低下させる咳嗽の場合に限って使用するのが原則である. また，喀痰を伴う湿性咳嗽にむやみに中枢性鎮咳薬を投与すると，痰の喀出を抑制し，感染症を増悪させる可能性もあり，禁忌である」と明記している.

　気管支拡張作用のあるメチルエフェドリン

表 4-1　中枢性鎮咳薬の薬理作用

分類	種類	一般名	商品名	Tmax（時間）	鎮咳作用	依存性	呼吸抑制	気管支弛緩作用	去痰作用	喘息への適応
麻薬性	アヘンアルカロイド類	コデインリン酸塩水和物	リン酸コデイン，コデイン	1.2	1	○	○	×	×	×
		ジヒドロコデインリン酸塩	リン酸ジヒドロコデイン	1.6	2	○	○	×	×	×
		オキシメテバノール	メテバニール®	0.5	5〜14	○	○	×	×	×
非麻薬性	合成麻薬性鎮咳薬誘導体	デキストロメトルファン臭化水素酸塩水和物	メジコン®	2	2	×	○	×	×	×
		ジメモルファンリン酸塩	アストミン®	1	1≦	×	×	×	×	×
		チペピジンヒベンズ酸塩	アスベリン®	1	1	×	×	×	○	×
	ヒスタミン H₁ 受容体拮抗薬誘導体	クロフェダノール塩酸塩	コルドリン®	0.5	2	×	×	○	×	×
		クロペラスチンフェンジゾ酸塩	フスタゾール®	2	1≦	×	×	×	×	×
		ベンプロペリンリン酸塩	フラベリック®		1≦	×	×	×	×	×
	ピペラジン系	エプラジノン塩酸塩	レスプレン®	2	1	×	×	×	○	○

Tmax：最高血中濃度到達時間
〔山口公一．中枢性鎮咳薬．ニューロペプタイド研究会（編），こどもの咳嗽診療ガイドブック．診断と治療社，2011；119 をもとに作成〕

表 4-2　おもな中枢性鎮咳薬の小児薬用量

分類	種類	一般名	商品名	薬用量（1 日あたり）				
				6 か月	1 歳	3 歳	7 歳半	12 歳
麻薬性	アヘンアルカロイド類	コデインリン酸塩水和物*	コデインリン酸塩	−	−	−	−	45 mg
		ジヒドロコデインリン酸塩*	ジヒドロコデインリン酸	−	−	−	−	25 mg
非麻薬性	合成麻薬性鎮咳薬誘導体	デキストロメトルファン臭化水素酸塩水和物	メジコン®	10 mg	15 mg	20 mg	30 mg	45 mg
		ジメモルファンリン酸塩	アストミン®	2 歳未満：7.5〜11.25 mg，2〜3 歳：12.5〜20.0 mg，4〜6 歳：20.0〜27.5 mg，7〜14 歳：30.0〜35.0 mg				
		チペピジンヒベンズ酸塩	アスベリン®	10 mg	20 mg	30 mg	40 mg	50 mg
	ヒスタミン H₁ 受容体拮抗薬誘導体	クロペラスチンフェンジゾ酸塩	フスタゾール®	5 mg	7.5 mg	7.5〜15 mg	15〜30 mg	40 mg

*：12 歳未満の小児には投与しないこと．
〔加藤元博，他（編）．鎮咳去痰薬．新小児薬用量．改訂第 10 版，診断と治療社，2024；108-115 をもとに作成〕

は，長く鎮咳薬として用いられてきたが，近年，乱用の危険性が指摘されている．

2. 非麻薬性鎮咳薬

鎮咳作用は麻薬性鎮咳薬に比較して強くないが，気管支平滑筋弛緩作用や去痰作用をもつものがあり，日常診療では使用されることが多い（表 4-1）．

チペピジンヒベンズ酸塩とエプラジノン塩酸塩は，痰の溶解作用や気道粘膜に存在する線毛上皮の運動亢進作用による去痰効果が認められている．

副作用・禁忌

麻薬性鎮咳薬は新生児・乳児では呼吸抑制をきたしやすく，12歳未満の小児には禁忌[1]．

文 献

1) 厚生労働省通知（薬生安発0709第11号）．コデインリン酸塩水和物，ジヒドロコデインリン酸塩又はトラマドール塩酸塩を含む医薬品の「使用上の注意」改訂の周知について（依頼）．2019
https://www.mhlw.go.jp/content/11120000/000527209.pdf

2) 日本小児科学会．コデインリン酸塩及びジヒドロコデインリン酸塩の安全対策に係る協力依頼に対する日本小児科学会の見解．2017

3) 山口公一．中枢性鎮咳薬．ニューロペタイド研究会（編），こどもの咳嗽診療ガイドブック．診断と治療社，2011；118-119

4) 加藤元博，他（編）．鎮咳去痰薬．新小児薬用量．改訂第10版，診断と治療社，2024；108-115

5) 日本呼吸器学会咳嗽・喀痰の診療ガイドライン2019作成委員会（編）．小児における鎮咳薬．咳嗽・喀痰の診療ガイドライン2019，メディカルレビュー社，2019；113-114

第4章　咳嗽の治療

B. 薬物による治療

2　抗菌薬

Keypoint
CQ-1 参照

①咳嗽の原因になる鼻副鼻腔炎，感染性咳嗽に対して，必要があれば抗菌薬投与を行う．

②必ず抗菌薬治療の有効性を判断し，つねに抗菌薬の適正使用に努めなければならない．

③*Mycoplasma pneumoniae* 感染症，*Chlamydia pneumoniae* 感染症，百日咳などによる感染性咳嗽に対する第一選択薬はマクロライド系抗菌薬である．

④マクロライド耐性 *Mycoplasma pneumoniae* 感染症には，トスフロキサシントシル酸塩水和物あるいはテトラサイクリン系抗菌薬（8歳未満は原則禁忌）を投与する．

薬理作用と適応

解説は「小児呼吸器感染症診療ガイドライン2017，2022」に則っている．

咳嗽の原因となる細菌の種類，細菌の薬剤感受性，薬物動態，薬剤の組織移行など多くの要素を考慮に入れて，抗菌薬の選択，用法・用量を決定する．

まず咳嗽の原因となる疾患を絞り，その疾患の原因となる細菌を予想する．原因となる細菌が決定すれば，有効な抗菌薬を選択し投与する．

抗菌薬開始後，しかるべき期間をおいて効果判定し，有効と判断すれば所定の期間で抗菌薬を投与する．

長引く咳嗽の診療では疑診のうえで診断的治療を行う場合もしばしばあり，通常3～5日後に必ず治療薬の効果について検討する必要がある．

有効性を判断せず長期に抗菌薬を投与することは控えなければならない．

抗菌薬治療は，急性咳嗽，遷延性咳嗽，慢性咳嗽が対象となる．本項では，治療に難渋する遷延する咳嗽の代表である鼻副鼻腔炎と一部の感染性咳嗽について述べる．その他の疾患の治療については，他項を参照されたい．

1. 鼻副鼻腔炎

鼻副鼻腔炎の原因となるおもな細菌は，*Streptococcus pneumoniae*，non-typeable *Haemophilus influenzae*，*Moraxella catarrhalis* である．日本では近年，薬剤耐性菌が増えている．

米国感染症学会の「細菌性鼻副鼻腔炎のガイドライン」[1]と日本鼻科学会の「急性鼻副鼻腔炎診療ガイドライン」（追補版）[2]を参考に，抗菌薬の使用法について概要を示す[3]（p.116 参照）．抗菌薬治療が必要と判断された症例では，

①第一選択としてアモキシシリン（AMPC）の高用量を投与する．

②3～4日で効果が認められない場合や耐性菌のリスクが高い場合（2歳未満，保育所通園，30日以内の抗菌薬投与，免疫不全）には，アモキシシリン/クラブラン酸（AMPC/CVA），またはセフェム系抗菌薬〔セフジトレン・ピボキシル（CDTR-PI），セフカペン・ピボキシル（CFPN-PI），セフテラム・ピボキシル（CFTM-PI）〕の高用量を投与する．

③上記の抗菌薬で効果がない，あるいは悪化する場合は画像検査などで診断を確定後，適切と判断される場合にはテビペネム・ピボキシル（TBPM-PI）を投与する．

④重症例では静注薬〔アンピシリン（ABPC），ピペラシリン（PIPC），ABPC/スルバクタム（SBT），セフトリアキソン（CTRX），あるいはセフォタキシム（CTX）〕を投与する．

⑤抗菌薬投与期間に関しては，有効な抗菌薬を軽症では5日間，中等症以上で7～10日間投与する．

2. *Mycoplasma pneumoniae* 感染症，*Chlamydia pneumoniae* 感染症，百日咳

Mycoplasma pneumoniae 感染症，*Chlamydia*

表 4-3 *Mycoplasma pneumoniae* 肺炎の治療に使用するおもな抗菌薬の用法・用量，投与期間

一般名	商品名	投与法	投与量 （mg/kg/日）	投与回数 （回/日）	投与期間
エリスロマイシンエチルコハク酸エステル	エリスロシン®	経口	25〜50	4〜6	14 日
クラリスロマイシン	クラリス®，クラリシッド®	経口	10〜15	2〜3	10 日
アジスロマイシン水和物	ジスロマック®	経口	10	1	3 日
トスフロキサシントシル酸塩水和物[*1]	オゼックス®	経口	12	2	7〜14 日
ミノサイクリン塩酸塩[*2]	ミノマイシン®	経口，点滴静注	2〜4	2	7〜14 日

[*1]：トスフロキサシン細粒/錠小児用は，*Mycoplasma pneumoniae* が適応菌種に含まれる
[*2]：添付文書には小児の用法・用量は記載されていない．8 歳未満は原則禁忌
（小児呼吸器感染症診療ガイドライン作成委員会．小児呼吸器感染症診療ガイドライン 2017．協和企画，2016：74-77 に加筆）

表 4-4 鼻副鼻腔炎，感染性咳嗽の治療に用いるおもな抗菌薬の用法・用量

抗菌薬 系統	代表的薬剤		投与法	投与量 （mg/kg/日）	投与回数 （回/日）	備 考
	一般名	商品名				
ペニシリン	アモキシシリン水和物	サワシリン®，ワイドシリン®	経口	20〜40	3〜4	高用量 80〜90 mg/kg/日
	スルタミシリントシル酸塩水和物	ユナシン®	経口	15〜30	3	
	アモキシシリン水和物/クラブラン酸カリウム	クラバモックス®	経口	96.4	2	高用量のみ
	アンピシリン水和物	ビクシリン®	静注	90〜120	3	
	ピペラシリンナトリウム	ペントシリン®	静注	90〜150	3	
	アンピシリンナトリウム/スルバクタムナトリウム	ユナシン®-S	静注	90〜150	3	
	タゾバクタム/ピペラシリン水和物	ゾシン®	静注	337.5	3	
セフェム	セフテラム・ピボキシル	トミロン®	経口	9〜18	3	
	セフカペン・ピボキシル塩酸塩水和物	フロモックス®	経口	9	3	高用量の設定がない
	セフジトレン・ピボキシル	メイアクト®	経口	9〜18	3	
	セフォタキシムナトリウム	セフォタックス®，クラフォラン®	静注	90〜120	3	
	セフトリアキソンナトリウム水和物	ロセフィン®	静注	50〜60	2	
カルバペネム	テビペネム・ピボキシル	オラペネム®	経口	8〜12	2	適正使用に留意
ペネム	ファロペネムナトリウム水和物	ファロム®	経口	15〜30	3	
マクロライド	エリスロマイシンエチルコハク酸エステル	エリスロシン®	経口	25〜50	4〜6	
	クラリスロマイシン	クラリス®，クラリシッド®	経口	10〜15	2〜3	
	アジスロマイシン水和物	ジスロマック®	経口	10	1	3 日間
テトラサイクリン	テトラサイクリン塩酸塩	アクロマイシン®	経口	30	4	小児製剤なし 8 歳未満原則禁忌
	ドキシサイクリン塩酸塩水和物	ビブラマイシン®	経口	成人初日 200 mg 2 日目以降 100 mg/日	1	小児製剤なし 小児用法・用量なし 8 歳未満原則禁忌
	ミノサイクリン塩酸塩	ミノマイシン®	経口，点滴静注	2〜4	1〜2	8 歳未満原則禁忌
ニューキノロン	トスフロキサシントシル酸塩水和物	オゼックス®（小児用）	経口	12	2	肺炎の適応はあるが，気管支炎の適応はない．適応菌種にクラミジアは含まれてない 適正使用に留意

TDM：治療薬物モニタリング

*pneumoniae*感染症，百日咳などによる感染性咳嗽に対する第一選択薬はマクロライド系抗菌薬である．積極的に病原診断を行ったうえで投与する．

2000年以降増加していたマクロライド耐性*M. pneumoniae*も2012年以降徐々に減少した[4)5)]．新型コロナ禍の社会全体の感染対策によって，*M. pneumoniae*感染症は2020〜2023年にはほとんどみられなかったが2024年から増加してきた．マクロライド耐性率は地域によって異なっている．積極的に病原診断を行ったうえで，マクロライド耐性*M. pneumoniae*感染症が示唆され，抗菌薬の継続投与が必要と判断される場合には，トスフロキサシントシル酸塩水和物（*M. pneumoniae*は小児用製剤のみ適応菌種である），あるいはテトラサイクリン系抗菌薬（8歳未満は原則禁忌）の投与を検討してもよい．*M. pneumoniae*肺炎に対する抗菌薬の投与期間を表4-3[6)]に示す．

*C. pneumoniae*には，マクロライド耐性菌はみられないが，百日咳菌には中国由来と思われるマクロライド耐性菌が報告された[7)]．中国では百日咳菌のマクロライド耐性率が高いため注意が必要である．*C. pneumoniae*感染症，百日咳に対する投与期間も*M. pneumoniae*感染症と同様である（表4-3）．百日咳は痙咳期に入ると，マクロライド系抗菌薬を投与しても症状の改善は期待できない．したがって，抗菌薬は痙咳期には気道の*Bordetella pertussis*の菌量を減らし周囲への感染を防ぐために投与される．

投与方法

鼻副鼻腔炎，感染性咳嗽の治療に用いるおもな抗菌薬の用法・用量を表4-4に示す．

文献

1) Chow AW, et al. IDSA clinical practice guideline for acute bacterial rhinosinusitis in children and adults. Clin Infect Dis 2012；**54**：e72-e112
2) 急性鼻副鼻腔炎診療ガイドライン作成委員会．急性鼻副鼻腔炎診療ガイドライン2010年版（追補版）．日本鼻科学会会誌 2014；**53**：103-160
3) 尾内一信．EBMに基づく小児副鼻腔炎の治療：ペニシリン・セフェム系かマクロラド系か？　五十嵐 隆（監），EBM小児疾患の治療2011-2012．中外医学社，2011；28-32
4) 尾内一信，岡田賢司，黒崎知道（監），小児呼吸器感染症診療ガイドライン作成委員会．小児呼吸器感染症診療ガイドライン2017．協和企画，2016；250
5) 石和田稔彦，新庄正宜（監），小児呼吸器感染症診療ガイドライン作成委員会．小児呼吸器感染症診療ガイドライン2022．協和企画，2022；111
6) 尾内一信，岡田賢司，黒崎知道（監），小児呼吸器感染症診療ガイドライン作成委員会．小児呼吸器感染症診療ガイドライン2017．協和企画，2016；74-77
7) Koide K et al. Whole-genome comparison of two same-genotype macrolide-resistant Bordetella pertussis isolates collected in Japan. Pros One 2024；**19**：e0298147

第4章　咳嗽の治療

B. 薬物による治療

3　喀痰調整薬

Keypoint

①喀痰は気道内に貯留すると炎症をさらに悪化させる可能性もあり，必要のない咳嗽を鎮めるためにも過剰な喀痰の排出を進めることが望ましい.

②喀痰調整薬はその薬理作用から4種類に分類されているが，明確な使い分けを示すことは困難である.

③小児科領域では，喀痰調整薬の咳嗽に対する有効性を示す明確なエビデンスに乏しい.

● 薬理作用と適応

1. 薬理作用

喀痰は，微生物や炎症物質を排出する役割ももっていると考えられているが，気道内に貯留すると炎症をさらに悪化させる可能性もあり，過剰な喀痰は排出することが望ましい.

薬理作用により喀痰調整薬（喀痰調整薬とは去痰薬のことを指す）は4種類に分類されている（**表4-5**）[1].

古くから使われている喀痰調整薬の良質なランダム化比較試験はあまりなかった. しかし最近，おもに成人領域では慢性気管支炎あるいは慢性閉塞性肺疾患（chronic obstructive pulmonary disease：COPD）において，二重盲検ランダム化比較試験やメタ解析でわずかではあるが有効性が報告されるようになってきた[2]. 小児科領域では明確なエビデンスは乏しい.

気管支内の分泌物増加のため気管支が閉塞し入院となった症例が相次いで報告されている[3]として，フランス医薬品・保健製品安全庁（agence médicament et des produits de santé：AFSSAPS）が，カルボシステイン，アセチルシステインなどの喀痰調整薬（粘液溶解薬）の2

歳未満への使用を禁止している. 現時点で，他の国で同様の動きはない.

2. 適応

4種類の薬剤の特徴と適応を**表4-5**[1]に示す.

● 投与方法

小児科領域では，喀痰調整薬の咳嗽に対する有効性を示す明確なエビデンスに乏しいため，4種類の喀痰調整薬の明確な使い分けを示すことは困難である.

● 副作用

食欲不振，過敏症（発疹，ショック，アナフィラキシー様症状），下痢，腹痛など.

○ 文　献

1）三上正志，他. 去痰薬と鎮咳薬の使い方. 内科 2004；**93**：61-65

2）Poole P, et al. Mucolytic agents versus placebo for chronic bronchitis or chronic obstructive pulmonary disease. Cochrane Database Syst Rev 2015；**7**：CD001287

3）Mallet P, et al. Respiratory paradoxical adverse drug reactions associated with acetylcysteine and carbocysteine systemic use in paediatric patients：a national survey. PLoS One 2011；**6**：e22792

表 4-5 喀痰調整薬の特徴と適応

	粘液溶解薬	粘液修復薬	気道潤滑薬	気道分泌細胞正常化薬
おもな薬剤	①アセチルシステイン ②ブロムヘキシン塩酸塩	L-カルボシステイン	アンブロキソール塩酸塩	フドステイン
おもな製品名	①ムコフィリン® ②ビソルボン®	ムコダイン®	ムコソルバン®	クリアナール®
用法・用量	**①吸入液 20%** 成人1回1/2〜2包を単独または他の薬剤を混じて気管内に直接注入するか、噴霧吸入する。年齢、症状により適宜増減 **②錠剤** 成人1回1錠、1日3回。年齢、症状により適宜増減 **細粒 2%** 成人1回0.2g、1日3回。年齢、症状により適宜増減 **シロップ 0.08%** 成人1回5mL、1日3回。年齢、症状により適宜増減	**錠剤、細粒** 成人1回500mg、1日3回。年齢、症状により適宜増減	**錠剤** 成人1回1錠、1日3回。年齢、症状により適宜増減 **L カプセル** 成人1回1カプセル、1日1回。年齢、症状により適宜増減 **内用液** 成人1回2mL、1日3回。年齢、症状により適宜増減 **ドライシロップ 3%** 成人1回0.5g、1日3回。年齢、症状により適宜増減 **小児用ドライシロップ 1.5%** 0.06g/kg、1日3回 **小児用シロップ** 1回0.3mL/kg、1日3回	**錠剤** 成人1回2錠（1錠200mg）、1日3回内服。年齢、症状により適宜増減 **内用液** 成人1回5mL、1日3回。年齢、症状により適宜増減
作用機序	喀痰中のジスルフィド結合を開裂して粘稠度を下げる	気道粘液の構成成分を正常な状態（粘稠度）に近づける	サーファクタントの分泌を増加させ、喀痰と気道粘膜表面に生じる粘着性を低下させる	杯細胞の過形成を改善し、気道粘液の過分泌を抑制する
剤形	細粒、シロップ、錠剤、吸入液、注射	細粒、シロップ、錠剤、ドライシロップ	内用液、シロップ、錠剤、ドライシロップ、カプセル	錠剤、内用液
固い喀痰の喀出	++	+	+	+
薄い喀痰の喀出		++	+	+
気道過分泌		++	++	++
肺実質病変		+	++	+
反復性、遷延性病変		+	+	++
具体的な適応	固い痰、慢性閉塞性肺疾患の粘液性痰	ほぼすべての喀痰に適応あり。とくにβ_2刺激薬を投与されている喘息	ほぼすべての喀痰に適応あり。とくにびまん性汎細気管支炎、肺胞蛋白症	固い痰、慢性閉塞性肺疾患の喀出しづらい痰

（三上正志、他．去痰薬と鎮咳薬の使い方．内科 2004；**93**：61-65 をもとに作成）

B. 薬物による治療

4　β₂刺激薬

Keypoint　　　　　　　　　　　　　　　　　　　　　　　CQ-2, CQ-7 参照

①気管支拡張薬として喘息急性増悪の際の咳嗽を抑制する．喘息の長期管理薬として，吸入ステロイド薬と併用することにより咳嗽の予防効果も認められる．
②咳喘息の診断薬，治療薬として，吸入ステロイド薬などの抗炎症薬とともに用いられる．
③喘息児以外を対象としたランダム化比較試験では，急性咳嗽に対する有効性は認められていない．

薬理作用

β₂刺激薬にはβ₂受容体を介した気管支拡張作用がある．その作用は，①細胞内環状アデノシン一リン酸（cyclic adenosine monophosphate：cAMP）上昇を介する機序と，②cAMP上昇を介さない機序，が知られる．①はβ₂受容体刺激によりG蛋白を介してアデニル酸シクラーゼが活性化され，cAMPを上昇させる機序である．cAMPの上昇はプロテインキナーゼAを活性化し，ミオシン軽鎖キナーゼの不活性化などを経て平滑筋を弛緩させる．②はG蛋白が直接カルシウム活性化K⁺チャネル（maxi-Kチャネル）を開放し，平滑筋の弛緩をきたす機序である（図4-1）[1]．

β₂受容体は平滑筋以外にも，気道の血管や上皮，炎症細胞上にも存在する．このため，β₂刺激薬は血管透過性亢進による気道浮腫抑制作用や炎症細胞からの炎症性メディエータ遊離抑制作用などが報告されている．炎症細胞においてはβ₂刺激薬連用により容易にタキフィラキシー（後述）がおこるが，その作用の臨床的意

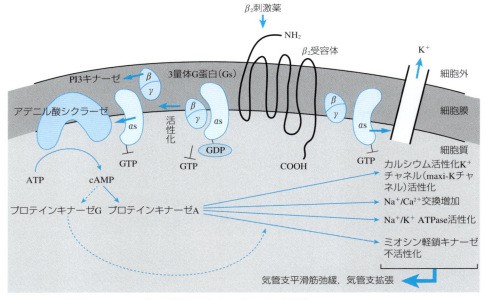

図 4-1　β₂刺激薬によるG蛋白の活性化細胞内シグナル伝達機構
（Barnes PJ. Beta-adrenergic receptors and their regulation. Am J Respir Crit Care Med 1995；152：838-860 より一部改変）

表 4-6　おもな β_2 刺激薬の薬物動態（成人のデータ）

	一般名	商品名	剤形，用法・用量	除去半減期	おもな排泄経路
長時間作用性	クレンブテロール	スピロペント®	（錠）1 回 20 μg 1 日 2 回（朝，就寝前）	35 時間	尿中
	サルメテロール	セレベント®	（吸入）1 回 50 μg 1 日 2 回（朝，就寝前）		肝代謝（CYP3A4）
	ツロブテロール	ホクナリン®	（テープ）1 回 2 mg 1 日 1 回	5.9 時間	尿中
	プロカテロール	メプチン®	（錠）1 回 50 μg 1 日 1〜2 回	3.8 時間	代謝（抱合）
短時間作用性	サルブタモール	ベネトリン®	（錠）1 回 4 mg 1 日 3 回	1.5〜2 時間	尿中
	テルブタリン	ブリカニール®	（錠）1 回 4 mg 1 日 3 回		代謝（抱合）
	フェノテロール	ベロテック®	（錠）1 回 2.5 mg 1 日 3 回	7 時間	尿中

（藤村昭夫．気管支喘息．気管支拡張 β_2 刺激薬．日本医事新報 2019；**4944**：12-13 より抜粋）

義については不明である[2]．

β_2 受容体は脱感作（desensitization）されやすい．すなわち，β_2 刺激薬の反復投与により β_2 受容体の反応性が容易に低下する．脱感作のうちタキフィラキシーとは短時間の間に生じるものであり，おもに受容体がリン酸化され不活化される．一方，耐性（tolerance）とは何回も反復刺激したあとの，より長期間の不応性のことであり，細胞表面受容体数のダウンレギュレーションや β_2 受容体の合成率の変化が影響する．

適　応

喘息急性増悪に伴う咳嗽に有効である．また，長期管理薬として吸入ステロイド薬と併用すれば，急性増悪の部分症状としての咳嗽を予防することが期待できる．

咳喘息[3]の診断的治療薬として用いられる．

保険診療上の適応の一つに急性気管支炎があるが，喘息児以外を対象としたランダム化比較試験では，β_2 刺激薬の急性咳嗽に対する有効性は示されていない[4]．

投与方法

吸入薬，経口薬，貼付薬の 3 形態がある．薬物動態は投与経路により異なる．**表 4-6**[5]におもな β_2 刺激薬の薬物動態を，**表 4-7**[6]におもな β_2 刺激薬の用法・用量を示す．

1. 吸入薬

吸入機器にはネブライザーと定量吸入器とがある．さらに定量吸入器には，エアゾールを噴霧する加圧噴霧式定量吸入器（pressurized metered-dose inhaler：pMDI）とドライパウダー定量吸入器（dry powder inhaler：DPI）がある．pMDI 使用の場合は，効率的に吸入させるために吸入補助器具（スペーサーとマスク）の使用も考慮する．長時間作用性 β_2 刺激薬（小児の保険適用はサルメテロールキシナホ酸塩，ホルモテロールフマル酸塩）は吸入ステロイド薬に追加使用することにより，喘息急性増悪の予防を介して咳嗽を予防する．短時間作用性 β_2 刺激薬（サルブタモール硫酸塩，プロカテロール塩酸塩水和物など）は急性増悪時の治療薬として用いる．

2. 経口薬

経口薬は腸管粘膜から吸収されるため，生体利用率は薬剤によって異なる．全身投与となるため吸入薬より高用量が必要になり，心悸亢進，鼻閉，振戦，排尿障害などの全身性の副作用が出現しやすくなる．

3. 貼付薬

ツロブテロールのみ貼付薬がある．1 日 1 回就寝前に貼付する．使用量は 3 歳未満 0.5 mg，3〜8 歳 1 mg，9 歳以上 2 mg を，胸部，背部，あるいは上腕部に貼付する．

使用上の注意・副作用・禁忌

喘息では，急性増悪時の治療薬として短期間に限って連続使用が可能であるが，長期管理薬として使用する場合は必ず吸入ステロイド薬と併用するか合剤を使用する．漫然と単独で使用しない．

おもな副作用として，心悸亢進，不安，不眠，頭痛，悪心・嘔吐，めまい，振戦，PaO_2 の一過性の低下，高血糖，低カリウム血症などがある．

表 4-7　**おもな β_2刺激薬の用法・用量**

	薬剤一般名・商品名	剤形・用法	禁忌・副作用など
吸入 β刺激薬	dl-イソプレナリン塩酸塩 • アスプール®	• 吸入液（0.5% 50 mL, dl 体）：成人 1 回 3 mg ずつ 3〜10 分で吸入（ネブライ ザー使用）	• 禁忌：特発性肥大性大動脈弁下狭窄症，ジ ギタリス中毒，カテコラミン投与中，頻脈 性不整脈，本剤過敏症など • 副作用：（重大）血清カリウム値の低下， （その他）心悸亢進，頻尿，頭痛，振戦，血 圧変動，めまい，悪心，気道刺激症状
吸入選択的 β_2刺激薬	プロカテロール塩酸塩 • メプチン®	• エアー 10 μg（1 吸入 10 μg）小児 1 回 10 μg（1 吸入） • キッドエアー 5 μg（1 吸入 5 μg）小児 1 回 10 μg（2 吸入） • スイングヘラー 10 μg（1 吸入 10 μg） 小児 1 回 10 μg（1 吸入） • 吸入液・吸入液ユニット（0.01%）： 10〜30 μg，吸入液（0.1 mg/mL）小児 1 回 10〜30 μg（0.1〜0.3 mL） • 小児 1 日 4 回（合計 40 μg）まで	• 禁忌：本剤過敏症 • 副作用：（重大）ショック，アナフィラキ シー，重篤な血清カリウム値の低下，（その 他）動悸，頻脈，振戦，頭痛，頭重感，悪 心・嘔吐など
	サルブタモール硫酸塩 • ベネトリン® • サルタノール®	• ベネトリン®吸入液（0.5%）：（小児）1 回 0.1 mL〜0.3 mL（サルブタモールと して 0.5 mg〜1.5 mg）吸入，（成人）1 回 0.3 mL〜0.5 mL（サルブタモールと して 1.5 mg〜2.5 mg）吸入 • サルタノール®インヘラー（18 g（13.5 mL））：【小児】1 回 1 吸入（100 μg），【成 人】1 回 2 吸入（200 μg），1 日 4 回（小児 4 吸入，成人 8 吸入），通常 3 時間以上効 果が持続，その間は次の吸入は行わない	• 禁忌：本剤過敏症 • 副作用：（重大）重篤な血清カリウムの低 下，（その他）心悸亢進，頭痛，振戦，気管 支刺激症状，悪心，脈拍増加
	サルメテロールキシナホ酸 塩 • セレベント®	• 成人：1 回 50 μg を 1 日 2 回吸入 • 長時間作動型吸入気管支拡張薬，本剤 の気管支拡張作用は通常 12 時間持続 するので，その間は次の β刺激薬の投 与を行わないこと. ※2021 年 7 月にセレベント®25 ロタディ スクが製造中止となり，2023 年 4 月に 添付文書から小児の項が削除された.	• 禁忌：本剤過敏症 • 副作用：（重大）重篤な血清カリウムの低 下，ショック，アナフィラキシー，（その 他）心悸亢進，振戦，口腔咽頭刺激感（咽 頭違和感・咽頭痛），頭痛，頻脈増加，血圧 上昇，不整脈，悪心，咳，胸痛，筋けいれ ん，気管支けいれん • 5 歳未満の小児などを対象とした臨床試験 は実施していない.
経口選択的 β_2刺激薬	サルブタモール硫酸塩 • ベネトリン®	• シロップ（0.04%）：1 日 0.3 mg/kg（サ ルブタモールとして），3 回に分服 ※錠剤は製造中止	• 禁忌：本剤過敏症 • 副作用：（重大）血清カリウム値の低下， （その他）心悸亢進，頭痛，振戦，脈拍増 加，睡眠障害，食欲不振，悪心・嘔吐，下 痢，口渇，湿疹
	サルブタモール硫酸塩 •（後）サルブタモール塩酸 塩	• 錠（2 mg）：5 歳以上 15 歳未満で 1 回 2〜4 mg を 1 日 3 回，5 歳未満で 1 日 2〜3 mg を 1 日 3 回	• 禁忌：本剤過敏症 • 副作用：（重大）血清カリウム値の低下， （その他）心悸亢進，頭痛，振戦，脈拍増 加，睡眠障害，食欲不振，悪心・嘔吐，下 痢，口渇，湿疹
	テルブタリン硫酸塩 • ブリカニール®	• 錠（2 mg）：6 歳以上 1 回 2 mg，5 歳以 下 1 回 1 mg，1 日 3 回 • シロップ（0.05%）：1 日 0.45 mL（テル ブタリン硫酸塩として 0.225 mg）/kg，3 回に分服	• 禁忌：本剤過敏症 • 副作用：（重大）アナフィラキシー，血清カ リウム値の低下，（その他）腹痛，動悸，振 戦，頻脈，手指の振戦・こわばり・しびれ 感，頭痛，悪心・嘔吐，食欲不振，顔面蒼 白，ふらつき • 低出生体重児，新生児に対する安全性は確 立していない.
	ツロブテロール塩酸塩 • ホクナリン® • ベラチン® •（後）ツロブテロール塩酸 塩	• ドライシロップ（0.1%），錠（1 mg）： 1 日 0.04 mg/kg（ツロブテロール塩酸塩 として），2 回に分服	• 禁忌：本剤過敏症 • 副作用：（重大）重篤な血清カリウム値の低 下，ショック，アナフィラキシー，（その 他）動悸，頻脈，振戦，頭痛，頭重感，食 欲不振，口渇

（次ページへつづく）

	薬剤一般名・商品名	剤形・用法	禁忌・副作用など
	プロカテロール塩酸塩水和物 ・メプチン® ・(後)プロカテロール塩酸塩	・ドライシロップ（0.005%）：6歳未満は1回1.25 μg/kg（プロカテロール塩酸塩水和物として），1日2～3回 ・シロップ（5 μg/mL），6歳未満1回1.25 μg/kg（プロカテロール塩酸塩水和物として），1日2～3回 ・メプチン®ミニ錠（25 μg），錠（50 μg）：6歳以上1回25 μg，成人1回50 μg，1日1～2回	・禁忌：本剤過敏症 ・副作用：（重大）重篤な血清カリウム値の低下，ショック，アナフィラキシー，（その他）動悸，頻脈，振戦，頭痛，頭重感，悪心・嘔吐
	フェノテロール臭化水素酸塩 ・(後)フェノテロール臭化水素酸塩	・ドライシロップ（0.5%）：1日0.375 mg/kg（フェノテロール臭化水素酸塩として），3回に分服	・禁忌：カテコラミン投与中，本剤過敏症 ・副作用：（重大）血清カリウム値の低下，（その他）頭痛，動悸，振戦
	クレンブテロール塩酸塩 ・スピロペント®	・錠（10 μg）：（5歳以上の小児）1日0.6 μg/kg，1日2回に分服（朝，就寝前）に分服，1回0.3 μg/kg（頓用）	・禁忌：下部尿路閉塞，本剤過敏症 ・副作用：血清カリウム値低下，（その他）動悸，振戦，腹痛，血圧上昇，肝機能障害（AST上昇），筋痙直，頭痛，悪心 ・4歳以下の乳幼児に対する安全性は確立していない．
貼付選択的 β_2刺激薬	ツロブテロール ・ホクナリン®	・テープ（0.5 mg，1 mg，2 mg）：1日1回，0.5～3歳未満0.5 mg，3～9歳未満1 mg，9歳以上2 mg，胸部，背部，または上腕部に貼付	・禁忌：本剤過敏症 ・副作用：（重大）血清カリウム値低下，アナフィラキシー，（その他）心悸亢進，振戦，瘙痒症・適用部瘙痒感，接触性皮膚炎，紅斑・適用部位紅斑，CK（CPK）上昇
注射選択的 β_2刺激薬	テルブタリン硫酸塩 ・ブリカニール®	・注（0.2 mg 1 mL）：6歳以上1回0.1 mg，5歳以下1回0.05 mg皮下注	・禁忌：本剤過敏症 ・副作用：（重大）アナフィラキシー，血清カリウム値の低下，（その他）動悸，手指の振戦，頻脈，顔面蒼白，頭痛，ふらつき，悪心・嘔吐 ・低出生体重児，新生児に対する安全性は確立していない．
注射 β刺激薬	l-イソプレナリン塩酸塩 ・プロタノール®L注	・注（0.2 mg 1 mL，1.0 mg 5 mL）：【成人】 ・（点滴静注）0.2～1.0 mgを等張溶液200～500 mLに溶解し，心拍数または心電図をモニターしながら注入する． ・（緊急時）0.2 mgを等張溶液20 mLに溶解し，その2～20 mLを静脈内（徐々に），筋肉内または皮下に注射する． ・（イソプロテレノール持続吸入療法に使用されることがある．吸入療法に対しては保険適用外）	・禁忌：1)特発性肥大性大動脈弁下狭窄症の患者，2)ジキタリス中毒の患者，3)カテコラミン製剤（アドレナリンなど）などとの併用は避けること，4)本剤過敏症 ・副作用：（重大）心筋虚血，重篤な血清カリウム値の低下，（その他）心悸亢進，頻脈

(後)：後発薬

（日本小児アレルギー学会．小児気管支喘息治療・管理ガイドライン2020．協和企画，2020：232-240より一部改変）

高血圧，心疾患，甲状腺機能亢進症，糖尿病の患者には注意して使用する．

市販されているツロブテロール貼付薬の後発品は薬物貯留システムが異なることから，経皮吸収速度が著しく異なることがあるので注意が必要である．

文　献

1) Barnes PJ. Beta-adrenergic receptors and their regulation. Am J Respir Crit Care Med 1995：**152**：838-860
2) 徳山研一．気道平滑筋/炎症細胞/血管透過性亢進抑制作用．宮本昭正，他（編），喘息治療における β 刺激薬．メディカルレビュー社，2002：61-78
3) Irwin RS, et al. Interpretation of positive results of a methacholine inhalation challenge and 1 week of inhaled bronchodilator use in diagnosing and treating cough-variant asthma. Arch Int Med 1997：**157**：1981-1987
4) Becker LA, et al. Beta2-agonists for acute cough or a clinical diagnosis of acute bronchitis. Cochrane Database Syst Rev 2015：CD001726
5) 藤村昭夫．気管支喘息　気管支拡張 β_2刺激薬．日本医事新報 2019：**4944**：12-13
6) 足立雄一，滝沢琢己，二村昌樹，藤澤隆夫（監），日本小児アレルギー学会．小児気管支喘息治療・管理ガイドライン2020．協和企画，2020：232-240

B. 薬物による治療

第４章　咳嗽の治療

5　副腎皮質ステロイド

Keypoint

CQ-4 参照

①咳嗽をきたす疾患のうち，本剤の適応となるのは，喘息，咳喘息，アレルギー性鼻炎，アナフィラキシーなどのアレルギー疾患，および一部の呼吸器感染症（ウイルス性クループ，重症肺炎など），間質性肺炎などである．咳嗽に対する即効性はない．
②全身性の副作用を惹起すること，あるいは原疾患を修飾し診断を困難にしてしまうといった観点から，安易な使用や漫然とした投与はすべきでない．

薬理作用

　副腎皮質ステロイド（ステロイド薬）の咳嗽に対する主たる作用は，抗炎症効果であり，即効性はない．ステロイド薬は細胞膜を通過して細胞内に入り，細胞質の親和性の高いステロイド受容体（glucocorticoid receptor：GR）と結合する．ステロイド・GR複合体は核内に移行し，AP-1（activator protein-1）やNF-κB（nuclear factor-kappa B）などの転写因子と相互に作用する．その結果，マクロファージやリンパ球からのサイトカインやケモカインの産生・遊離を抑制したり，好酸球のアポトーシスを促進する．また，β_2刺激薬連用によるβ_2受容体のダウンレギュレーションを予防するという報告がある[1]．

適　応

　喘息，咳喘息，アレルギー性鼻炎，アナフィラキシーなどのアレルギー疾患，および一部の呼吸器感染症（ウイルス性クループ，重症肺炎など），間質性肺炎などの，咳嗽をきたす疾患に用いられる．

表 4-8　おもなステロイド薬一覧

a. 静脈内

	初回使用量	定期使用量
ヒドロコルチゾン	5 mg/kg	5 mg/kg 6〜8 時間ごと
プレドニゾロンもしくはメチルプレドニゾロン	0.5 mg〜1 mg/kg	0.5〜1 mg/kg 6〜12 時間ごと

最大使用量：プレドニゾロン（PSL）換算 2 mg/kg/日（最大 60 mg/日）

b. 経口

		定期使用量
プレドニゾロン		1〜2 mg/kg/日 （分 1〜3）
デキサメタゾン ベタメタゾン		0.05〜0.1 mg/kg/日 （分 1〜2）

最大使用量：プレドニゾロン（PSL）換算 2 mg/kg/日（最大 60 mg/日）
・静脈内使用と経口使用で効果に差はない
・全身性ステロイド薬の使用期間は 3〜5 日間を目安とし漫然と使用しないこと
・使用期間が 7 日以内であれば中止にあたって漸減の必要はない
〈静脈内使用方法〉原則，数分間かけて静注または 30 分程度で点滴静注する
〈注意点〉
・ヒドロコルチゾン：ミネラルコルチコイド作用もあるため，数日以内の使用に留めること
・静脈内使用でまれに即時型アレルギー反応が誘発されることがある
・外来での使用は 1 か月に 3 日間程度，1 年間に数回程度とする．これを超える場合には，小児の喘息治療に精通した医師に紹介する
（日本小児アレルギー学会．小児気管支喘息治療・管理ガイドライン 2023．協和企画，2023）

表 4-9 **わが国で小児に適応のある吸入ステロイド薬**

	一般名・商品名	剤形・用法	禁忌・副作用など
吸入ステロイド薬	シクレソニド ・オルベスコ® （HFA-CIC）	・オルベスコ® 50 μg インヘラー 112 吸入用 ・オルベスコ® 100 μg インヘラー 56 吸入用 ・オルベスコ® 100 μg インヘラー 112 吸入用 ・オルベスコ® 200 μg インヘラー 56 吸入用 ・通常，小児にはシクレソニドとして 100〜200 μg を 1 日 1 回吸入投与する．なお，良好に症状がコントロールされている場合は 50 μg 1 日 1 回まで減量できる．	・禁忌：有効な抗菌薬の存在しない感染症，深在性真菌症の患者，本剤の成分に対して過敏症の既往歴のある患者 ・原則禁忌：結核性疾患の患者 ・副作用：呼吸困難，嗄声，発疹，尿中タンパク，気管支けいれん，肝機能検査値異常（AST・ALT）の上昇
	ベクロメタゾンプロピオン酸エステル ・キュバール® （HFA-BDP）	・吸入用エアゾール（1 回噴霧が 50 μg，100 μg の 2 剤形）： ・（小児）1 回 50 μg，1 日 2 回吸入，最大 200 μg/日 ・（成人）1 回 100 μg，1 日 2 回吸入，最大 800 μg/日	・禁忌：有効な抗菌薬の存在しない感染症，全身真菌症，本剤過敏症 ・原則禁忌：結核性疾患の患者 ・副作用：咳，尿糖，悪心，γ-GPT 上昇，嗄声，AST・ALT 上昇，鼻出血，コルチゾール減少
吸入ステロイド薬	ブデソニド ・パルミコート® 吸入液	・吸入液（0.25 mg，0.5 mg の 2 剤型）： ・通常，成人にはブデソニドとして 0.5 mg を 1 日 2 回または 1 mg を 1 日 1 回，ネブライザーを用いて吸入投与する．なお，症状により適宜増減するが，1 日の最高量は 2 mg までとする． ・通常，小児にはブデソニドとして 0.25 mg を 1 日 2 回または 0.5 mg を 1 日 1 回，ネブライザーを用いて吸入投与する．なお，症状により適宜増減するが，1 日に最高量は 1 mg までにとする．	・禁忌：有効な抗菌薬の存在しない感染症，深在性真菌症の患者，本剤の成分に対して過敏症（接触性皮膚炎を含む）の既往歴のある患者 ・原則禁忌：結核性疾患の患者 ・副作用：口腔咽頭症状（不快感，疼痛），カンジダ症，精神運動亢進，口腔カンジダ症，咽喉頭疼痛，口唇炎，口内炎，皮膚炎，接触性皮膚炎，気管支炎，喘息，上気道の炎症
	ブデソニド ・パルミコート® タービュヘイラー	・タービュヘイラー（100 μg，200 μg の 2 剤形）： ・通常，成人には，ブデソニドとして 1 回 100〜400 μg を 1 日 2 回吸入投与する．なお，症状に応じて増減するが，1 日の最高量は 1,600 μg までとする． ・通常，小児には，ブデソニドとして 1 回 100〜200 μg を 1 日 2 回吸入投与する．なお，症状に応じて増減するが，1 日の最高量は 800 μg までとする．また，良好に症状がコントロールされている場合は 100 μg 1 日 1 回まで減量できる．	・禁忌：有効な抗菌薬の存在しない感染症，深在性真菌症の患者，本剤の成分に対して過敏症（接触性皮膚炎を含む）の既往歴のある患者 ・原則禁忌：結核性疾患の患者 ・副作用：嗄声，咽喉頭症状（刺激感，疼痛），咳嗽，口腔カンジダ症，悪心など
	フルチカゾンプロピオン酸エステル ・フルタイド®	・ディスカス：50 μg，100 μg，200 μg ・エアゾール：50 μg，100 μg ・小児 1 回 50 μg，1 日 2 回吸入（最大 200 μg/日）． ・成人 1 回 100 μg，1 日 2 回吸入（最大 800 μg/日）	・禁忌：有効な抗菌薬の存在しない感染症，深在性真菌症，本剤過敏症 ・原則禁忌：結核性疾患の患者 ・副作用：（重大）アナフィラキシー，（その他）口腔および咽喉頭症状（不快感，むせ，疼痛，刺激感，異和感），口腔カンジダ症，嗄声，口内乾燥，悪心，胸痛，血中コルチゾール減少，副鼻腔炎
吸入ステロイド薬 /β 刺激薬配合剤	サルメテロールキシナホ酸塩/フルチカゾンプロピオン酸エステル配合剤 ・アドエア®	・100 ディスカス：（サルメテロール）50 μg/（フルチカゾン）100 μg ・50 エアゾール：（サルメテロール）25 μg/（フルチカゾン）50 μg ・小児には，症状に応じて以下のいずれかの用法・用量に従い投与する． ・50 エアゾール 1 吸入（サルメテロールとして 25 μg およびフルチカゾンプロピオン酸エステルとして 50 μg）を 1 日 2 回吸入投与 ・50 エアゾール 2 吸入投与または 100 ディスカス 1 吸入（サルメテロールとして 50 μg およびフルチカゾンとして 100 μg）を 1 日 2 回吸入投与	・禁忌：有効な抗菌薬の存在しない感染症，深在性真菌症の患者，本剤の成分に対して過敏症（接触性皮膚炎を含む）の既往歴のある患者 ・原則禁忌：結核性疾患の患者 ・副作用：（重大）ショック，アナフィラキシー，血清カリウム値低下，肺炎，（その他）嗄声，口腔カンジダ症，頭痛，口腔咽頭カンジダ症，口腔および咽頭刺激感（異和感，疼痛，不快感など），振戦，肝機能検査値異常，鼻炎，感染症

（次ページへつづく）

	一般名・商品名	剤形・用法	禁忌・副作用など
吸入ステロイド薬/β刺激薬配合剤	ホルモテロールフマル酸塩水和物/フルチカゾンプロピオン酸エステル配合剤 ・フルティフォーム®	・50 エアゾール：ホルモテロール 5 μg/フルチカゾン 50 μg ・通常，小児には，フルティフォーム® 50 エアゾール（ホルモテロールとして 5 μg およびフルチカゾンとして 50 μg）を 1 回 2 吸入，1 日 2 回投与する． ・症状の寛解がみられた場合は，治療上必要最小限の用量を投与し，必要に応じて吸入ステロイド薬への切り替えも考慮すること．	・禁忌：有効な抗菌薬の存在しない感染症，深在性真菌，本剤過敏症，デスモプレシン酢酸塩水和物を投与中 ・副作用：（重大）ショック，アナフィラキシー，血清カリウム値低下，肺炎，（その他）嗄声，口腔・呼吸器感染症，口腔・咽喉頭症状（疼痛，不快感），喘息，口内炎，不整脈，動悸，CK 増加，口腔内乾燥，心電図異常，高血圧，γ-GTP 増加，ALT 増加，血中ビリルビン増加，振戦，めまい，発疹・蕁麻疹，血中コルチゾール減少，白血球数増加，倦怠感，筋痙縮，胸部不快感，咳嗽，味覚異常
	ビランテロールトリフェニル酢酸塩/フルチカゾンフランカルボン酸エステル配合剤 ・レルベア®	・通常，12 歳以上の小児にはレルベア® 100 エリプタ 1 吸入（ビランテロールとして 25 μg およびフルチカゾンフランカルボン酸エステルとして 100 μg）を 1 日 1 回吸入投与する． ・通常，5 歳以上 12 歳未満の小児には小児用レルベア® 50 エリプタ 1 吸入（ビランテロールとして 25 μg およびフルチカゾンフランカルボン酸エステルとして 50 μg）を 1 日 1 回吸入投与する．	・禁忌：有効な抗菌薬の存在しない感染症，深在性真菌症の患者，本剤の成分に対し過敏症の既往歴のある患者 ・副作用：（重大）アナフィラキシー，咽頭浮腫，気管支けいれん，肺炎，（その他）発疹，血管性浮腫，蕁麻疹，気管支炎，上気道感染，食道カンジダ症，頭痛，振戦，不安，期外収縮，動悸，頻脈，副鼻腔炎，咳嗽，鼻炎，腹痛，関節痛，背部痛，筋痙縮，骨折，高血糖

（日本小児アレルギー学会．小児気管支喘息治療・管理ガイドライン 2020．協和企画，2020；232-240 より一部改変）

喘息，咳喘息に対しては，長期管理として吸入薬が，発作時には，経口薬や注射薬が用いられる．

アレルギー性鼻炎では鼻噴霧薬が用いられ，鼻汁，後鼻漏などの改善により二次的に咳嗽を改善する．

重症の呼吸器感染症に対しては，浮腫や炎症細胞浸潤などの炎症に対する抑制作用を期待して全身投与されることがある．

投与方法

全身投与（経口薬，注射薬）と局所投与（吸入薬，鼻噴霧薬）がある．

1. 経口薬，注射薬

ヒドロコルチゾン，プレドニゾロン，メチルプレドニゾロン，デキサメタゾンおよびベタメタゾンがある（表 4-8）[2]．

両投与方法とも即効性はなく，効果発現まで投与後 4 時間はかかる．経口薬と注射薬の効果は同等であるという報告がある．通常，数日間の投与ならば漸減せず中止できる．

全身性の副作用を惹起すること，あるいは原疾患を修飾し診断を困難にしてしまうといった観点から，確定診断を行わずにステロイド薬の全身投与を安易に行うことや，漫然と長期にわたって投与することは避ける．

重症例ではメチルプレドニゾロンを用いたパルス療法が行われることがあり，間質性肺炎などが適応となる．30 mg/kg（最大 1,000 mg/日），3 日間を 1 クールとして投与する．

2. 吸入薬

表 4-9[3]に小児で使用可能な吸入ステロイド薬の一覧を，また表 4-10[2]に各吸入ステロイド薬の用量対比表を示す．

十分な吸入指導が必要であり，吸入器具は年齢や能力に合わせて選択する．吸入ステロイド薬の粒子径により気道の各部位への沈着量は異なり，粒子径が小さいほど末梢気道に到達しやすい．このため，到達させたい気道部位に合わせた粒子径の薬物を選択することも一法である．

投与量と薬効・副作用との関係では用量依存性に効果が高まるが，一定量を超えると増量効果がなくなり，急激に副作用が増える．このため，喘息では高用量へと増加する代わりに長時間作用性 β_2 刺激薬やロイコトリエン受容体拮抗薬などを追加（add on）する方法も有用である[4]．高用量を投与するような症例は専門機関へ紹介する．

3. 鼻噴霧薬

適応はアレルギー性鼻炎で，とくに小児に適

表 4-10　各吸入ステロイド薬の用量対比表（単位は μg/日）

ICS, ICS/LABA の用量の目安（μg/日）

		低用量	中用量	高用量
ICS	FP, BDP, CIC	〜100	〜200	〜400[*1]
	BUD	〜200	〜400	〜800
	BIS	〜250	〜500	〜1,000
ICS/LABA	FP/SLM（SFC）	100/50	200/100	400〜500/100
	FP/FM（FFC）	100/10[*2]	200/20	400〜500/20
使用例		・SFC　50（pMDI） 　1回1吸入，1日2回 ・FFC　50（pMDI） 　1日1吸入，1日2回	・SFC　100（DPI） 　1回1吸入，1日2回 ・FFC　50（pMDI） 　1日2吸入，1日2回	中用量 SFC＋中用量 ICS あるいは ・SFC　250（DPI）[*3] 　1回1吸入，1日2回 ・FFC　125（pMDI）[*3] 　1日2吸入，1日2回

[*1]：小児への保険適用範囲を超える，　[*2]：エビデンスなし，　[*3]：小児適応なし
LTRA：ロイコトリエン受容体拮抗薬，ICS：吸入ステロイド薬，ICS/LABA：吸入ステロイド薬/長時間作用性吸入
β₂刺激薬配合剤，FP：フルチカゾン，BDP：ベクロメタゾン，CIC：シクレソニド，BUD：ブデソニド，BIS：ブ
デソニド吸入懸濁液，SLM：サルメテロール，SFC：フルチカゾン/サルメテロール配合剤，FM：ホルモテロール，
FFC：フルチカゾン/ホルモテロール配合剤，DPI：ドライパウダー吸入器，pMDI：加圧式定量噴霧式吸入器
（日本小児アレルギー学会．小児気管支喘息治療・管理ガイドライン 2023．協和企画，2023）

応がある薬剤はモメタゾンフランカルボン酸エステル，ベクロメタゾンプロピオン酸エステル，フルチカゾンプロピオン酸エステル（FP），フルチカゾンフランカルボン酸エステルなどがある．

使用上の注意・副作用・禁忌

　長期間の全身投与では，易感染性，低身長，耐糖能異常，中心性肥満，高血圧，骨粗鬆症，白内障，緑内障など，多彩な副作用が出現する．小児の咳嗽の管理において全身性ステロイド薬を長期間必要とすることはきわめてまれであり，該当症例は専門機関に紹介すべきである．

　吸入ステロイド薬の全身性の副作用について，これまでの検討では FP 換算で 1 日 200 μg 以下の使用量であれば，おおむね問題ないとする報告が多い．FP 400 μg 以上の使用で副腎皮質機能不全の報告がある[5]．身長抑制については，使用開始後 1 年間で 1〜2 cm 程度の抑制が生じ，成人までこの差を持ち越すという報告がある[6]．局所的副作用として咽頭刺激感や嗄声，口腔カンジダ症などがある．

　鼻噴霧では微量で局所効果が強く，吸収されにくく分解されやすいために，全身的副作用はほとんどない．軽度の鼻内刺激感，乾燥感，鼻出血がみられることがある．

文　献

1) Tan KS, et al. Systemic corticosteroid rapidly reverses bronchodilator subsensitivity induced by formoterol in asthmatic patients. Am J Respir Crit Care Med 1997；**156**：28-35
2) 滝沢琢己，手塚純一郎，長尾みづほ，吉原重美（監），日本小児アレルギー学会．小児気管支喘息治療・管理ガイドライン 2023．協和企画，2023
3) 足立雄一，滝沢琢己，二村昌樹，藤澤隆夫（監），日本小児アレルギー学会．小児気管支喘息治療・管理ガイドライン 2020．協和企画，2020
4) Lemanske RF Jr, et al. Step-up therapy for children with uncontrolled asthma receiving inhaled corticosteroids. N Engl J Med 2010；**362**：975-985
5) Todd GR, et al. Acute adrenal crisis in asthmatics treated with high-dose fluticasone propionate. Eur Respir J 2002；**19**：1207-1209
6) Kelly HW, et al. Effect of inhaled glucocorticoids in childhood on adult height. N Engl J Med 2012；**367**：904-912

B. 薬物による治療

6 ロイコトリエン受容体拮抗薬

Keypoint
CQ-5参照

①軽症〜中等症の喘息の咳嗽には有効性の高い薬剤である．とくに乳幼児では試みる価値がある．重症の喘息に対しても吸入ステロイド薬への追加薬として併用される．
②アレルギー性鼻炎の鼻閉症状に有用で，咳嗽軽減効果が期待できる．
③副作用はほとんどないが，4週間程度の使用で効果が得られない場合には中止することが望ましい．

● 薬理作用と適応

1. 作用機序
システイニルロイコトリエン（cysteinyl leukotriene：cysLTs，LTC4，LTD4，LTE4の総称）はおもに好酸球やマスト細胞から産生され，強力な気管支平滑筋収縮，血管透過性亢進，気道分泌亢進などの作用を有し，慢性気道炎症をひきおこすとともに好酸球を活性化させ，細胞傷害性物質〔major basic protein（MBP）やeosinophilic cationic protein（ECP）など〕の放出を介して気道上皮の傷害，気道過敏性の亢進を増強させるため，過剰な産生，遊離により外界からの種々の刺激に対する反応性が高まり，咳嗽が誘発されやすくなる（図4-2）[1]．

ロイコトリエン受容体拮抗薬（leukotriene receptor antagonist：LTRA）は標的細胞の細胞膜上に存在するcysLTs I型受容体（cysLTR1）とcysLTsの結合を阻害することで，cysLTsの作用を抑制する．

2. 適応症
喘息，アレルギー性鼻炎．

1）喘息に対する臨床効果
喘息における気管支拡張効果は速やかで，症状の軽減や呼吸機能の改善は1〜2週間で認められる．運動誘発喘息の予防効果が示されている．長期的には，単独使用により軽症〜中等症の喘息児に対する有効性が示され，吸入ステロイド薬との比較においてもほぼ同等の効果が期待でき，コンプライアンスを高く維持できる可能性が高い．呼吸器ウイルス感染症に関連する喘息症状の増悪抑制効果が期待できる．吸入ス

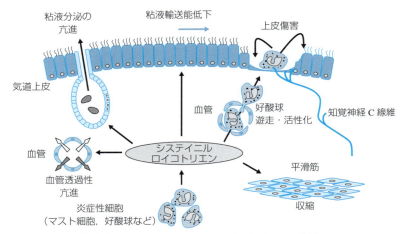

図4-2 好酸球性炎症におけるシステイニルロイコトリエンの作用
（Hay DW, et al. Cysteinyl leukotrienes in asthma：old mediators up to new tricks. Trends Pharmacol Sci 1995；**16**：304-309 より一部改変）

表 4-11　小児適応のある薬剤の種類と投与量

一般名	商品名	剤　形	用　量
プランルカスト水和物	オノン®	ドライシロップ	7 mg/kg/日，分 2（1 日量は 450 mg を超えない．ただし，鼻炎では 10 mg/kg/日まで増量可）
		カプセル（112.5 mg）	成人は 4 カプセル/日，分 2
モンテルカストナトリウム	シングレア®，キプレス®	細粒 4 mg	1 歳以上 6 歳未満の喘息児に 1 日 1 回就寝前に投与
		チュアブル錠 5 mg	6 歳以上の喘息児に 1 日 1 回就寝前に投与

プランルカスト水和物はアレルギー性鼻炎の適応を有するが，後発品やモンテルカストナトリウムは小児のアレルギー性鼻炎の適応はない

テロイド薬との併用や追加による有効性が示されている．成人では咳喘息に対する症状軽減効果の報告がある．

2）アレルギー性鼻炎に対する臨床効果

鼻粘膜の容積血管拡張や血管透過性を抑制し，鼻閉改善効果に優れている．効果発現には 1 週間程度かかるが，連用により改善率は上昇し，4 週間以内にくしゃみや鼻汁の改善がみられる．花粉症に伴う非喘息患者の気道過敏性亢進を抑制する効果が示されている．

3）その他の疾患に対する検討成績

遷延性咳嗽では末梢好酸球数や血清 ECP 値の増加を認める例に効果が期待できる可能性はあるものの，検討は不十分である[2]．RS ウイルスによる急性細気管支炎ならびに，その後の呼吸器症状に対する抑制効果は乏しいことが示されている[3]．成人の感染後咳嗽には無効と報告がある[4]．百日咳や気管支拡張症，嚢胞性線維症などでの検討では，明確な効果は認められていない．

投与方法

小児に適応があるのは，プランルカスト水和物（オノン®）とモンテルカストナトリウム（シングレア®，キプレス®）の 2 種類であるが，アレルギー性鼻炎には小児ではプランルカス水和物のみが保険適用となっている（表 4-11）．

1 歳未満の乳児に対する保険診療上の適応はないが，プランルカスト水和物については使用実態調査が行われ，安全性，有効性が確認されている．

副作用・禁忌

重大な副作用の報告が少ない薬剤で，発疹，下痢・腹痛，肝機能障害などが時にみられる．

好酸球性多発血管炎性肉芽腫症（eosinophilic granulomatosis with polyangitis：EGPA）（従来の

アレルギー性肉芽腫性血管炎あるいは Churg Strauss 症候群）発症との関連が報告されている．精神神経系の症状に関して注意喚起されており，添付文書においても「因果関係は明らかではないが，うつ病，自殺企図，自殺および攻撃的行動を含む精神症状が報告されているので，患者の状態を十分に観察すること」と記載されている．最近のシステマティックレビューではモンテルカストとうつ病，自殺との関連は否定的と報告された[5]．

文　献

1) Hay DW, et al. Cysteinyl leukotrienes in asthma：old mediators up to new tricks. Trends Pharmacol Sci 1995：**16**：304-309
2) Kopriva F, et al. Treatment of chronic cough in children with montelukast, a leukotriene receptor antagonist. J Asthma 2004：**41**：715-720
3) Bisgaard H, et al. Study of montelukast for the treatment of respiratory symptoms of post-respiratory syncytial virus broncholitis in children. Am J Respir Crit Care Med 2008：**178**：854-860
4) Wang K, et al. Montelukast for postinfectious cough in adults：a double-blind randomised placebo-controlled trial. Lancet Respir Med 2014：**2**：35-43
5) Lo CWH, et al. Neuropsychiatric events associated with montelukast in patients with asthma：a systematic review. Eur Respir Rev 2023：**32**：230079

参考文献

- Holgate ST, et al. Antileukotriene therapy. Future directions. Am J Respir Crit Care Med 2000：**161**（2 Pt 2）：S147-S153
- 滝沢琢己，手塚純一郎，長尾みづほ，吉原重美（監），日本小児アレルギー学会．長期管理．小児気管支喘息治療・管理ガイドライン 2023．協和企画，2023
- 西間三馨，他（監），日本小児アレルギー学会．アレルギー性鼻炎．小児アレルギー疾患総合ガイドライン 2011．協和企画，2011：126-136
- Chang AB, et al. Leukotriene receptor antagonist for prolonged non-specific cough in children. Cochrane Database Syst Rev 2006：CD 005602

第4章　咳嗽の治療

B. 薬物による治療

7　ヒスタミンH₁受容体拮抗薬

Keypoint

CQ-3 参照

①ヒスタミンH₁受容体拮抗薬（抗ヒスタミン薬）は，早期に開発された第1世代と新たに開発されたH₁受容体選択性が高く持続時間の長い第2世代に分類される.

②ヒスタミンによる毛細血管透過性亢進や平滑筋収縮などを抑制しアレルギー性鼻炎に対する適応を有するので，鼻汁分泌や鼻閉の軽減を介して間接的な鎮咳効果が期待できる. また，化学伝達物質の遊離抑制作用から喘息に対する適応を有する薬剤もあるが，臨床的効果は限定的である.

③中枢神経抑制による鎮静作用や作業効率の低下（インペアードパフォーマンス），さらには乳幼児のけいれん誘発が問題視されている. このため，親水性を高め中枢移行性の少ない非鎮静性の第2世代抗ヒスタミン薬が開発されている.

薬理作用と適応

ヒスタミンの多彩な作用は，細胞膜上に存在するヒスタミン受容体を介して発揮される.

受容体にはH₁，H₂，H₃，H₄の四つのサブタイプが存在し，H₁受容体を介したおもな反応として，毛細血管拡張や血管透過性の亢進，平滑筋収縮作用などが確認されている.

H₁受容体を介してヒスタミンに拮抗作用を示すヒスタミンH₁受容体拮抗薬（抗ヒスタミン薬）のうち，初期に開発された第1世代抗ヒスタミン薬は脂溶性で，血液脳関門を容易に通過し，中枢神経細胞に分布するH₁受容体を遮断して鎮静作用を示す. H₁受容体選択性が低く，ムスカリン受容体やセロトニン受容体，α-アドレナリン受容体などに対しても拮抗作用を示す.

第2世代抗ヒスタミン薬のなかでも新しく開発されたものは血液脳関門の透過性が低く，受容体選択性が高いことから，第1世代抗ヒスタミン薬に比べ鎮静作用や抗コリン作用など副作用発現のリスクが軽減されている（表4-12）[1]. 抗ヒスタミン作用だけでなく種々の化学伝達物質の遊離抑制作用を有することから，わが国では抗アレルギー薬として分類されるものもある.

第1世代抗ヒスタミン薬は成人において抗ヒスタミン作用とともに抗コリン作用などの相加効果もあり，一部の慢性咳嗽に有効との報告がみられる（表4-13）が[2]，小児における検討は乏しく，むしろ副作用が問題と考えられている.

第2世代抗ヒスタミン薬の咳嗽に対する効果を検討した報告は十分ではないが[3]，咳嗽の原因疾患となるアレルギー性鼻炎に対し適応を有しており（表4-14），鼻汁分泌抑制や鼻閉軽減を通して咳嗽に対する間接的抑制効果が期待される[4].

一部の薬剤は喘息に対する適応を有し（表

表4-12　抗ヒスタミン薬の受容体拮抗作用とその他の薬理学的効果

薬　剤	ヒスタミン H₁受容体	ムスカリン 受容体	α-アドレナリン受容体	セロトニン 受容体	ドパミン 受容体	カルシウム 拮抗作用	局所麻酔 作用
ケトチフェンフマル酸塩	＋	＋		－		＋	
アゼラスチン塩酸塩	＋			＋		＋	
ロラタジン	＋	＋	＋	＋			
セチリジン塩酸塩	＋						
第1世代抗ヒスタミン薬	＋	＋	±	＋	＋	±	＋

〔黒沢元博. 抗アレルギー薬, 抗ヒスタミン薬. 宮本昭正（監）, 臨床アレルギー学. 改訂第3版, 南江堂, 2007；239-260〕

表 4-13　**第 1 世代抗ヒスタミン薬一覧**

一般名・おもな商品名	剤　形	投与法	適応症
アリメマジン酒石酸塩 • アリメジン®	内服　シロップ（0.05%）	1 回 2.5 mg を 1 日 3〜4 回投与 【小児投与例】1 歳：1 mL，2〜3 歳：1.5 mL，4〜6 歳：2 mL，7〜9 歳：3 mL，10〜12 歳：3.5 mL	皮膚疾患に伴う瘙痒（湿疹，皮膚瘙痒症，小児ストロフルス，中毒疹，咬刺症，蕁麻疹，感冒など上気道炎に伴うくしゃみ・鼻汁・咳嗽，アレルギー性鼻炎
クレマスチンフマル酸塩 • タベジール®，など	内服　散（0.1%，1%），錠（1 mg），シロップ（0.01%），ドライシロップ（0.1%）	1 日量 2 mg を朝晩 2 回に分服 【小児投与例】1 歳以上 3 歳未満：0.4 mg，3 歳以上 5 歳未満：0.5 mg，5 歳以上 8 歳未満：0.7 mg，8 歳以上 11 歳未満：1 mg，11 歳以上 15 歳未満：1.3 mg	アレルギー性皮膚疾患（蕁麻疹，湿疹，皮膚炎，瘙痒症），アレルギー性鼻炎，感冒など上気道炎に伴うくしゃみ・鼻汁・咳嗽
d-クロルフェニラミンマレイン酸塩 • ポララミン®，など	内服　散（1%），錠（2 mg），シロップ（0.04%），ドライシロップ（0.2%），注射薬（1A 5 mg）	内服薬は通常成人 1 回 2 mg を 1 日 1〜4 回経口投与 注射薬は通常成人 1 回 5 mg を 1 日 1 回皮下，筋肉，静脈内注射する。なお，年齢，症状により適宜増減する。	蕁麻疹，血管運動性浮腫，枯草熱，皮膚疾患に伴う瘙痒（湿疹・皮膚炎，皮膚瘙痒症，薬疹）
シプロヘプタジン塩酸塩水和物 • ペリアクチン®	内服　散（1%），錠（4 mg），シロップ（0.04%）	1 回 4 mg を 1 日 1〜3 回投与 小児投与量は Augsberger 式による	皮膚疾患に伴う瘙痒（湿疹・皮膚炎，皮膚瘙痒症，薬疹，中毒疹，小児ストロフルス），蕁麻疹，アレルギー性鼻炎

表 4-14　**第 2 世代抗ヒスタミン薬一覧**

一般名・おもな商品名	剤　形	投与法	適応症
ケトチフェンフマル酸塩 • ザジテン®，など	内服　カプセル（1 mg） 内服　ドライシロップ（0.1%）シロップ（0.02%）	成人：1 回 1 mg，朝食後と就寝前 小児：1 日 0.06 mg/kg，2 回に分服（乳児・幼児には慎重投与）	気管支喘息，アレルギー性鼻炎，湿疹・皮膚炎，蕁麻疹，皮膚瘙痒症
	点鼻薬（0.05%）	1 日 4 回，1 回に各鼻腔に 1 噴霧	アレルギー性鼻炎
アゼラスチン塩酸塩 • アゼプチン®，など	内服　錠（0.5 mg，1 mg）	成人： ①1 回 2 mg，1 日 2 回 ②1 回 1 mg，1 日 2 回 （乳児幼児の安全性は確立していない）	①気管支喘息 ②アレルギー性鼻炎，蕁麻疹，湿疹・皮膚炎，アトピー性皮膚炎，皮膚瘙痒症，痒疹
オキサトミド • オキサトミド DS®，など	内服　錠（30 mg）	成人：1 回 30 mg，1 日 2 回（朝・就寝前）	アレルギー性鼻炎，蕁麻疹，皮膚瘙痒症，湿疹・皮膚炎，痒疹
	内服　ドライシロップ（2%）	小児：1 回 0.5 mg/kg，朝・就寝前，1 日最高 0.75 mg/kg（幼児には慎重投与）	気管支喘息，アトピー性皮膚炎，蕁麻疹，痒疹
メキタジン • ゼスラン®，ニポラジン®，など	内服　錠（3 mg）	①1 回 6 mg，1 日 2 回 ②1 回 3 mg，1 日 2 回	①気管支喘息②アレルギー性鼻炎，蕁麻疹，皮膚疾患に伴う瘙痒（湿疹・皮膚炎，皮膚瘙痒症）
	内服　小児用細粒（0.6%）シロップ（0.03%）	小児：（乳児での安全性は確立していない） ①1 回 0.12 mg/kg，1 日 2 回 ②1 回 0.06 mg/kg，1 日 2 回	
エメダスチンフマル酸塩 • レミカット®，など	内服　カプセル（1 mg，2 mg）	1 回 1〜2 mg，1 日 2 回，朝・就寝前（小児での安全性は確立していない）	アレルギー性鼻炎，蕁麻疹，湿疹・皮膚炎，皮膚瘙痒症，痒疹
• アレサガ® テープ	貼付　経皮吸収型（4 mg，8 mg）	1 日 1 回貼付（小児での安全性は確立していない）	アレルギー性鼻炎
エピナスチン塩酸塩 • アレジオン®，など	内服　錠（10 mg，20 mg）	成人： ①1 回 20 mg，1 日 1 回 ②1 回 10〜20 mg，1 日 1 回	①気管支喘息，蕁麻疹，湿疹・皮膚炎，皮膚瘙痒症，痒疹，瘙痒を伴う尋常性乾癬 ②アレルギー性鼻炎
	内服　ドライシロップ（1%）	③1 日 1 回 0.25〜0.5 mg/kg ④1 日 1 回 0.5 mg/kg，1 日最大 20 mg（乳児での安全性は確立していない）	③アレルギー性鼻炎 ④蕁麻疹，皮膚疾患に伴う瘙痒（湿疹・皮膚炎，皮膚瘙痒症）

（次ページへつづく）

一般名・おもな商品名	剤　形		投与法	適応症
エバスチン •エバステル®，など	内服	錠（5 mg，10 mg） OD 錠（5 mg，10 mg）	1 日 1 回 5〜10 mg（乳児・幼児の安全性は確立していない）	蕁麻疹，湿疹・皮膚炎，痒疹，皮膚瘙痒症，アレルギー性鼻炎
セチリジン塩酸塩 •ジルテック®，など	内服	錠（5 mg，10 mg）	成人：1 日 1 回 10 mg，就寝前，最大 1 日 20 mg 7 歳以上 15 歳未満：5 mg，1 日 2 回	アレルギー性鼻炎，蕁麻疹，湿疹・皮膚炎，痒疹，皮膚瘙痒症
		ドライシロップ（1.25%）	2 歳以上 7 歳未満：2.5 mg，1 日 2 回，7 歳以上 15 歳未満：5 mg，1 日 2 回	
フェキソフェナジン塩酸塩 •アレグラ®，など	内服	錠（30 mg，60 mg） OD 錠（60 mg）	成人：1 回 60 mg，1 日 2 回 7 歳以上 12 歳未満：1 回 30 mg，1 日 2 回 12 歳以上：1 回 60 mg，1 日 2 回	アレルギー性鼻炎，蕁麻疹，皮膚疾患に伴う瘙痒（湿疹・皮膚炎，皮膚瘙痒症，アトピー性皮膚炎）
		ドライシロップ（5%）	6 か月以上 2 歳未満：1 回 15 mg，1 日 2 回 2 歳以上 7 歳未満：1 回 30 mg，1 日 2 回 7 歳以上 12 歳未満：1 回 30 mg，1 日 2 回 12 歳以上：1 回 60 mg，1 日 2 回	
ベポタスチンベシル酸塩 •タリオン®	内服	錠（5 mg，10 mg） OD 錠（5 mg，10 mg）	7 歳以上：1 回 10 mg，1 日 2 回	アレルギー性鼻炎，蕁麻疹，湿疹・皮膚炎，痒疹，皮膚瘙痒症
オロパタジン塩酸塩 •アレロック®	内服	錠（2.5 mg，5 mg） OD 錠（2.5 mg，5 mg）	7 歳以上：1 回 5 mg，1 日 2 回，朝・就寝前	アレルギー性鼻炎，蕁麻疹，皮膚疾患（湿疹・皮膚炎，皮膚瘙痒症）に伴う瘙痒
	内服	顆粒（0.5%）	2 歳以上 7 歳未満：1 回 2.5 mg，7 歳以上：1 回 5 mg を 1 日 2 回朝・就寝前	
ロラタジン •クラリチン®	内服	錠（10 mg） レディタブ錠（10 mg）	7 歳以上：1 日 1 回 10 mg，食後	アレルギー性鼻炎，蕁麻疹，湿疹・皮膚炎，皮膚瘙痒症に伴う瘙痒
	内服	ドライシロップ（1%）	3 歳以上 7 歳未満：1 回 5 mg，7 歳以上：1 回 10 mg を 1 日 1 回食後に用時溶解して服用	
レボセチリジン塩酸塩 •ザイザル®	内服	錠（5 mg）	成人：1 日 1 回 5 mg，就寝前（最高 10 mg） 7 歳以上 15 歳未満：1/2 錠（2.5 mg）を 1 日 2 回，朝・就寝前	アレルギー性鼻炎，蕁麻疹，湿疹・皮膚炎，痒疹，皮膚瘙痒症
		シロップ（0.05%）	6 か月以上 1 歳未満：1 回 1.25 mg，1 日 1 回，1 歳以上 7 歳未満：1 回 1.25 mg，1 日 2 回，7 歳以上 15 歳未満：1 回 2.5 mg，1 日 2 回	アレルギー性鼻炎，蕁麻疹，皮膚疾患（湿疹，皮膚炎，皮膚瘙痒症）に伴う瘙痒
レボカバスチン塩酸塩 •リボスチン®	点鼻薬		1 日 4 回，1 回各鼻腔に 2 噴霧（乳児・幼児の安全性は確立していない）	アレルギー性鼻炎
デスロラタジン塩酸塩 •デザレックス®	内服	錠（5 mg）	12 歳以上：1 日 1 回 5 mg	アレルギー性鼻炎，蕁麻疹，皮膚疾患（湿疹，皮膚炎，皮膚瘙痒症）に伴う瘙痒
ビラステン •ビラノア®	内服	錠（20 mg）	1 日 1 回 20 mg，空腹時（小児での安全性は確立していない）	アレルギー性鼻炎，蕁麻疹，皮膚疾患（湿疹，皮膚炎，皮膚瘙痒症）に伴う瘙痒
ルパタベジンフマル酸塩 •ルパフィン®	内服	錠（10 mg）	12 歳以上：1 日 1 回 10 mg	アレルギー性鼻炎，皮膚疾患（湿疹，皮膚炎，皮膚瘙痒症）に伴う瘙痒

4-14)，経口抗アレルギー薬として分類されているが，今日，その臨床的有用性は限定的である．

わが国の成人で頻度が高いとされるアトピー咳嗽では第一選択薬として位置づけられているが[5]，小児での検討は十分ではない．

投与方法

内服薬は1日1回ないし2回投与される．点鼻薬として局所療法で用いられることも多い（表4-14）．

副作用・禁忌

H_1受容体を介する中枢神経系に対する抑制作用は脳内H_1受容体占拠率とよく一致し，眠気，鎮静作用とともに自覚症状として把握されにくい作業効率の低下（インペアードパフォーマンス）として現れる．

乳幼児では，けいれん誘発の危険性がある．

H_1受容体以外にも作用するため，ムスカリン受容体を介するものとして口渇，粘膜乾燥感，尿閉，便秘，頻脈などが，またa-アドレナリン受容体を介するものとして低血圧，めまいなどの副作用が認められる．

シプロヘプタジン塩酸塩水和物（ペリアクチン®）は気管支喘息の急性増悪時の使用は禁忌となっている．

文　献

1) 黒沢元博．抗アレルギー薬，抗ヒスタミン薬．宮本昭正（監），臨床アレルギー学．改訂第3版，南江堂，2007；239-260
2) Bolser DC. Older-generation antihistamines and cough due to upper airway cough syndrome（UACS）: efficacy and mechanism. Lung 2008；**186**（Suppl. 1）: S74-S77
3) de Benedictis FM, et al. New oral H1 antihistamines in children : facts and unmeet needs. Allergy 2008；**63**: 1395-1404
4) Rafferty P, et al. Terfenadine, a potent histamine H1-receptor antagonist in the treatment of grass pollen sensitive asthma. Br J Clin Pharmacol 1990；**30**: 229-235
5) Shioya T, et al. Antitussive effects of the H1-receptor antagonist epinastine in patients with atopic cough（eosinophilic bronchitis）. Arzneimittelforschung 2004；**54**: 207-212

B. 薬物による治療

8 ヒスタミン H_2 受容体拮抗薬とプロトンポンプ阻害薬

CQ-6 参照

Keypoint

① 慢性咳嗽の原因として，胃食道逆流症（GERD）の関与が注目されている．
② コントロールに難渋する慢性咳嗽を呈する児で GERD の関与が疑われる場合には，ヒスタミン H_2 受容体拮抗薬やプロトンポンプ阻害薬（PPI）の有用性が期待できる．
③ 小児においては，PPI は至適投与量や投与期間など十分なエビデンスが得られていなかったが，2018 年エソメプラゾール（ネキシウム®）が逆流性食道炎の小児適応を取得し治療の選択肢が増えたため，今後の検討が期待される．

● 薬理作用と適応

通常の胃食道逆流症（gastro-esophageal reflux disease：GERD）と異なり，呼吸器症状を呈する場合には薬物治療が優先され，ヒスタミン H_2 受容体拮抗薬（以下，H_2 ブロッカー）とプロトンポンプ阻害薬（proton pump inhibitor：PPI）による制酸治療が行われる．

胃粘膜壁細胞には酸分泌刺激の受容体として，H_2 受容体やムスカリン受容体などがある．壁細胞内で生じる一連の胃酸分泌反応の最終過程で壁細胞内から H^+ を放出し，代わりに K^+ を取り込むプロトンポンプ（H^+, K^+-ATPase）が働いている．胃壁の enterochromaffin cell-like （ECL）細胞が産生するヒスタミンに対し，H_2 ブロッカーは H_2 受容体に可逆的に結合することで，また PPI はプロトンポンプの働きを阻害することで胃酸分泌抑制作用を示す（図 4-3）[1]．

小児の呼吸器疾患に対する H_2 ブロッカー，PPI の効果については，まだ不明な点が多いのが現状である．吸入ステロイド薬などを用いてもコントロールに難渋する喘息児や慢性咳嗽を呈する児で GERD の関与が疑われる場合には，有用性が期待できる[2]．PPI については，これまで至適投与量などについてのエビデンスが少なく，剤型もカプセル，OD 錠のみであったが，2018 年にエソメプラゾール（ネキシウム®）が 1 歳以上の小児の逆流性食道炎に対して承認を取得した．

現在小児に対して承認されている薬剤はロキサチジン（アルタット®），エソメプラゾール（ネキシウム®）である．

● 投与方法

1. ヒスタミン H_2 受容体拮抗薬[3]

表 4-15 を参照のこと．

H_2 ブロッカーは受容体拮抗薬であり，耐性が出現しやすいため本来は長期投与には向かないとされる．都度症状の確認・再評価を行いながら投与期間や追加治療も考慮する．

2. プロトンポンプ阻害薬[3]

表 4-16 を参照のこと．

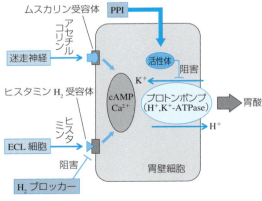

図 4-3 ヒスタミン H_2 受容体拮抗薬とプロトンポンプ阻害薬の薬理作用

（水野成人．抗潰瘍薬．臨床研修プラクティス 2009；**6**：68-72 より一部改変）

表 4-15　ヒスタミン H_2受容体拮抗薬[*]

一般名（商品名）	剤　形	投与法	適応症
シメチジン （タガメット®）	細粒：20%（200 mg/g） 錠：200 mg，400 mg	内服： 40 mg/kg/日，分 3〜4 成人量 800〜1,200 mg/日	胃潰瘍，十二指腸潰瘍，Zollinger-Ellison 症候群，上部消化管出血，逆流性食道炎，急性・慢性胃炎の急性増悪期
ラニチジン塩酸塩 （ザンタック®）	錠：75 mg，150 mg	5〜10 mg/kg/日，分 2〜3 成人量 300 mg/日	胃・十二指腸潰瘍，吻合部潰瘍，Zollinger-Ellison 症候群，逆流性食道炎，上部消化管出血，急性・慢性胃炎の急性増悪期，麻酔前投薬
ファモチジン （ガスター®）	散：2%（20 mg/g） 　　10%（100 mg/g） 錠：10 mg，20 mg D 錠：10 mg，20 mg （口腔内崩壊錠）	1 mg/kg/日，分 2 成人量 20 mg/日	胃・十二指腸潰瘍，吻合部潰瘍，上部消化管出血，逆流性食道炎，Zollinger-Ellison 症候群，急性・慢性胃炎急性増悪期の胃粘膜病変改善
ロキサチジン （アルタット®）	徐放カプセル：37.5 mg，75 mg	小児：体重 30 kg 未満 1 回 37.5 mg，体重 30 kg 以上 1 回 75 mg を 1 日 2 回	胃潰瘍，十二指腸潰瘍，吻合部潰瘍，逆流性食道炎，Zollinger-Ellison 症候群，麻酔前投薬，胃粘膜病変（びらん，出血，発赤，浮腫）の改善，急性胃炎，慢性胃炎の急性増悪期

[*]：いずれの薬剤も小児に対する安全性は確立されていない

表 4-16　プロトンポンプ阻害薬

一般名（商品名）	剤　形	投与法	適応症
オメプラゾール ナトリウム （オメプラール®）[*]	錠：10 mg，20 mg	0.5 mg/kg/日，分 1 成人量 20 mg/日，分 1〜2	胃潰瘍，十二指腸潰瘍，吻合部潰瘍，逆流性食道炎，Zollinger-Ellison 症候群，胃潰瘍または十二指腸潰瘍における *H. pylori* 除菌補助，非びらん性胃食道逆流症（10 mg 錠のみ）
ランソプラゾール （タケプロン®）[*]	カプセル： 15 mg，30 mg OD 錠：15 mg，30 mg （口腔内崩壊錠）	成人量 15〜30 mg/日，分 1	胃潰瘍，十二指腸潰瘍，吻合部潰瘍，逆流性食道炎，Zollinger-Ellison 症候群，胃潰瘍または十二指腸潰瘍における *H. pylori* 除菌補助，非びらん性胃食道逆流症（15 mg のみ）
エソメプラゾール マグネシウム水和物 （ネキシウム®）	カプセル： 10 mg，20 mg 懸濁用顆粒： 10 mg，20 mg	体重 20 kg 未満 10 mg/日：分 1 体重 20 kg 以上 10〜20 mg/日：分 1 （非びらん性胃食道逆流症では 10 mg/日：分 1） 成人量 10〜20 mg/日：分 1	胃潰瘍，十二指腸潰瘍，吻合部潰瘍，逆流性食道炎，非びらん性胃食道逆流症，Zollinger-Ellison 症候群 （成人）胃潰瘍や十二指腸潰瘍等における *H. pylori* 除菌補助

[*]：小児に対する安全性は確立されていない

副作用・禁忌

おもな副作用としては，ALT，AST の上昇などの肝障害，便秘，白血球減少（0.1〜0.5% 未満），発疹，下痢・軟便，倦怠感，頭痛など（0.1% 未満）がある．

重大な副作用としては，①ショック，アナフィラキシー様症状，②無顆粒球症，汎血球減少，③中毒性表皮壊死症（Lyell 症候群），皮膚粘膜眼症候群（Stevens-Johnson 症候群），④急性肝不全，黄疸，⑤横紋筋融解症，⑥QT 延長症候群，⑦意識障害・けいれん，⑧間質性腎炎・急性腎不全，⑨間質性肺炎，などが報告されている．

小児においては，とくに PPI の長期投与に関する安全性についてのエビデンスはまだ乏しく，エソメプラゾールも非びらん性胃食道逆流症に対しては通常，4 週間までの投与とされており今後のエビデンスの集積が待たれる．

文　献

1) 水野成人. 抗潰瘍薬. 臨床研修プラクティス 2009；**6**：68-72
2) 吉田之範, 他. 乳幼児気管支喘息における胃食道逆流症の頻度とファモチジンの効果の検討. アレルギー 2008；**57**：529-535
3) 小児胃食道逆流症診断治療指針作成ワーキンググループ報告　小児胃食道逆流症診断治療指針. 日児誌 2006；**110**：86-94

第 4 章　咳嗽の治療

第4章　咳嗽の治療

B. 薬物による治療

9　クロモグリク酸ナトリウム（DSCG）

Keypoint

①クロモグリク酸ナトリウム（DSCG）吸入薬は，喘息に有効な薬剤である．

②DSCG の咳嗽抑制機序として，気道刺激物質（アレルゲン，タバコ煙など）による知覚神経 C 線維の温度感受性受容体である TRPV1 の活性化抑制が推定されている．

● 薬理作用と適応

1. 薬理作用

クロモグリク酸ナトリウム（disodium cromoglicate：DSCG）は古くから使用されている抗アレルギー薬であり，喘息に有効である．さらに DSCG の新組成薬である PA101 のネブライザー吸入の検討[1]においても，慢性咳嗽の症状に対する治療の可能性が指摘されている．なお，DSCG の作用機序は完全には解明されていないが，以下のような薬理学的作用が認められている．

1）マスト細胞の膜安定化[2]

マスト細胞の膜安定化により，アレルギー性および咳嗽誘発性メディエータの遊離を抑制する．

2）知覚神経 C 線維の活性抑制[3)4]

知覚神経 C 線維を介する神経原性炎症の抑制効果が示されている．

3）その他の作用[2]

DSCG は好酸球の活性化を抑制する．また喘息患者への投与で好酸球浸潤の抑制がみられることから，好酸球遊走を抑制する効果も示されている．さらに好中球の活性化を抑制することも示されている．

気道上皮と血管内皮の接着因子である ICAM-1（intercellular adhesion molecule-1），VCAM-1（vascular cell adhesion molecule-1）および ELAM-1（endothelial leukocyte adhesion molecule-1）の発現低下がみられ，これが好酸球などの炎症性細胞の浸潤を抑制する可能性も示唆されている[5]．

その他，DSCG の作用として，T リンパ球の集積抑制，マクロファージならびに血小板の活性化抑制が示されている．また最近では，インフルエンザウイルスなどへの抗ウイルス効果[6]も注目されている．

2. 種　類

DSCG の種類を表 4-17 に示す．DSCG 吸入薬は非ステロイド性抗炎症薬（non-steroidal anti-inflammatory drugs：NSAIDs）で，ネブライザーや定量噴霧吸入器（metered-dose inhaler：MDI）を用いて使用する．

3. 適　応

1）喘　息

小児喘息の咳嗽症状に対する DSCG 吸入の改善効果が認められた[7]．

喘息発症 2 年以内に DSCG 吸入を開始した患児では，発症後 2 年を超えて吸入を開始した患児に比べ症状スコアなどの改善が優れていた[8]．

表 4-17　クロモグリク酸ナトリウム（DSCG）の剤形別の用法・用量

一般名	おもな商品名	規格・単位	投与量（小児）
クロモグリク酸ナトリウム（DSCG）	インタール® 吸入液 1%	1%・2 mL/1 A	吸入液 1 回 1 A，1 日 3〜4 回電動式ネブライザーを用いて吸入

すなわち，咳嗽および喘鳴を認める軽症持続型の乳幼児に対する早期介入において効果を発揮する薬剤であり，「小児気管支喘息治療・管理ガイドライン2023」[9]にも記載されている．

投与方法

剤形別の用法・用量を**表4-17**に示す．

副作用・禁忌

重大な副作用はまれであるが，①気管支れん縮，②PIE（pulmonary infiltration with blood eosinophilia）症候群（好酸球増多を伴う肺浸潤；発熱，咳嗽，喀痰を伴うことが多い），③アナフィラキシー，が報告されている．その他の副作用として，発疹，咽喉頭の刺激感，悪心などがある．

文　献

1）Abd-Elaziz K, et al. Improved bioavailability of cromolyn sodium using inhaled PA101 delivered via eFlow® nebulizer. Eur Clin Respir J 2020；**7**：1809083

2）吉原重美．クロモグリク酸ナトリウム（DSCG）．ニューロペプタイド研究会（編），こどもの咳嗽診療ガイドブック．診断と治療社，2011；148-150

3）吉原重美．DSCGのC-fiber活性抑制作用．アレルギー・免疫 2005；**12**：1138-1144

4）Yoshihara S, et al. Nedocromil sodium inhibits bradykinin-and antigen-induced plasma extravasation in guinea pig airways. Biomed Res 2001；**22**：19-24

5）奈邊　健，他．クロモグリク酸ナトリウムの遅発性喘息反応に対する抑制効果．Inflammation and Regeneration 2005；**25**：123-129

6）Hidari KI, et al. In vitro and in vivo inhibitory effects of disodium cromoglycate on influenza virus infection. Biol Pharm Bull 2004；**27**：825-830

7）Edwards A, et al. Inhaled sodium cromoglycate in children with asthma. Thorax 2002；**57**：282

8）Yoshihara S, et al. Effects of early intervention with inhaled sodium cromoglycate in childhood asthma. Lung 2006；**184**：63-72

9）滝沢琢己，手塚純一郎，長尾みづほ，吉原重美（監），日本小児アレルギー学会．小児気管支喘息治療・管理ガイドライン2023．協和企画，2023

第4章 咳嗽の治療

B. 薬物による治療

10 抗コリン薬

Keypoint

① 喘息児の咳嗽に有効な場合がある.
② 喘息以外でも咳嗽や気道過分泌の主たる病態としてコリン作動性神経系の活性化が推測される病態に有効な可能性がある.

薬理作用と適応

コリン作動性神経系は,アセチルコリンを神経伝達物質とし,気道平滑筋の収縮や粘液分泌亢進などにより気道収縮性に働く(図4-4).

気道においてアセチルコリンは,M_1,M_2,M_3の3種類のムスカリン受容体に結合して作用を発揮する(図4-5).M_1受容体は気管支周囲神経節内に存在し,節後線維を活性化する.M_2受容体は節後線維に存在し,アセチルコリンによる活性の伝達をネガティブフィードバック機構により抑制する.M_3受容体は気管支平滑筋に加え粘膜下腺や気道上皮の杯細胞近傍にも存在する.ホスホリパーゼCを活性化することで細胞内Ca^{2+}濃度の上昇を引き起こすことにより最終的に作用を発揮する.

抗コリン薬は,上記のムスカリン受容体への結合を競合的に抑制することで気管支拡張性に作用する.

市販されている抗コリン薬はいずれも吸入製剤であり,短時間作用型のイプラトロピウム製剤(アトロベント®エロゾル)と長時間作用型(long-acting muscarinic antagonist:LAMA)のチオトロピウム製剤〔スピリーバ®(カプセルまたはレスピマット)〕,グリコピロニウム製剤〔シーブリ®(カプセル)〕,アクリジニウム製剤〔エクリラ®(ジェヌエア)〕,ウメクリジニウム〔エンクラッセ®(エリプタ)〕の5種類である.このうちわが国で小児に適応があるのはイプラトロピウムのみである.

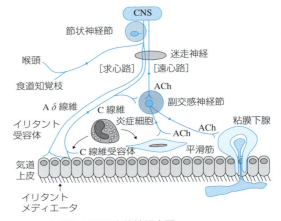

図4-4 気道における自律神経支配
CNS:中枢神経系,ACh:アセチルコリン

抗コリン薬の保険診療上の適応は,気管支喘息,慢性気管支炎,肺気腫である.このため,小児における適応は,おもに気管支喘息である.

寒冷刺激や酸(H^+),タバコの煙,オゾンなどは知覚神経上の受容体(侵害受容体)を刺激する[1]ことから,抗コリン薬はとくに,気象の変化(急な冷え込み,冬場),冷気,運動,煙,胃食道逆流症(gastroesophageal reflux disease:GERD)に伴う気管支喘息の急性増悪や咳嗽に有効な可能性がある.小児のアレルギー専門医に対する調査では,抗コリン薬によって改善する症状は咳嗽との回答が最も多く,また誘因別では,天候の変化,冷気吸入,運動,感情の変化(大泣き,大笑い),心因性,などによる急性増悪に有用との回答が多かった[2](図4-6).

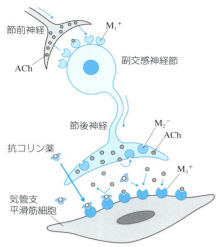

図 4-5　気道のムスカリン受容体の分布
ACh：アセチルコリン，M：ムスカリン受容体，
＋：興奮性，－：抑制力

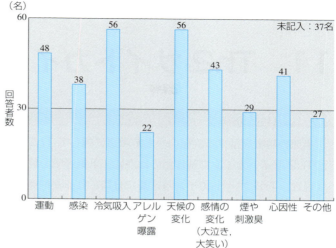

図 4-6　抗コリン薬が有効である急性増悪の誘因（小児科アレルギー専門医の回答）

（徳山研一，他．小児気管支喘息に対する吸入抗コリン薬の使用状況－アレルギー専門小児科医を対象とした質問表による調査－．日本小児アレルギー学会誌 2004；**18**：270-278）

投与方法

イプラトロピウム製剤は，5歳以上の小児では成人と同じく1回2吸入（イプラトロピウムとして40μg）を1日2～3回吸入する（添付文書には小児の至適吸入回数は明記されていない）．

わが国における小児の喘息ガイドラインでは抗コリン薬は，長期管理薬としての位置づけはない．一方，GINA（Global Initiative for Asthma）ではLAMAの一つであるチオトロピウムが6歳以上の小児に対し，step 4-5に用いる長期管理薬となっており[3]，米国では6歳以上の小児への使用が承認されている[4]．実際，海外では小児気管支喘息に対して抗コリン薬の有用性が報告されている[5]．一方，わが国では保険適用外ではあるが，重症乳児喘息に対してチオトロピウムを使用し有効であったとの報告もあり[6]，小児の喘息に対する抗コリン薬の位置づけは今後の検討課題である．

副作用・禁忌

おもな副作用として，頭痛，悪心，口内乾燥，心悸亢進などがある．きわめてまれではあるが注意すべき副作用として，散瞳や緑内障（吸入時の眼内への噴霧）が液剤のネブライザー吸入でおこりうる．

禁忌はアトロピン過敏症，閉塞隅角緑内障，前立腺肥大である．

文　献

1) O'Neill J, et al. Chronic cough and pain：Janus faces in sensory neurobiology？. Pulm Pharmacol Ther 2013；**26**：476-485
2) 徳山研一，他．小児気管支喘息に対する吸入抗コリン薬の使用状況－アレルギー専門小児科医を対象とした質問表による調査－．日本小児アレルギー学会誌 2004；**18**：270-278
3) Global Initiative for Asthma. Global Strategy for Asthma Management and Prevention. 2023 update https://ginasthma.org/wp-content/uploads/2023/07/GINA-2023-Full-report-23_07_06-WMS.pdf
4) Hamelmann E, et al. Efficacy & safety of tiotropium in children & adolescents. Drugs 2018；**78**：327-338
5) Santamaria F, et al. Update on long-acting anticholinergics in children and adolescents with difficult and severe asthma. Front Pediatr 2022；**10**：896865
6) 百々菜月，他．長時間作用性抗コリン薬吸入を導入した重症乳幼児喘息の4例．アレルギー 2022；**71**：248-253

第 4 章　咳嗽の治療

B. 薬物による治療

11　Th2 サイトカイン阻害薬

Keypoint

①小児の咳嗽を呈する疾患のうち，喘息に対して Th2 サイトカイン阻害薬が効果を示す．
②Th2 サイトカイン抑制作用のほかに，下気道求心性神経を介した作用も考えられている．
③現在，Th2 サイトカイン阻害薬に分類される薬剤はスプラタストトシル酸塩のみである．

薬理作用と適応

1. 薬理作用

　現在，Th2 サイトカイン阻害薬に分類される薬剤はスプラタストトシル酸塩のみである[1]．

　アレルギーに関与するリンパ球（Th2 細胞）および炎症細胞で作用し，ヘルパー T 細胞からの interleukin（IL）-4 および IL-5 の産生抑制に基づく好酸球浸潤抑制作用，IgE 抗体産生抑制作用ならびにヒスタミン遊離抑制作用を示す．これにより，アレルギー疾患の咳嗽に効果を示すと考えられている．

　喘息，アトピー性皮膚炎，アレルギー性鼻炎に対して適応を有している．

　臨床的には，咳喘息やアトピー咳嗽に対して咳点数の低下や咳受容体閾値の改善を示し，喀痰中の eosinophil cationic protein（ECP），末梢血好酸球数および血清 IgE 値の減少を認める[2]．

　本剤は多くの臨床研究で，投与後 1〜2 週間で咳嗽に対して効果を示すことが報告されている．

　喘息，アトピー性皮膚炎，アレルギー性鼻炎に対しては 4〜8 週間で効果を示すのに比べ咳嗽に対する効果発現は早いことから，Th2 サイトカイン抑制作用以外の作用をもつことが考えられる．

　成人の肺がん術後に持続する乾性咳嗽に対して，スプラタストトシル酸塩により咳嗽症状の主観的な改善を認めた臨床研究が報告されている[3]．肺がん術後の咳嗽は下気道末梢に広く分布している C 線維が関与するものと考えられる．スプラタストトシル酸塩はブラジキニンによって誘発された咳嗽を抑制することから，C 線維を介して作用するとされており，これよりスプラタストトシル酸塩の咳嗽抑制作用は下気道求心性神経を介した作用と考えられる．

2. 適　応

　「咳嗽・喀痰の診療ガイドライン 2019」では，成人の咳喘息に対する治療薬として有効性が示されている[4]．プラセボ対照二重盲検試験により投与 1 週後に咳嗽症状の改善を認め，また，咳感受性の低下，喀痰中の ECP の低下を認めている．

　本剤は Th2 サイトカイン阻害作用をもつことより，他の治療薬が喘息に対しておもに対症療法として使用されているのに対して，原因療法的な役割をもった薬剤として使用される．吸入ステロイド薬や気管支拡張薬との併用により使用されることが多い．

　成人のアトピー型喘息に対して，咳受容体閾値の上昇を示した報告もある[5]．また成人では，咳喘息，アトピー咳嗽，喉頭アレルギーに効果があるとする報告もある．

投与方法

　小児での投与方法は，スプラタストトシル酸塩として 1 回 3 mg/kg を 1 日 2 回朝食後および夕食後に，用時溶解して経口投与，年齢・症状に応じて適宜増減するが，1 日用量ドライシロップとして 6.0 g（スプラタストトシル酸塩として成人の通常の 1 日用量 300 mg）を超えない

表4-18　Th2サイトカイン阻害薬の年齢別標準投与量

年　齢	1回投与量 （スプラタストトシル酸塩として）
3歳以上5歳未満	37.5 mg
5歳以上11歳未満	75 mg
11歳以上	100 mg

小児にはスプラタストトシル酸塩として1回3 mg/kgを1日2回朝食後および夕食後に，用時溶解して経口投与する．なお，年齢，症状により適宜増減する．ただし，1日投与量はドライシロップとして6.0 g（スプラタストトシル酸塩として成人の通常の1日用量300 mg）を超えないこと

こととする．

年齢別の標準投与量を**表4-18**に記載する．

副作用・禁忌

重大な副作用はまれであるが，①肝機能障害（黄疸，ALT上昇，AST上昇，γ-GTP上昇，ALP上昇，LDH上昇），②ネフローゼ症候群，が報告されている．

その他のおもな副作用として，胃部不快感，悪心，胃痛，下痢などの消化器症状（0.1～5%未満），眠気（0.1～5%未満），好酸球増多（0.1～5%未満），発疹，瘙痒感（0.1～5%未満）などがある．

文　献

1) 吉原重美．Th2サイトカイン阻害薬．ニューロペプタイド研究会（編），こどもの咳嗽診療ガイドブック．診断と治療社，2011；151-153
2) Shioya T, et al. Effect of suplatast tosilate, a Th2 cytokine inhibitor, on cough variant asthma. Eur J Clin Pharmacol 2002；**58**：171-176
3) Miyamoto H, et al. Usefulness of suplatast tosilate for chronic cough following lung cancer surgery. Gen Thorac Cardiovasc Surg 2009；**57**：463-466
4) 日本呼吸器学会咳嗽・喀痰の診療ガイドライン2019作成委員会（編）．咳嗽・喀痰の診療ガイドライン2019．メディカルレビュー社，2019
5) Ishiura Y, et al. Th2 cytokine inhibition and cough in asthmatic and bronchitic patients. Ann Med 2004；**36**：623-629

B. 薬物による治療

12　漢方薬

Keypoint

①漢方薬は多数の生薬から構成される複合体であり，組み合わせや調合の割合で総合的な薬効が変化することが特徴である．

②咳嗽に対し漢方治療を試みる際，咳嗽の性状や持続期間，喘鳴を伴うかどうかなどについて考慮し，適切な漢方薬を選択する必要がある．

③漢方薬は味覚的に小児には飲みづらいものも多いため，苦痛なく飲ませる工夫も必要である．

薬理作用と適応

漢方薬は多数の生薬から構成される複合体であるため，薬理作用は複雑で不明確な点が多いが，基本的に東洋医学の薬剤のため「証」をみて使用する．

近年，積極的に薬理学的な検討がなされている．含有するおもな生薬の薬理作用の観点から以下の四つに分類できる．

①麦門冬・人参・大棗・甘草を主構成成分とする薬剤（麦門冬湯，清肺湯など）：鎮咳・去痰作用．

②半夏・蘇葉・厚朴を主構成成分とする薬剤（半夏厚朴湯，参蘇飲など）：鎮静作用と胸部不快感を改善させる作用．

③柴胡・黄芩・甘草・厚朴を主構成成分とする薬剤（柴朴湯，柴陥湯など）：抗炎症，抗アレルギー作用．

④気道の拡張作用を示すエフェドリンを含有する麻黄を主構成成分とする薬剤（小青竜湯，五虎湯など）：交感神経刺激効果．

麦門冬湯は，咳嗽の誘因となる一酸化窒素（nitric oxide：NO）の増加を抑制し気道炎症を改善する末梢性の鎮咳作用をもつとの報告があり，強い乾性咳嗽や切れにくい喀痰がある際に適応となる[1]．

乳児～学童期の気管支炎の咳嗽に対して，麦門冬湯とデキストロメトルファン臭化水素酸塩水和物（メジコン®）の効果を比較したところ，両者ともに効果は3日以内にみられ，その差は

ほとんどみられず，一部，デキストロメトルファンに不応であった例にも麦門冬湯が効果を示したとの報告がある[2]．

柴朴湯はアレルギー性炎症，好酸球活性の抑制，抗ヒスタミン作用，血小板活性化因子（platelet-activating factor：PAF）産生抑制作用などがあり，気道炎症の抑制により鎮咳作用を示すとされている．成人では喘息患者におけるステロイド薬の使用量を減量できるとの報告もある[3]．

麻黄にはエフェドリンが含まれており，気管支拡張作用を有する．麻黄を含む小青竜湯，五虎湯，麻杏甘石湯は急性増悪に伴う咳嗽に有効とされる．

投与方法

咳嗽に用いる漢方薬の一覧を**表4-19**に，小児への投与量の目安を**表4-20**に示す．投与方法は一律1日3回食前・食間内服である．

咳嗽を伴う急性上気道炎（一般的なかぜ症候群）に対する漢方治療の例のフローチャートを示す（**図4-7**）[4]．咳嗽の性状から分類しているが，実際は症状が重複することも多く，合方にして使用することも多い．

漢方薬は味覚的に小児には飲みづらいものも多いため，オブラートや服薬用ゼリーを用いて飲ませるなどの工夫も必要である．二次感染の可能性を考える場合は，漢方薬と抗菌薬の併用が望ましい．

表 4-19 咳嗽に用いるおもな漢方エキス製剤の一覧表

一般名	構成生薬	薬効
麦門冬湯 (ばくもんどうとう)	麦門冬, 粳米, 半夏, 甘草, 人参, 大棗	末梢性鎮咳作用・去痰作用・口渇改善作用
清肺湯 (せいはいとう)	麦門冬, 桔梗, 杏仁, 桑白皮, 陳皮, 五味子, 天門冬, 茯苓, 大棗, 黄芩, 生姜, 甘草, 当帰, 山梔子, 貝母, 竹茹	去痰作用・気道粘膜線毛運動改善・サーファクタント産生・分泌調整・活性酸素消去・誤嚥性肺炎予防効果
半夏厚朴湯 (はんげこうぼくとう)	半夏, 茯苓, 厚朴, 蘇葉, 生姜	咳嗽反射・嚥下反射の改善, 咽頭・喉頭部のサブスタンスPの増加
参蘇飲 (じんそいん)	半夏, 茯苓, 葛根, 前胡, 桔梗, 陳皮, 甘草, 人参, 大棗, 枳実, 蘇葉, 生姜	鎮咳作用
柴陥湯 (さいかんとう)	柴胡, 半夏, 黄芩, 大棗, 人参, 甘草, 黄連, 生姜, 栝楼仁	去痰作用・鎮痛作用
柴朴湯 (さいぼくとう)	柴胡, 半夏, 茯苓, 厚朴, 蘇葉, 生姜, 甘草, 人参, 大棗, 黄芩	抗ヒスタミン作用・アレルギー性炎症抑制・好酸球性炎症の抑制
小青竜湯 (しょうせいりゅうとう)	麻黄, 芍薬, 乾姜, 甘草, 桂皮, 細辛, 五味子, 半夏	Ⅰ型アレルギー反応抑制・Ⅰ型アレルギーの遅発相の抑制・気管支拡張作用・IgE産生抑制作用
五虎湯 (ごことう)	石膏, 杏仁, 麻黄, 桑白皮, 甘草	鎮咳作用・気管支拡張作用
麻杏甘石湯 (まきょうかんせきとう)	麻黄, 杏仁, 甘草, 石膏	気管支拡張作用

表 4-20 投与量の目安

年齢	3か月	6か月	2歳未満	2歳以上4歳未満	4歳以上7歳未満	7歳以上15歳未満	15歳以上
投与量	成人容量の1/6	成人容量の1/5	成人容量の1/4	成人容量の1/3	成人容量の1/2	成人容量の2/3	成人量

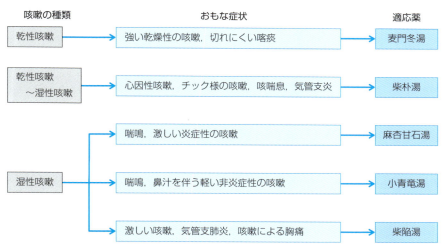

図 4-7 咳嗽を伴う急性上気道炎の漢方治療の処方例

咳嗽を伴う急性上気道炎（一般的なかぜ症候群）に対する漢方治療例．咳嗽の性状から分けているが，実際は症状が重複することも多く，合方にして使用することも多い．一般的な軽い上気道炎や発熱から1～2日間は抗菌薬を併用せずに漢方薬のみでよい例が多い．二次感染の可能性を考える場合は漢方薬と抗菌薬を併用することが望ましい

（広瀬滋之，日常よく見る疾患と診療のポイント．小児科疾患漢方治療マニュアル，現代出版プランニング，2006；98-106 より一部改変）

副作用・禁忌

　いずれの薬剤も小児では使用経験が少ないため，安全性は確認されていない．ただし，漢方薬は全般的に，比較的副作用が少なく，小児でも使用しやすいのが特徴である．

　共通する副作用として，皮膚症状（発疹・発赤・痒み）や消化器症状（食欲不振・胃部不快感・悪心・下痢など），また，まれではあるが間質性肺炎（咳嗽，発熱，息切れ，肺炎など），偽アルドステロン症（尿量低下，手足のむくみ，まぶたの重み），ミオパチー（手足のしびれ，力が入らない），肝障害（全身倦怠感など）などがあげられる[5]．

　麻黄は心疾患，腎疾患など，多くの疾患を悪化させる可能性が指摘されており，健常者にもけいれん発作や頭痛，振戦，高血圧などを起こす可能性があるため，小児の使用は避けるべきとの指摘がある．特に交感神経を刺激することから動悸を助長する可能性があるため，β_2刺激薬との併用には注意が必要である．柴朴湯や柴陥湯においては，膀胱炎様症状（頻尿，排尿痛）なども特記すべき副作用として注意が必要である．

　厚生労働省医薬・生活衛生局は清肺湯に含まれる漢方生薬の山梔子により腸間膜静脈硬化症が現れるおそれがあるとして，長期投与する場合にあっては定期的にCT，大腸内視鏡などの検討を行うことが望ましいと報告している．

文　献

1) 渡邉直人，他．咳感受性の亢進している気管支喘息患者に対する麦門冬湯の効果の検討．アレルギー 2003；**52**：485-491
2) 野中善治，他．小児の持続性咳そうにおける麦門冬湯の使用経験．日本小児東洋医学会誌 2004；**20**：15-21
3) Egashira Y, et al. A multicenter clinical trial of TJ-96 in patients with steroid-dependent bronchial asthma. A comparison of groups allocated by the envelope method. Ann N Y Acad Sci 1993；**685**：580-583
4) 広瀬滋之．日常よく見る疾患と診療のポイント．小児科疾患漢方治療マニュアル．現代出版プランニング，2006：98-106
5) 伊藤　隆．厚生労働省副作用情報に基づく一般用漢方製剤の副作用の件数と内容の調査．日本東洋医学雑誌 2016；**67**：184-190

第4章 咳嗽の治療

B. 薬物による治療

トピックス　選択的 P2X3 受容体拮抗薬

Keypoint

①これまでに効果的な治療法は確立されていなかった慢性咳嗽の治療薬として，選択的P2X3受容体拮抗薬，ゲーファピキサントクエン酸塩（以下，ゲーファピキサント）が2022年1月，わが国において製造販売が承認された．

②ゲーファピキサントは，おもに気道内のC線維上にみられるP2X3受容体を介した細胞外ATPシグナル伝達を遮断することにより，咳嗽を抑制する．

③難治性で原因疾患が不明の慢性咳嗽において推測される共通の基本的病態と考えられている咳過敏状態（cough hypersensitivity）を改善できると期待されているが，十分な鑑別を行ったのち，慎重に用いられるべきである．

● 慢性咳嗽の発現機序

8週間以上続く咳嗽として定義される慢性咳嗽は有病率も高く，患者のQOLを著しく低下させることも問題となっている．慢性咳嗽の原因疾患として，喘息，咳喘息，上気道咳嗽症候群（upper airway cough syndrome），胃食道逆流症などが知られているが，これらの原因疾患の十分な治療に対しても改善不十分な治療抵抗例（refractory chronic cough：RCC）や明らかな原因疾患が認められない症例（unexplained chronic cough：UCC）も数多くみられている[1]．

このRCC/UCCの病態の一つとして，患者側の咳受容体の過敏性の亢進が考えられ，喘息における気道過敏性に類して，咳過敏性症候群（cough hypersensitivity syndrome：CHS）という概念が提唱されている[2]．このCHSの治療においては，ステロイド薬やβ_2刺激薬の吸入などによる通常の慢性咳嗽の治療が無効であること，他方，慢性咳嗽の患者のなかには，喉の刺激感覚や非特異的な刺激に対する咳嗽発現のエピソードを有するものも数多くみられることから，咳受容体の過敏性を改善させる直接的な治療薬が望まれていた．

● 鎮咳薬の歴史から

鎮咳薬は，作用する部位により中枢性鎮咳薬と末梢性鎮咳薬に分けられるが[3]，これまで，効果の期待できる鎮咳薬は麻薬性の中枢性鎮咳薬であった．コデインやジヒドロコデインが代表的な薬剤で末梢からの刺激を受けて咳嗽をひきおこす延髄の咳中枢を抑制することで咳嗽を抑制するが，眠気や便秘などの副作用がみられる．

麻薬性の中枢性鎮咳薬は，小児では呼吸抑制をひきおこす可能性があるため，12歳未満の小児には適応がない．非麻薬性鎮咳薬にはデキストロメトルファンなどがあり，麻薬性鎮咳薬よりも副作用は比較的少ないものの鎮咳作用は弱いと考えられている．

一方，末梢性の鎮咳薬は，気道に分布する咳受容体の刺激を軽減することにより咳嗽を抑制することが目的とされ，これまでは，去痰薬，気管支拡張薬（β_2刺激薬，キサンチン類など），漢方薬（麦門冬湯，小青竜湯など）などが用いられてきたが，明確な効果判定がなされている薬剤はわずかである．

● P2X3 受容体と咳嗽の発現

咳反射には有髄線維のAδ線維と無髄線維のC線維が関連していると考えられている．Aδ線維の神経終末は急速適応受容体（RARs）で機械的刺激により活性化する．一方，C線維の神経終末受容体は化学刺激によって活性化し，

RARs の咳感受性を亢進させることが知られている.

P2X3 受容体は,迷走神経の C 線維にみられる ATP 依存性イオンチャネルである.ATP は気道における感染性の炎症やアレルギー性の炎症によって,気道上皮細胞から放出される[4].さらに,気道平滑筋の収縮によっても産生されることが知られている.この細胞外 ATP が P2X3 に結合し,P2X3 受容体を介して C 線維が活性化されることにより,一連の咳嗽反射が惹起されると考えられている.

ゲーファピキサントは非麻薬性の経口投与可能な P2X3 受容体アンタゴニストで,これまでの研究から,吸入した ATP に対する咳嗽反射を抑制させることが報告されている.McGarvey らは世界 26 か国の 150 以上の施設からの参加者を対象にした二つの二重盲検無作為化プラセボ対照第三相試験により,ゲーファピキサントが RCC/UCC の患者の治療に有効であることが示された[5].

効果と副作用

これまでの報告では,ゲーファピキサント 45 mg を 1 日 2 回投与することで客観的な咳嗽の頻度の減少が確認され,さらに咳嗽の減少は 24 週間にわたって認められている[6].咳嗽の抑制による生活の質の改善も 4 週目から観察され,治療期間を通じて持続したと報告されている.

副作用に関する報告は,おもに味覚に関連するもので,この副作用は投与中止により消失すること,重篤な有害事象はまれであることが報告されているが,知覚神経に作用する薬剤としての過剰な反応として注意が必要である.

ゲーファピキサントはスルホンアミド基を有するため,スルホンアミド系の薬剤に過敏性のある症例では交差過敏性が現れる可能性がある.また,重度腎機能障害のみられる患者では

ゲーファピキサントの曝露量の上昇が認められている.

今後について

臨床において,ターゲットが明確な治療薬を用いることで,その治療効果の有無により,対象患者の病態が明らかになることがある.ゲーファピキサント使用後に咳嗽の改善がなければ,その患者の咳嗽は,ATP に関連した刺激によるものではないことが推測される.

すでに内科の領域では活用されている薬剤であるが,末梢性の鎮咳薬であっても,小児においては咳反射による効果的な排痰などの呼吸生理における有意義な運動に対する影響は不明のため,小児に適用が拡大された場合,注意が必要である.

鎮咳薬は原因疾患の鑑別を曖昧にする可能性があるため,使用前に原因疾患の鑑別を十分に行うこと,さらに使用後の経過観察が望まれる.

文 献

1) Gibson P, et al. Treatment of Unexplained Chronic Cough：CHEST Guideline and Expert Panel Report. Chest 2016；**149**：27-44

2) Morice AH, et al. Cough hypersensitivity syndrome is an important clinical concept：a pro/con debate. Lung 2012；**190**：3-9

3) Bolser DC. Cough suppressant and pharmacologic protussive therapy：ACCP evidence-based clinical practice guidelines. Chest 2006；**129**（Suppl. 1）：238S-249S

4) Idzko M, et al. Nucleotide signalling during inflammation. Nature 2014；**509**：310-317

5) McGarvey LP, et al. Efficacy and safety of gefapixant, a P2X3 receptor antagonist, in refractory chronic cough and unexplained chronic cough（COUGH-1 and COUGH-2）：results from two double-blind, randomised, parallel-group, placebo-controlled, phase 3 trials. Lancet 2022；**399**：909-923

6) 朝倉佳代子.選択的 P2X3 受容体拮抗薬（ゲーファピキサント）.調剤と情報 2023；**29**：22-28

第4章　咳嗽の治療

参考　一般用医薬品（OTC 医薬品）・民間療法

Keypoint

①医療機関を受診する前に，咳嗽の緩和を目的として一般用医薬品（OTC 医薬品）を使用している症例がある．

②OTC 医薬品の用量は医師の使用する量より少なめに設定されており，効果が乏しいために設定用量を超えて服用することや長期間にわたって使用する症例も少なからずみられる．

③民間療法には調査・研究がなされているものもあるがまれであり，あくまで対症療法であることを念頭におくべきである．

小児用 OTC 医薬品について

OTC（over the counter）医薬品とは，「一般の人が，薬局・薬店などによる適正使用のための情報提供に基づき購入し，セルフメディケーションに用いる医薬品」を意味し，なかでもかぜ薬の使用頻度が最も高いことが報告されている．

小児においても，急性期や軽度の咳嗽では症状を緩和するために OTC 医薬品が用いられることも多いが，咳嗽に関連する OTC 医薬品のシステマティックレビューでは有効性についてのエビデンスはないことが示されている[1]．

本項は，すでに咳嗽の軽減目的で OTC 医薬品を使用してから来院した症例を想定し，その対応のための情報を示す．

OTC 医薬品には医療用医薬品として長い使用経験があり，安全性が確立した薬剤が使用されているが，米国食品医薬品局（Food and Drug Administration：FDA）は 2007 年に，ヒスタミン H_1 受容体拮抗薬を含む小児用 OTC 医薬品の鎮咳薬や総合感冒薬を 2 歳未満へ使用しないことを勧告している．これらの薬剤使用により，まれであっても重篤で生命を脅かす副作用が生じる可能性があるとの報告があるためである．

わが国でも 2008 年，厚生労働省より「用法及び用量に関する注意」として，「2 歳未満の乳幼児には，医師の診療を受けることを優先し，やむを得ない場合にのみ服用させること」と提示されている．

OTC 医薬品は，注意すべき度合いや副作用などのリスクの程度に応じて，以下の 4 つに分類されている．

①要指導医薬品：医療用医薬品から市販薬に転用されたばかりの製品（スイッチ OTC 医薬品）などは取り扱いに十分な注意が必要なため，購入時には薬剤師から書面で説明を受けなくてはならず，原則的に本人以外は購入できない．

②第一類医薬品：安全性に注意を要するもので，薬剤師がいないと購入することができない．

③第二類医薬品：かぜ薬，解熱鎮痛薬や漢方薬などが該当する．とくに注意を要する成分を含むものには「指定第 2 類医薬品（パッケージには "第②類医薬品" など数字の 2 に丸囲み）」の分類がなされている．

④第三類医薬品：ビタミン B・C 含有保健薬，整腸剤などが該当する．

第二類医薬品，第三類医薬品に該当する小児用 OTC 医薬品の総合感冒薬，鎮咳去痰薬などは，規制緩和により薬剤師でなくとも登録販売員がいるスーパーマーケットやコンビニエンスストア，インターネットで購入可能となっている．

さらに第二類医薬品であっても文書による説明義務は努力義務にとどまっており，十分な情報提供が行われていない現状があり，安易な使

用に対しては注意喚起を促す必要がある[2]．

一般用鎮咳去痰薬の薬理作用と注意点

表4-21 に，鎮咳去痰薬成分の作用と特徴を示す．

市販の，いわゆる咳止めは，鎮咳去痰薬，気管支拡張薬を主成分とするが，なかには総合感冒薬と同様にヒスタミン H_1 受容体拮抗薬やカフェインが含まれるものもある．

OTC 医薬品は急性期の症状を緩和することを目的に自己判断で使用されるものであるが，安易に鎮咳薬を用いることで，気道に侵入した異物や病原体などを排除する生体防御機構としての"必要な咳嗽"までも抑制する不利益については，患児・保護者に説明する必要がある[3]．

とくに咳嗽が湿性咳嗽の場合，いわゆる咳止めを使用すると喀痰の排出が困難となり，症状を増悪させてしまうことがあることも指摘しておく．

原因疾患にかかわらず，長期に及ぶ咳嗽がみられる症例では速やかな医師の診察・治療が必要とされるので，次回の症状出現時には速やかに医療機関を受診し，医師が指定した薬剤を用いるように指導を行う．

さらに，OTC 医薬品には症状緩和に必要のない成分が含まれることについても言及すべきである．

投与方法に関連する注意事項

小児用のOTC医薬品にはシロップ剤や液剤が多いが，低年齢で使用できない液剤もあることを念頭におくべきである．さらに，これらの薬剤について，1回服用量が過量にならないよう正確に計測することや，多くがショ糖を含むので虫歯予防に注意すること，子どもの手が届かないところに保管することなど，注意しておく必要がある[4]．

OTC 医薬品の用量は医師の使用する量より少なめに設定されており，効果が乏しいがために，設定用量を超えての服用や，長期間にわたって使用する症例も少なからずみられるので注意を要する[4]．

症状の反復する症例や重症化しやすい症例では速やかに医療機関を受診すべきである．その

ため，今後の薬物治療についての指導が重要である．

OTC の副作用と禁忌

コデイン，ジヒドロコデインといった麻薬性鎮咳成分は延髄の呼吸中枢を抑制し強力な鎮咳作用を発揮するが，その呼吸抑制作用や，麻薬成分による薬剤依存性も報告されており，とくに12歳未満の小児には投与しない．

麻薬性鎮咳成分の作用としては，気管支平滑筋の収縮作用と気管支腺分泌の低下による痰粘稠度の増加があるため，喘息の急性増悪中の投与は禁忌である．胃腸平滑筋のれん縮作用による消化管運動抑制のため，便秘，さらには麻痺性イレウスを生じる危険性もある[5]．

麻黄は心疾患，腎疾患など，多くの疾患を悪化させる可能性が指摘されており，健常者にもけいれん発作や頭痛，高血圧などをおこす可能性があるため，小児の使用は避けるべきとの指摘がある．麻黄の主成分にエフェドリンがあり，とくに交感神経を刺激することから動悸を助長する可能性があるため，$β_2$刺激薬との併用には注意が必要である．

気管支拡張作用のあるメチルエフェドリンは，長く鎮咳薬としても用いられてきたが，近年，乱用の危険性が指摘されている．

リゾチーム塩酸塩は卵白由来のタンパク質であり，本剤を含有する製剤は鶏卵アレルギーがある場合，禁忌である．また，乳児で初めて服用したときにショックをおこしたという報告があるため，乳幼児においては服用前に医師または薬剤師へ相談する必要がある．

テオフィリン，アミノフィリン水和物を含有する製剤では，けいれんの既往や発熱している児においては薬剤のクリアランスが不安定なことが多いため，副作用としてけいれんが誘発されるおそれがあり，慎重に対応する．

第1世代ヒスタミン H_1 受容体拮抗薬が含まれる商品があることにも留意すべきである〔「ヒスタミン H_1 受容体拮抗薬」（p.82）参照〕．

咳嗽の治療と民間療法

咳嗽は周囲に明確な症状であるため，集団生活のなかでは軽微であっても支障がある．難治

表 4-21 小児の OTC 医薬品一覧

症状（状態）	分類	商品名（会社名）	年齢	成分	鎮咳成分	気管支拡張成分	去痰成分	抗ヒスタミン成分	殺菌消毒成分	その他の成分
咳・痰のみ	麻薬性鎮咳成分	ベンザ®ブロックせき止め液（指定第2類）（アリナミン製薬）	12歳以上	40 mL 中	ジヒドロコデインリン酸塩 20 mg	dl-メチルエフェドリンリン酸塩 50 mg	グアイフェネシン 200 mg			セネガ、トラネキサム酸 280 mg
	非麻薬性鎮咳成分	浅田飴子供せきどめドロップ s（指定第2類）（浅田飴）	5歳以上	12個中		dl-メチルエフェドリンリン酸塩 25 mg	クレゾールスルホン酸 K 90 mg		セチルピリジニウム塩化物 3 mg	
痰がらみ	去痰成分のみ配合	ストナ®去たんカプセル（第2類）（佐藤製薬）	8歳以上	6カプセル中			L-カルボシステイン 750 mg, ブロムヘキシン塩酸塩 12 mg			
かぜ様症状を伴う咳・痰	麻薬性鎮咳成分	アルペン®S こどもせきどめシロップ（指定第2類）（ライオン）	3か月以上	48 mL 中	ジヒドロコデインリン酸塩 8 mg	dl-メチルエフェドリンリン酸塩 20 mg	グアヤコールスルホン酸 K 72 mg	ジフェンヒドラミン塩酸塩 24 mg		ナンテンジツ、キキョウ
		カイゲンかぜシロップ小児用 S（指定第2類）（カイゲンファーマ）	3か月以上	60 mL 中	ジヒドロコデインリン酸塩 8 mg	dl-メチルエフェドリンリン酸塩 20 mg		クロルフェニラミンマレイン酸塩 2.5 mg		キキョウ、セネガ
		パブロンキッズかぜシロップ（第2類）（大正製薬）	3か月以上	60 mL 中	デキストロメトルファン 16 mg		グアイフェネシン 83.3 mg	クロルフェニラミンマレイン酸塩 2.5 mg		アセトアミノフェン 300 mg
		コルゲンコーワ咳止め液 PLUS（指定第2類）（興和）	12歳以上	60 mL 中	ジヒドロコデインリン酸塩 30 mg	dl-メチルエフェドリンリン酸塩 75 mg	グアイフェネシン 300 mg	dl-クロルフェニラミンマレイン酸塩 6 mg		無水カフェイン 120 mg, バクモンドウ流エキス 1.25 mL
		小児用ジキニンシロップ（指定第2類）（全薬工業）	3か月以上	30 mL 中		dl-メチルエフェドリンリン酸塩 20 mg		クロルフェニラミンマレイン酸塩 2.5 mg		アセトアミノフェン 300 mg, 無水カフェイン 25 mg, カンゾウ 332 mg
		小児用エスエスブロン液エース（指定第2類）（エスエス製薬）	3か月以上	36 mL 中	ジヒドロコデインリン酸塩 18 mg		グアイフェネシン 120 mg	クロルフェニラミンマレイン酸塩 5.04 mg		無水カフェイン 48 mg

（次ページへつづく）

第 4 章 咳嗽の治療

症状	分類	商品名（会社名）	年齢	成分	備考					
					鎮咳成分	気管支拡張成分	去痰成分	抗ヒスタミン成分	殺菌消毒成分	その他の成分
かぜ様症状を伴う咳・痰	麻薬性鎮咳成分	小児用ヒストミンせき止めシロップS（小林薬品工業）(指定第2類)	3か月以上	60 mL 中	ジヒドロコデインリン酸塩 15 mg	dl-メチルエフェドリンリン酸塩 37.5 mg	グアイフェネシン 150 mg	クロルフェニラミンマレイン酸塩 6 mg		無水カフェイン 30 mg、キキョウ
		新トニン®咳どめ液（佐藤製薬）	12歳以上	30 mL 中	ジヒドロコデインリン酸塩 30 mg	トリメトキノール塩酸塩 6 mg	グアヤコールスルホン酸 K 270 mg	クロルフェニラミンマレイン酸塩 12 mg		無水カフェイン 62.5 mg、バクモンドウ、キキョウ、セネガ、ソヨウ
		アネトンせき止め液 (指定第2類)（ジョンソン・エンド・ジョンソン）	12歳以上	10 mL 中	コデインリン酸塩 8.33 mg	dl-メチルエフェドリンリン酸塩 12.5 mg		クロルフェニラミンマレイン酸塩 2 mg		無水カフェイン 10 mg
		ベリコデ®咳シロップ (指定第2類)（三宝製薬）	8歳以上	60 mL 中	ジヒドロコデインリン酸塩 30 mg	dl-メチルエフェドリンリン酸塩 75 mg	グアイフェネシン 300 mg	d-クロルフェニラミンマレイン酸塩 6 mg		シャゼンソウ、キキョウ、ソウハクヒ、オウゴン
	非麻薬性鎮咳成分	ムヒ®のこどもせきどめシロップSa (指定第2類)（池田模範堂）	3か月以上	60 mL 中	デキストロメトルファン 20 mg	dl-メチルエフェドリンリン酸塩 25 mg	グアイフェネシン 100 mg	クロルフェニラミンマレイン酸塩 4 mg		キキョウ・セネガ
		シロップA®アスゲンa (指定第2類)（日邦薬品工業）	3か月以上	60 mL 中	ノスカピン塩酸塩 38 mg		グアヤコールスルホン酸 K 240 mg	dl-クロルフェニラミンマレイン酸塩 8.2 mg		無水カフェイン 72 mg、マオウ、カンゾウ・ケイヒ
		アドレニン®エースシロップ (指定第2類)（三宝製薬）	8歳以上	60 mL 中		ジプロフィリン 140 mg、dl-メチルエフェドリン塩酸塩 40 mg		d-クロルフェニラミンマレイン酸塩 6 mg		オンジ、ゴミシ、ニンジン、ナンテンジツ
		キッズバファリンせきどめシロップS (指定第2類)（ライオン）	3か月以上	60 mL 中	デキストロメトルファン臭化水素酸水和物 20 mg	dl-メチルエフェドリンリン塩酸塩 25 mg	グアイフェネシン 100 mg	ジフェンヒドラミン塩酸塩 30 mg		キキョウ、セネガ
		宇津こどもせきどめシロップA (指定第2類)（新生薬品）	3か月以上	60 mL 中	デキストロメトルファン 30 mg	dl-メチルエフェドリンリン塩酸塩 37.5 mg	グアイフェネシン 100 mg	d-マレイン酸クロルフェニラミン 3 mg		ナンテンジツ、キキョウ

であれば健康被害は大きいため，古来より世界中の人々が数多くの治療法を考案してきた．

　身近な例として，飴をなめれば咳嗽が軽減することは誰もが経験することであるが，就寝前のハチミツ内服による治療効果については医学雑誌への研究報告もなされている[6]．

　しかしながら，調査・研究から有効性が確認された民間療法はまれであり，民間療法はあくまで対症療法であることを念頭におくべきである．

🔍文　献

1) Smith SM, et al. Over-the-counter（OTC）medications for acute cough in children and adults in community settings. Cochrane Database Syst Rev 2014：CD001831

2) 大谷道輝．小児用 OTC 医薬品のかぜ薬，鎮咳去痰薬に注意．薬局 2011；**62**：6

3) 日本呼吸器学会咳嗽に関するガイドライン第2版作成委員会．咳嗽に関するガイドライン．第2版．日本呼吸器学会，2012；14-19

4) 澤　文博．鼻炎治療薬，鎮咳去痰薬，総合感冒薬（かぜ薬）．小児科 2011；**44**：1035-1043

5) 兵頭裕美，他．鎮咳去痰薬．小児科診療 2011；**74**：755-758

6) Cohen HA, et al. Effect of honey on nocturnal cough and sleep quality：a double-blind, randomized, placebo-controlled study. Pediatrics 2012；**130**：465-471

第4章　咳嗽の治療

C. 非薬物療法による治療

1　呼吸理学療法

Keypoint

①小児での有効性を示す確立した科学的根拠は乏しいが，呼吸理学療法を行うことで排痰が促され，間接的に咳嗽の治療・予防に有効な手段となりうる．

②患児の年齢や病態に即した呼吸理学療法手技を選択し，安全に実施することが重要である．

● 概念と目的

呼吸理学療法は呼吸障害の予防と治療のために適応される理学療法手技であり，小児においてはおもに換気の改善，気道内分泌物の排除，胸郭呼吸運動の改善を図ることを目的に，急性期の対応として活用されることが多い．

小児喘息に対する鍛錬療法が試みられてきたが，呼吸理学療法の一環である慢性期の運動療法としての系統的な科学的検討はほとんど行われていない．

喘息急性増悪時の有効性についてはわが国より乳幼児での後方視的比較試験が1件報告されているが，有効性は明らかではなかった．

咳嗽の生理学的意義が気道内異物や分泌物の排除であることから，気道分泌過多や分泌物貯留を伴う患者に対する排痰を中心とした気道管理を目的に行う呼吸理学療法は，間接的に咳嗽の治療・予防に有効と考えられる（図4-8）．

術後や神経筋疾患に伴い随意的な喀痰喀出が十分でない症例に対して行う排痰介助だけでなく呼吸筋トレーニング，胸郭可動域運動なども，呼吸理学療法の重要な役割である．

● 方　法

1. ポジショニング

長期臥床や人工呼吸療法中には，定期的な体位変換と良肢位保持を行うことで，換気血流比の改善，機能的残気量の増加による酸素化の改善，呼吸仕事量および心臓仕事量の軽減，気道の粘液線毛輸送系の効果の増強，姿勢維持にか

痰の貯留部位の確認
・聴診（副雑音，呼吸音低下など）
・打診（濁音），触診（胸郭柔軟性の低下，振動）などの身体所見，画像などから確認

↓

前準備
・吸入療法（気管支拡張，気道の加湿により排痰を容易にする）
・リラクゼーション

↓

痰を中枢気道まで移動させる
・重力の利用（換気不全部位を上にした体位：体位排痰法）
・換気の利用（深呼吸，呼吸介助手技などによる換気の増加）
・軽打法，振動法
・振動呼気陽圧療法（パリ・オーペップ®，アカペラ®など）
・ハフィング

↓

咳嗽を促し，排痰を試みる
・咳嗽が弱ければ咳嗽の介助
・頸部気道を徒手的に刺激し咳嗽を誘発
・うがい
・吸引

図 4-8　排痰の基本的な考えかた

かわる筋群の筋力低下予防などが期待される．

体位変換時には呼吸循環動態が安定していることを確認し，ラインやチューブトラブルに注意し，疼痛や苦痛のないように体位を固定・維持する．

2. 呼吸練習

1）深呼吸

ゆっくりと大きく深く呼吸をすることは換気効率の改善をもたらし，呼吸困難の軽減につながる．

楽な体位をとり緊張の高い呼吸補助筋のストレッチやマッサージによりリラクゼーションを行い，声掛けをしながら吸気を鼻から，呼気を

104

口から行うように指導し，呼気・吸気のリズムを調整する．

2）口すぼめ呼吸

口をすぼめて呼気を行うことで，気道内圧の上昇による末梢気道の虚脱防止，呼吸数の減少，1回換気量の増加，機能的残気量の減少などを介して，酸素飽和度の上昇，呼吸困難感の軽減が期待される．

3）腹式呼吸（横隔膜呼吸）

年長児において腹式呼吸で横隔膜を積極的に使うことによって肺下部の換気促進や呼吸補助筋の負担を軽減させることにつながる．

3. 排痰法

1）体位ドレナージ（体位排痰法）

気道分泌物の貯留している末梢肺領域が高く，中枢気道が相対的に低くなるような体位をとり，重力によって貯留分泌物が中枢気道側へ排出されるように促す．

吸入療法や呼吸介助法の併用が有用である．

2）呼吸介助法

患者の呼吸に一致して胸郭を用手的に圧迫することで，他動的に胸郭運動を増加させ換気を改善し，呼吸仕事量の軽減を図る．

分泌物の移動促進，呼気延長に伴う炭酸ガスの排出，呼吸リズムの調整，胸腔内陰圧の増強に伴う側副気道のガス流量の増加，肺胞の再拡張，肺胞換気の改善などが期待される．

3）スクイージング

排痰体位をとり，気道内分泌物の貯留や無気肺が確認される肺野の胸郭を呼気時に圧迫し，吸気時に圧迫を解放する．

1回換気量，呼気流量が増加し，分泌物で閉塞した気道の開通や分泌物の排出を促し，胸郭圧迫後の肺・胸郭の弾性圧（陰圧）により虚脱した肺胞の再拡張が期待される．

4）強制呼出（ハフィング，huffing）

末梢気道の分泌物の移動を促す方法で，深い吸気の後，口唇と声門を開いたまま強制的に呼出を行う．呼気に合わせて，患者自身や治療者が胸郭を圧迫することでより強い呼出が可能となる．

5）咳嗽（カフィング，coughing）

中枢気道から分泌物などを喀出するもっとも有効な手段で，随意的に咳嗽を行う．ハフィングと同様，呼気に合わせて胸郭や腹部を圧迫することでより強い咳嗽を行うことが可能である．

6）軽打法，振動法

気道分泌物の貯留部位に振幅の少ない細かな振動を与え痰の移動を促す方法として，手をお椀状にして胸郭を軽くたたく軽打法や，手掌やマッサージ器を用いる振動法がある．

7）振動呼気陽圧療法

リラックスした排痰体位をとり，排痰呼吸訓練器（パリ・オーペップ®やアカペラ®）に息を吹き込むことで呼気に振動を伴った陽圧を生じさせ，気道分泌物の移動を促す方法である．

8）アクティブサイクル呼吸法

安静呼吸，深呼吸，強制呼出を順次組み合わせてセットで行う排痰法で，セットを数回繰り返す．欧米では嚢胞性線維症の患者を中心に行われている．

9）排痰機器

代表的な器具としてはカフアシスト®，コンフォートカフⅡ®，人工呼吸器IPV®，RTXレスピレータ®のクリアランスモードの活用などがある．症例により適切な機種の選択，設定の調整を行うことで，より安全に負担を軽減しながら効果的な排痰が可能となる．

🔵 注意点

小児の呼吸理学療法の有用性は日常診療の中で経験的に周知の事実となっているが，科学的裏付けはきわめて少ない．

患児の年齢や病態，病期，治療経過に配慮し，急変時の対応準備を整え安全に実施する．

🔍 参考文献

・加藤政彦，他．呼吸管理－呼吸理学療法．小児内科 2013；45：697-704
・日本呼吸ケア・リハビリテーション学会呼吸リハビリテーション委員会ワーキンググループ，他（編）．効率的な運動療法のためのコンディショニング．呼吸リハビリテーションマニュアル－運動療法－．第2版，照林社，2012；35-41
・居村茂幸（監）．ビジュアル実践リハ呼吸・心臓リハビリテーション－カラー写真でわかるリハの根拠と手技のコツ．羊土社，2012
・内尾 優，他．小児気管支喘息急性増悪患者における呼吸理学療法の検討．理学療法科学 2020；35：439-442

第4章　咳嗽の治療

C．非薬物療法による治療

2　鼻汁吸引と鼻腔洗浄

Keypoint

① 鼻汁吸引は，とくに急性および慢性鼻副鼻腔炎が原因の咳嗽に有効である．とくに，乳児の後鼻漏は咳嗽のみならず喘鳴などの原因ともなるため，これらの症状の診断的治療法の一つである．
② 鼻腔洗浄は，とくに鼻副鼻腔炎に有効な治療法の一つである．治療上の注意点に留意すれば家庭でも実施可能である．

● 原　理

　鼻汁吸引や鼻腔洗浄などの鼻処置は中鼻道の開大や副鼻腔の換気を促進し，局所の炎症の改善を目的として実施される[1]．その結果，咳嗽反射を抑制することが期待される．

● 適　応

　鼻汁吸引は，咳嗽の原因として後鼻漏をきたす疾患のうち，とくに急性および慢性鼻副鼻腔炎が適応となる．とくに，乳児の後鼻漏は咳嗽のみならず喘鳴や吸気性呼吸困難，無呼吸（閉塞性）などの随伴症状をきたしたり，哺乳力低下や不機嫌などの全身症状を合併することもある[2]．鼻汁吸引はこれらの症状の改善にも有用である．
　鼻腔洗浄は，鼻副鼻腔炎やアレルギー性鼻炎が適応となる．小規模な臨床試験が多いが，その有用性について多くの報告がある[3]．

● 方　法

1．鼻汁吸引

　鼻汁吸引は，総鼻道を中心とした鼻粘膜上ならびに咽頭・喉頭の鼻汁，鼻漏の吸引を行うものである．
　電動の鼻汁吸引器（排気流量は13～15 L/分程度）にアタッチメントとしてオリーブ管（図4-9A），あるいは喀痰吸引用のサクションカテーテル（図4-9B）を接続して鼻汁を吸引する．
　後鼻漏は，とくに慢性化すると総鼻道のみな

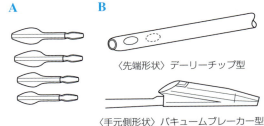

図4-9　電動の鼻汁吸引器に接続する器具の例
A：各種形状のオリーブ管，B：喀痰吸引用のサクションカテーテルの1例（Argyle™）

らず咽頭喉頭部まで広範に貯留してくる．オリーブ管などの鼻孔部から吸うアタッチメントは鼻粘膜からの出血などをおこしにくく比較的安全に吸引できるが，深部の鼻汁吸引はむずかしい．一方，喀痰吸引用のサクションカテーテルは咽頭部分まで挿入して鼻汁を吸引するため鼻出血をおこしやすいが，より効率的に貯留物を吸引できる（図4-10）[4]．
　家庭で実施する場合には，市販の鼻汁吸引器具が比較的安価で求められる．これらは，鼻孔にノズルの先端を当てて人が口で吸引するものが多いが，ハンドタイプの電動鼻汁吸引器も市販されている．これらは吸引力が弱く，粘稠度の低いサラサラした水様性鼻汁は吸引しやすいが，粘稠度の高い膿性鼻汁は吸引しづらい．

2．鼻腔洗浄

　生理食塩水で鼻腔内を洗い流すと，鼻腔に水分が補われるとともに鼻腔表面に付着した異物（細菌やウイルス，アレルゲンなど）が除去さ

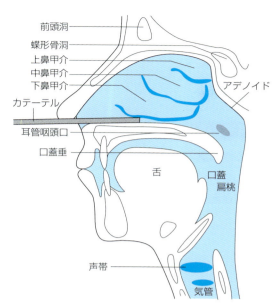

図 4-10 鼻汁吸引のカテーテル挿入図

れ，これによって粘膜線毛の清浄化が促されると考えられる[1]．本法に対して協力が得られる児が対象となる．

この方法で，治りにくかった鼻副鼻腔炎が改善する患者も多い．

ペットボトルの水100 mLに対し食塩1 gを加えて生理食塩水に近い濃度に調製し，人肌の温度に温める．それを市販の鼻腔洗浄器（ドラッグストアなどで購入可能）などを用いて鼻腔へ注入し，口から排出する．この際，「あー」などと発声しながら注入すると，耳管開口部を介した中耳道への吸引を防ぐことができる．両側鼻腔に1回5〜20 mL程度を数回ずつ注入する．

実施上の注意・副作用・禁忌

鼻汁吸引を実施する際は，鼻粘膜を傷つけないようカテーテルを水などで湿らせ，滑りをよくしてから下鼻道に沿って挿入する．このとき，鼻尖部から鼻根部方向に無理に挿入すると鼻出血の原因となるため，注意が必要である[4]．

鼻腔洗浄時は経耳管感染の予防が必要である．一方で鼻腔，咽頭に急性炎症のある場合には行わない．また，薬液を作製する際は清潔に注意すること，強い圧をかけて強引に洗浄しないこと，患者の頭を前屈させ洗浄管の方向を鼻底と平行にして，鼻背方向には向けないことなどを注意する．また，洗浄液の性状と温度に注意する．高濃度食塩水では，生理食塩水に比べてアレルギー性鼻炎や副鼻腔炎の鼻症状を改善させる[5]が，鼻粘膜への刺激が強く，線毛運動を低下させる．

鼻汁除去，鼻腔吸引に対する拒否が強い児に対しては，2〜3歳以上であれば鼻をかませるのが有効な場合もある．①ティッシュペーパーを細く裂いて短冊を作る．②短冊を口の前に垂らし，口で吹いて動かす．③同様に短冊を鼻の前に垂らし，片方の鼻と口を閉じ，もう片方の鼻から息を出して動かす[6]．

文 献

1) 日本鼻科学会 急性鼻副鼻腔炎診療ガイドライン作成委員会．急性鼻副鼻腔炎診療ガイドライン2010年版 追補版．日本鼻科学会会誌 2014；**53**：146

2) 徳山研一．鼻汁過多により百日咳様症状を呈した1乳児例．ニューロペプチド研究会（編），こどもの咳嗽診療ガイドブック．診断と治療社，2011；43

3) Papsin B, et al. Saline nasal irrigation；its role as an adjunct treatment. Can Fam Physician 2003；**49**：168-173

4) 寺田明彦．鼻汁吸引と鼻腔洗浄．ニューロペプチド研究会（編），こどもの咳嗽診療ガイドブック．診断と治療社，2011；161-162

5) Kanjanawase D, et al. Hypertonic Saline Versus Isotonic Saline Nasal Irrigation：Systematic Review and Meta-analysis. Am J Rhinol Allergy 2018；**32**：269-279

6) 増田佐和子．耳鼻咽喉科における新生児・乳幼児・小児への投薬-update-Ⅱ：症状から処方する薬物1：透明の鼻水が止まらない．ENTONI 2018；**218**：24-30

C. 非薬物療法による治療

3　加　湿

Keypoint

①吸気と呼気に含まれる水分量の差が呼吸器から失われる水分量で，全身の水分蓄積量から補充される必要がある．

②科学的根拠は少ないが，加湿が不十分な場合は喀痰排出が困難になり，咳嗽増悪の原因になると考えられる．

● 適　応

粘稠性の喀痰の排出を容易にする目的で加湿が行われる．吸気と呼気に含まれる水分量の差が呼吸器から失われる水分量で，全身の水分蓄積量から補充される．

線毛は杯細胞や気管（支）腺から分泌された粘液による粘液層に埋まっており，喉頭のほうへ向かって速い速度で波打ち，異物を排出する[1]．気道内の粘膜線毛運動は粘液の粘稠度上昇により運動が障害される．加湿により，気道内の温度・湿度を適切に保ち，粘膜線毛運動を維持することが可能となる．

喀痰の排出を容易にすることにより，咳嗽が抑制される．

● 方　法

加温・加湿に関する統一した見解はない．

医療ガスは乾燥ガスであるため，流量や酸素濃度により加湿が必要となる．

適度な加湿量は気道内分泌物の量，脱水の程度，気道感染の有無，体温などの条件によって変化する．

日本呼吸器学会・日本呼吸管理学会による「酸素療法ガイドライン」[2]では，「鼻カニューラでは3 L/分まで，ベンチュリーマスクでは酸素流量に関係なく酸素濃度40％まではあえて酸素を加湿する必要はない」としている．

ジェット式ネブライザーでは1～数十 μm，超音波式ネブライザーでは0.5～3 μm の水の粒子が発生する．粒子径10 μm 以上では鼻腔～喉頭，8～10 μm では気管，5～8 μm では気管支，3～5 μm では細気管支，0.5～3 μm では肺胞に沈着するとされており，治療目的に応じた機器を選択する必要がある．

加湿には蒸留水，生理食塩水などが用いられるが，気道粘膜の浮腫が病態にある場合には生理食塩水を用いるほうが適切と考えられている．

● 副作用・禁忌

過度の加湿は粘膜線毛機能の低下やうつ熱をひきおこす可能性がある．

気道過敏性が亢進しているときに低張な溶液を用いた場合，気道浮腫の増悪，気管支れん縮誘発の可能性があるため，蒸留水の使用は避ける．

家庭内での過度な加湿はカビ増殖の要因となり，環境汚染をひきおこす可能性がある．

🔍 文　献

1）牛木辰男, 他. カラー図解　人体の正常構造と機能　第1巻　呼吸器. 日本医事新報社, 第2版, 2012；18-19

2）日本呼吸器学会肺生理専門委員会. 酸素吸入に関する基礎知識. 酸素療法ガイドライン, メディカルレビュー社, 2006；26-28

Part. II 解説篇

第5章 おもな疾患

第 5 章　おもな疾患

A. 気道系の先天異常

1　上気道病変

Keypoint

①上気道病変は吸気性喘鳴を主体とする症状を呈し，哺乳時に咳嗽が増悪する場合が多い．

②上気道病変にはさまざまな疾患があり，喉頭・気管支鏡検査などによる正確な診断が重要な疾患もある．

③治療は呼吸器感染予防などの保存療法が中心となるが，重症例では積極的介入が必要となる．

疾患概要

　先天性上気道病変には多くの疾患があり，成長とともに改善するものから外科的治療を必要とするものまで多岐に及ぶ．

　先天性上気道病変は診断法が確立する以前には「先天性喘鳴」という広い疾患概念でとらえられていたが，喉頭・気管支鏡などの機器の進歩により正確な診断がなされるようになった．

　先天性上気道病変でもっとも頻度の高いものは喉頭軟化症であり，最近では喉頭形成術などの積極治療が行われるようになってきている．

病　態

　上気道は吸気時に狭小化するため，吸気性喘鳴を主体とする呼吸器症状を呈する．

　上気道，とくに喉頭は呼吸だけでなく，嚥下，発声などさまざまな機能を担っている．そのため，喉頭に病変があると呼吸障害だけでなく，嚥下や発声にも問題を生じる場合が多い．

　嚥下協調運動の咽頭相では，喉頭蓋と披裂部で喉頭を塞ぎ，食道入口部を開口することで嚥下が行われる．喉頭病変ではこの喉頭を塞ぐ機構が十分に働かず，哺乳時に誤嚥に伴う咳嗽をきたす場合がある．喉頭裂などの解剖学的異常がある場合には，この傾向がより顕著となる．

咳嗽の特徴

　呼吸器症状としては吸気性喘鳴が主体である．咳嗽は哺乳時のむせに伴ってみられる場合が多い．

　呼吸器感染時には吸気性喘鳴の増強とともに咳嗽も増悪する．

検　査

1. 頸部 X 線検査

　頸部側面の X 線検査は，上気道の状態の評価に有用である．仰臥位での頸部側面 X 線検査は舌根沈下など，姿勢で変化をきたす疾患の診断に有用である．

2. 喉頭・気管支鏡検査[1]

　直接的に病変部を観察する喉頭・気管支鏡検査は，確定診断を行ううえできわめて重要な検査である．通常は軟性気管支鏡を用いる．喉頭鏡下における嚥下試験は誤嚥の診断に有用である．

代表的疾患

1. 喉頭軟化症

　喉頭軟化症は乳児期の吸気性喘鳴の原因としてもっとも多い疾患であり，Olney 分類[2]では三つのタイプに分類される（図 5-1）．通常は特別な治療を必要とせず，1〜2 年くらいの経過で自然に治癒する場合が多い．しかし，10〜20% の重症例では，哺乳不良，体重増加不良，重度の呼吸障害，閉塞性無呼吸，肺性心などを認め，保存的管理が困難で積極的治療を必要とする[3][4]．

2. 喉頭嚢腫（甲状舌管嚢腫）

　胎生期の甲状舌管に由来する嚢腫で，甲状腺と舌盲孔との間に発生する．喉頭を前方から圧迫することから吸気性喘鳴の原因となる．比較

type 1

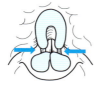
type 2

type 3

図 5-1 喉頭軟化症の分類
type 1（披裂部型）：披裂部が伸び，吸気時に披裂部が喉頭を閉塞する
type 2（喉頭蓋披裂ひだ短縮型）：喉頭蓋披裂ひだが短縮し，吸気時に喉頭が内側に潰れる
type 3（喉頭蓋型）：喉頭蓋が声門裂側に倒れて，吸気時に喉頭を閉塞する

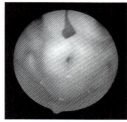
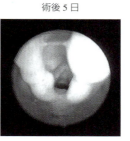

図 5-2 喉頭軟化症に対する喉頭レーザー形成術（Olney type 2） カラー口絵 1

的まれな疾患であるが，喉頭軟化症との鑑別疾患として重要である．

3. 声帯麻痺

片側性と両側性のものがあり，分娩外傷や中枢神経疾患に合併しておこる場合が多い．嗄声を伴う吸気性呼吸障害がみられ，両側性のものでは片側性のものに比べ，より重度の呼吸障害を呈する．片側性のものは経過観察のみで自然治癒を期待することも可能であるが，両側性のものは気管切開などによる呼吸管理を必要とする場合が多い．

4. 喉頭裂

喉頭裂は喉頭背側に裂があり，食道の間に交通を生じる疾患である．気道と食道に交通があるため，哺乳時に誤嚥を伴う激しい咳嗽をきたす．声門後壁がないため喉頭披裂部の固定が悪く，喉頭軟化症を合併する場合も多い．

5. 口蓋裂

口蓋裂があり鼻側に逆流のみられる場合，喘鳴，咳嗽をきたす．粘膜下口蓋裂は発見されにくい場合もあるため，注意を要する．

● 治　療

先天性上気道病変はさまざまな疾患を含むため，治療は正確な診断に基づいて行う必要がある．
　上気道病変に対する管理法の基本は，呼吸器感染予防を中心とする保存療法である．哺乳時の姿勢指導やとろみをつけるなどの誤嚥防止対策も重要である．
　重症例に対しては積極的介入が必要となる場合も多く，喉頭軟化症の重症例に対しては喉頭レーザー形成術（図 5-2）などが行われる[5]．

●対応のポイント●

① 新生児～乳児期に吸気性喘鳴を伴う咳嗽を認めた場合には，上気道病変の存在を疑う．
② 上気道病変の診断には喉頭・気管支鏡検査が有用である．
③ 咳嗽の原因として誤嚥の合併が疑われた場合には，あわせて嚥下試験も行う．

文　献

1) 長谷川久弥．新生児の気道病変．日児誌 2007；**111**：649-658
2) Olney DR, et al. Laryngomalacia and its treatment. Laryngoscope 1999；**109**：1770-1775
3) Bedwell J, et al. Laryngomalacia. Semin Pediatr Surg 2016；**25**：119-122
4) Landy AM, et al. Laryngomalacia：disease presentation, spectrum, and management. Int J Pediatr 2012；**2012**：753526
5) Hasegawa H, et al. The evaluation of lung function tests in laser laryngoplasty for severe laryngomalacia. The Medical Journal of Matsudo City Hospital 2008；**18**：5-9

A. 気道系の先天異常

2 下気道病変

Keypoint

①下気道病変は呼気性喘鳴を主体とするが，気管狭窄では往復性喘鳴を呈する．
②先天性の下気道病変にはさまざまな疾患があり，気管・気管支鏡検査などによる正確な診断が重要である．
③治療は呼吸器感染予防などの保存療法が中心となるが，重症例では積極的介入が必要となる．

● 疾患概要

先天性の下気道病変には多くの疾患があり，成長とともに改善するものから外科的治療を必要とするものまで多岐に及ぶ．
気管・気管支鏡，3DCT などの画像診断の進歩により正確な診断がなされるようになった．

● 病　態

下気道は呼気時に狭小化するため，呼気性喘鳴を主体とする呼吸器症状を呈する．
気管狭窄では吸気・呼気による気道の内径差が出にくいため，往復性喘鳴を呈する場合が多い．気管軟化症では咳嗽時に急速に気道が狭窄するため，犬吠様咳嗽とよばれる特徴的な咳嗽を呈する．重症例では呼気時に気道が完全閉塞し，dying spell とよばれる致死的な心肺停止発作をおこす場合がある．

● 咳嗽の特徴

呼吸器症状としては呼気性喘鳴が主体であるが，気管狭窄では往復性喘鳴を呈する．
気管軟化症では，犬吠様咳嗽とよばれる特徴的な咳嗽を呈する．
呼吸器感染時には呼気性喘鳴の増強とともに咳嗽も増悪する．

● 検　査

1. 気管・気管支鏡検査[1)〜3)]

直接的に病変部を観察する気管・気管支鏡検

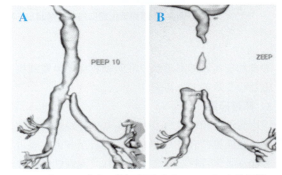

図 5-3　加圧下（A）・非加圧下（B）3DCT による気管・気管支軟化症の診断　カラー口絵 2
軟化症部位は加圧下では拡張するが，非加圧下では虚脱する

査は，確定診断を行ううえできわめて重要な検査である．通常は軟性ファイバースコープを用いる．後述する胸部 CT 検査と組み合わせることにより，より正確な診断が可能となる．

2. 胸部 CT 検査

胸部 CT は気道病変の原因，治療方針を決定するうえで重要な検査である．造影 CT を行うことで血管との位置関係などより多くの情報が得られる．また，CT を 3D 構築することで，全体像がよりとらえやすくなる．加圧と非加圧の二つの条件で撮影することにより，気管・気管支狭窄と気管・気管支軟化症の鑑別，気管・気管支軟化症の範囲，程度などを推定することが可能である（図 5-3）．

3. 超音波検査

血管輪・vascular sling の診断には超音波検査も有用である．

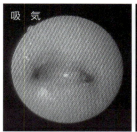
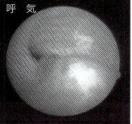

図 5-4　気管軟化症　カラー口絵 3
膜性部/軟骨部の比率が拡大し，呼気時に気道閉塞をきたす

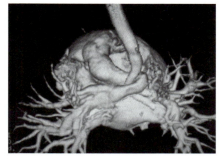

図 5-5　造影 3DCT（pulmonary artery sling）
カラー口絵 4
下部気管に右肺動脈より起始する左肺動脈が巻きつき，気管狭窄を合併している

代表的疾患

1. 気管・気管支軟化症

　気管・気管支軟化症は気道が脆弱で，呼気時に気道内腔の狭小化をきたす狭窄性疾患である．通常，気管の軟骨部と膜性部の比率は4〜5：1 程度になっている[4]．気管・気管支軟化症はさまざまな原因によって生じるが，小児ではこの軟骨部に対する膜性部の比率が大きくなっているため（2〜3：1），気管・気管支の脆弱性が増している場合が多い（図 5-4）．
　血管輪など外部からの圧迫によって生じる場合もある．

2. 気管・気管支狭窄

　先天性気管・気管支狭窄は軟骨輪（気管が全周性に軟骨によって覆われる）によるものがもっとも多い．気管支鏡で観察すると，膜性部がなく輪状になっている軟骨を確認できる．vascular sling などの血管病変との合併も多い（図 5-5）．

3. 気管食道瘻

　気管食道瘻は食道閉鎖を伴うものが多く，生後早期より重篤な症状を呈する．食道閉鎖を伴わない気管食道瘻（Gross 分類 E 型，H 型気管食道瘻）では症状が出にくく，哺乳時の激しい咳嗽で気づかれ，診断に至る場合が多い．

治　療

　先天性の下気道病変はさまざまな疾患を含むため，治療は正確な診断に基づいて行う必要がある．
　下気道病変の管理の基本は，感染予防を中心とする保存療法である．
　重症例に対しては積極的な介入が必要となる場合も多く，気管軟化症に対しては高圧の呼気終末陽圧（high positive end-expiratory pressure：high PEEP）療法，外ステント術[2,3]，気管後方牽引術[5]が，気管狭窄に対しては気管形成術などが行われる．

●対応のポイント●

①年齢を問わず，呼気性喘鳴を伴う咳嗽を認めた場合には下気道病変の存在を疑う．
②下気道病変の診断を行ううえで，気管・気管支鏡検査，胸部 CT が有用である．
③哺乳時に咳嗽が認められ，上気道病変が否定された場合には，気管食道瘻の存在も考慮しなければならない．

文　献

1) 長谷川久弥．新生児の気道病変．日児誌 2007；**111**：649-658
2) 長谷川久弥．新生児・小児の気管・気管支軟化症 − 診断・治療法の検討 −．日本小児呼吸器疾患学会雑誌 2012；**23**：62-69
3) Ando M, et al. External stenting：External stenting：A reliable technique to relieve airway obstruction in small children. J Thorac Cardiovasc Surg 2017；**153**：1167-1177
4) Holinger LD, et al. Pediatric Laryngology and Bronchoesophagology. Lippincott-Raven Publishers, 1997；187-196

第5章　おもな疾患

B. 感染症

1　急性鼻咽頭炎（かぜ症候群）

Keypoint

①感冒に伴う咳嗽は一般的に軽度で，自然に軽快する．
②2週間以上咳嗽が遷延する場合は，その他の疾患の可能性を考える．
③原因微生物はウイルスが主体であり，抗菌薬は原則，不要である．

疾患概要

急性鼻咽頭炎とは，鼻汁と鼻閉が主症状のウイルス性疾患で，筋肉痛などの全身症状がなく，熱はないか，あっても軽度なものを指す．軽度の発熱とは，おおむね38.5℃未満と解釈される．

原因微生物は，ライノウイルス，コロナウイルス，パラインフルエンザウイルスなどウイルスが主体である（**表5-1**）[1]．一部，*Streptococcus pyogenes* や *Mycoplasma pneumoniae* による場合がある．

患者は1年中みられるが，原因ウイルスによってそれぞれ流行時期が異なっている（**図5-6**）[2]．COVID-19の流行と社会全体の感染対策によって，2020～2023年には呼吸器感染症の流行がほとんどみられなかった．今後各ウイルスの流行時期が注目される．

乳幼児は，1年に平均6～8回罹患する．年齢があがるにつれて罹患回数は減少し，成人では年に2～3回となる．集団生活で罹患回数が著しく増加する．

病　態

おもにウイルスが飛沫感染や接触感染で広がる．ウイルスの種類が多く，またウイルスが変異するため，何回も感染する．

上気道粘膜上皮にウイルスの感染が広がり炎症をおこす．炎症に伴い約30%の鼻咽頭炎で咳嗽が惹起されるが，詳細なメカニズムは不明である．

咳嗽の特徴

咳嗽は一般的に軽度で，自然に軽快する[3]．

健常ボランティアの感染実験では，症状（咳嗽）は発症から3～4日をピークにその後，改善する[4]．この時期を超えて咳嗽が増強する場合や2週間以上咳嗽が遷延する場合は，鼻副鼻腔炎や気管支炎・肺炎などへの進展，喘息など基礎疾患の増悪などを考慮する[3]．

検　査

通常の臨床現場では経過観察のみで，とくに特殊な検査は不要である．

治　療

おおむね投薬の必要はないが，鼻汁にはヒスタミン H_1 受容体拮抗薬，発熱には解熱鎮痛薬など対症療法が実施され，自然治癒する[3]〔対症療法の有効性については，成人に比べて議論が多いところである．米国食品医薬品局（Food and Drug Administration：FDA）は，2歳未満の子どもへの経口OTC鎮咳去痰・総合感冒薬は使用しないように推奨している〕．

抗菌薬は原則，不要である[1]．

●対応のポイント●

①感冒症状を示すその他の細菌感染症を疑う場合も，抗菌薬は使用せず2～3日間経過観察することで鑑別診断できる場合も多い．
②2週間以上咳嗽が遷延する場合は，その他の疾患の可能性を考える．
③合併症として，中耳炎，鼻副鼻腔炎，下気道感染症に留意する．

114

表 5-1　小児呼吸器感染症の部位別原因微生物

	ウイルス												細菌												クラミジア		真菌	
	ライノ	コロナ	RS	ヒトメタニューモ	パラインフルエンザ	インフルエンザ	アデノ	コクサッキーA	非ポリオエンテロ	EB	単純ヘルペス	サイトメガロ	麻疹	A群溶血性連鎖球菌	B群溶血性連鎖球菌	緑色連鎖球菌	肺炎球菌	ブドウ球菌	ジフテリア菌	モラクセラ・カタラリス	インフルエンザ菌	百日咳菌	緑膿菌	クレブシエラ	嫌気性菌	結核菌	ノカルディア	放線菌	レジオネラ	肺炎マイコプラズマ	オウム病	トラコーマ	肺炎ニューモシスチス	その他
急性鼻咽頭炎（かぜ症候群）	●	●	◎		●	○	○	○	○					◎						△										◎			○	
急性咽頭扁桃炎			◎	◎	●		○	●		●				●																				
急性喉頭炎（クループ）	○		○	●	◎	○	△				△																							
急性喉頭蓋炎													○		○	◎					○													
急性気管炎																◎	○																	
急性気管支炎	○															○	○													◎				
遷延性気管支炎																○	◎																	
急性細気管支炎	○		●	●	○																									◎				
肺炎	△	◎	○	○	◎	○	◎	△					○	○	○	○	●	◎		○	◎		△	○	○	△	△	△	◎	●	○		●	
肺膿腫																	○	○					○	○	○									
胸膜炎																	○	○								○								
膿胸														○			○	●																

●◎○△：高率から低率まで頻度順
（小児呼吸器感染症診療ガイドライン作成委員会．小児呼吸器感染症診療ガイドライン 2017．協和企画，2016；183）

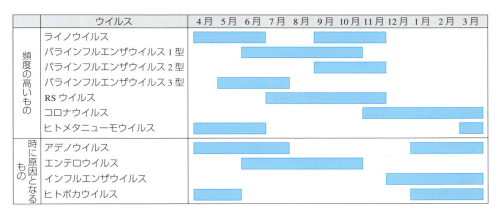

図 5-6　わが国での感冒ウイルス分離数の多い月
（小児呼吸器感染症診療ガイドライン作成委員会．小児呼吸器感染症診療ガイドライン 2022．協和企画，2022；54）

文　献

1) 尾内一信，岡田賢司，黒崎知道（監），小児呼吸器感染症診療ガイドライン作成委員会．小児呼吸器感染症診療ガイドライン 2017．協和企画，2016；2-4，181-196
2) 石和田稔彦，新庄正宜（監），小児呼吸器感染症診療ガイドライン作成委員会．小児呼吸器感染症診療ガイドライン 2022．協和企画，2022
3) Miller EK and Williams JV. The common cold. In：Kliegman RM, et al.（eds），Nelson Textbook of Pediatrics. 20th ed, Elsevier Saunders, 2016；2011-2014
4) Cherry JD. The common cold. In：Cherry JD, et al.（eds），Feigin and Cherry's Textbook of Pediatric Infectious Diseases. 7th ed, Elsevier Saunders, 2014；132-139

参考文献

・令和 5 年度厚生労働行政推進調査事業費補助金　新興・再興感染症及び予防接種政策推進研究事業　一類感染症等の患者発生時に備えた臨床対応及び行政との連携体制の構築のための研究．診療の手引き編集委員会．新型コロナウイルス感染症（COVID-19）診療の手引き・第 10.0 版 2023/8/21

第 5 章　おもな疾患

B. 感染症

2　鼻副鼻腔炎（ウイルス性・細菌性）

Keypoint

CQ-8 参照

①副鼻腔の炎症が病態の本態であり，細菌，ウイルス，アレルギーなどが原因となる．罹患洞に膿性鼻汁を認め，しばしば湿性咳嗽の原因となる．細菌性鼻副鼻腔炎が抗菌薬治療の対象となる．

②罹病期間が 30 日未満を急性，30〜90 日を亜急性，90 日以上を慢性と分類する．ウイルス性鼻咽頭炎で症状が 2 週間以上持続することはまれであり，症状が 10 日以上持続あるいは悪化する場合は本症を疑う．

③画像診断は補助的であり，ルーチンに行われるべきでない．治療に反応しない場合や，重症や合併症が疑われる場合に考慮する．

④細菌性鼻副鼻腔炎に対して抗菌薬の効果を検討したプラセボ比較試験のメタ解析では，抗菌薬投与群のほうが約 20〜30% 多く治癒，改善が期待できる．しかし，自然治癒率が 60% 前後あるため，安易な抗菌薬投与は慎みたい．軽症例では自然経過観察が推奨される．

疾患概要

欧米では，副鼻腔炎を鼻副鼻腔炎（rhinosinusitis）と呼称する．副鼻腔の炎症が病態の本態であり，細菌，ウイルス，アレルギーなどが原因となる．罹患洞に膿性鼻汁を認める．細菌性鼻副鼻腔炎が抗菌薬治療の対象となる．

近年，欧米を中心に上気道咳嗽症候群（upper airway cough syndrome：UACS）という表現が後鼻漏症候群の代用，あるいは，さらに広範にアレルギー性，非アレルギー性の鼻炎，副鼻腔炎も含めて用いられることがある．

鼻副鼻腔炎の症状としては，鼻汁，後鼻漏，鼻閉，顔面圧痛，嗅覚障害，頭痛，歯痛，咳嗽などがある．

ウイルス性鼻咽頭炎では症状が 2 週間以上持続することはまれで，10 日以上症状が持続あるいは悪化する場合は細菌性鼻副鼻腔炎を疑う．罹病期間が 30 日未満を急性，30〜90 日を亜急性，90 日以上を慢性と分類する．

病　態

副鼻腔の炎症が病態の本態である．細菌性鼻副鼻腔炎の原因は，中耳炎と同様，*Streptococcus pneumoniae*，*Haemophilus influenzae*，*Moraxella catarrhalis* などである．副鼻腔洞穿刺により穿刺液細菌数が 10^4/mL 以上で確定診断とする．

罹患洞から膿性鼻汁があふれ，気管に一部流入し，後鼻漏が「痰」として排出されるときに咳嗽を伴う．

急性鼻副鼻腔炎は通常，副鼻腔（上顎洞）が発達する 3 歳以上で罹患することが多い．

気管への鼻汁の流入が持続すると，膿性鼻汁に含まれる細菌により気管支炎が惹起される．これは副鼻腔気管支症候群（sinobronchial syndrome）とよばれる．

咳嗽の特徴

鼻副鼻腔炎の咳嗽は湿性咳嗽が基本である．覚醒時，昼間の咳嗽が基本であるが，気管支炎を伴い副鼻腔・気管支症候群になると夜間の咳嗽も増強するようになる．慢性鼻副鼻腔炎は慢性咳嗽の主要な原因である．

検　査

画像診断は補助的であり，ルーチンに行われるべきでない．治療に反応しない場合や，重症や合併症が疑われる場合に考慮する．

検査の精度は，副鼻腔洞穿刺＞副鼻腔 CT＞

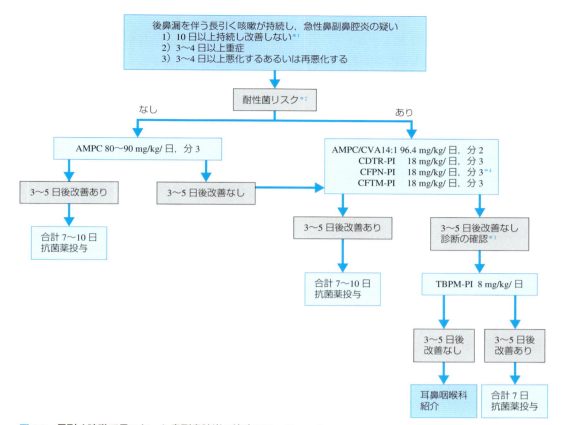

図 5-7 長引く咳嗽で見つかった鼻副鼻腔炎の治療フローチャート
*1：状態が許せば，3〜7日粘液溶解薬，粘液修復薬，気道潤滑薬などで経過観察
*2：耐性菌リスク（2歳未満，1か月以内の抗菌薬投与，5日以内の入院，合併症，併存症，免疫不全）
*3：副鼻腔自然孔からの排膿（鼻鏡，内視鏡），膿性鼻汁＋画像所見（Waters法，CTなどの陰影）
*4：保険適用なし

内視鏡＞単純X線（Waters法，Caldwell法など）＞超音波検査の順である．

必要に応じてアレルギー歴の聴取，アレルギー検査を実施する．

治 療

1. 急性鼻副鼻腔炎（図5-7）

細菌性鼻副鼻腔炎に対して抗菌薬を投与したほうが症状の改善は早く，治癒率が高いとする報告が多い．プラセボ比較試験のメタ解析では，抗菌薬投与群のほうが約20〜30％多く治癒，改善が期待できる．しかし，自然治癒率が60％前後あるため，安易な抗菌薬投与は慎みたい．軽症例では自然経過観察が推奨される．

抗菌薬の第一選択としてアモキシシリン（AMPC）の高用量を投与する．3〜4日間で効果が認められない場合や耐性菌のリスクが高い場合*1には，アモキシシリン/クラブラン酸（AMPC/CVA），セフェム系抗菌薬〔セフジトレン・ピボキシル（CDTR-PI），セフカペン・ピボキシル（CFPN-PI）*2，セフテラム・ピボキシル（CFTM-PI）〕の高用量を投与する．抗菌薬投与期間は軽症5日間，中等症以上は7〜10日間が適当である．

上記の抗菌薬で効果がない，あるいは悪化する場合，画像検査などで診断を確定後，テビペネム・ピボキシル（TBPM-PI）投与が推奨される．

重症例では，静注薬〔アンピシリン（ABPC），スルバクタムナトリウム/アンピシリン（SBT/

---

*1：2歳未満，保育所通園，30日以内の抗菌薬投与，免疫不全．
*2：高用量は保険適用なし．

ABPC），セフトリアキソン（CTRX），あるいはセフォタキシム（CTX）〕を投与する．

鼻副鼻腔炎の予防的抗菌薬投与はすべきでない．

2. 慢性鼻副鼻腔炎

病因は，細菌性鼻副鼻腔炎ばかりでなくアレルギーなど複合的な場合が多いため，抗菌薬ばかりでなく補助的治療も併用する．

必要に応じて，補助的治療として生理食塩水での鼻洗浄，ステロイド点鼻薬などを併用する．小児では，喀痰調整薬，ヒスタミンH_1受容体拮抗薬の有効性を示す明らかなエビデンスはない．

抗菌薬の第一選択としてAMPCの高用量を投与する．3〜4日で効果が認められない場合や耐性菌のリスクが高い場合[※1]，AMPC/CVA，セフェム系抗菌薬（CDTR-PI，CFPN-PI[※2]，CFTM-PI）の高用量を投与する．抗菌薬投与期間は7〜10日間が適当である．

上記の抗菌薬で効果がない，あるいは悪化する場合，画像検査などで診断を確認する．できるだけ原因菌と薬剤感受性を検索する．

限られたエビデンスに基づいたものだが，前述の抗菌薬が無効の場合，マクロライド系抗菌薬（エリスロマイシン10 mg/kg/日，クラリスロマイシン5 mg/kg/日，分1あるいは分2，8〜12週間）[※3]投与が推奨される[1]〜[3]．本治療はあくまで，画像診断など積極的な病因診断に基づき行われるべきである．1〜2週間後に症状の改善の有無を評価し，継続投与する場合には投与期間（8〜12週間）を遵守する．

●対応のポイント●

①後鼻漏を伴う湿性咳嗽が10日以上持続する場合は鼻副鼻腔炎を疑う．
②自然治癒傾向が強いため，安易な抗菌薬投与は控える．
③抗菌薬が有効か否かは，抗菌薬投与後3〜5日で判断する．
④画像診断は補助的であり，ルーチンに行われるべきでない．

文　献

1）尾内一信．ペニシリン・セフェム系かマクロライド系か？　五十嵐　隆（監），石井正浩，他（編）EBMに基づく小児副鼻腔炎の治療．EBM小児疾患の治療 2011-2012．中外医学社，2011；28-32
2）Cervin A, et al. Macrolide therapy of chronic rhinosinusitis. Rhinology 2007；45：259-267
3）日本鼻科学会．副鼻腔炎診療の手引き．金原出版，2007：49-55

参考文献

・Chow AW, et al. IDSA clinical practice guideline for acute bacterial rhinosinusitis in children and adults. Clin Infect Dis 2012；54：e72-e112
・日本鼻科学会 急性鼻副鼻腔炎診療ガイドライン作成委員会．急性鼻副鼻腔炎診療ガイドライン 2010年版．日本鼻科学会会誌 2010；49：143-247
・日本鼻科学会 急性鼻副鼻腔炎診療ガイドライン作成委員会．急性鼻副鼻腔炎診療ガイドライン 2010年版（追補版）．日本鼻科学会会誌 2014；53：27-84
・Wald ER, et al. Clinical practice guideline for the diagnosis and management of acute bacterial sinusitis in children aged 1 to 18 years. Pediatrics 2003；132：e262-e280
・Esposito S, et al. Guidelines for the diagnosis and treatment of acute and subacute rhinosinusitis in children. J Chemother 2008；20：147-157
・Scadding GK, et al. BSACI guidelines for the management of rhinosinusitis and nasal polyposis. Clin Exp Allergy 2008；38：260-275
・日本医学放射線学会および日本放射線科専門医会・医会．副鼻腔疾患の画像診断ガイドライン 2007年版．2007；1-1
http://www.jcr.or.jp/guideline/2007/pdf/406.pdf
・日本呼吸器学会咳嗽・喀痰の診療ガイドライン 2019作成委員会（編）．副鼻腔炎．咳嗽・喀痰の診療ガイドライン 2019．メディカルレビュー社，2019；62-64

[※3]：「クラリスロマイシン」を「好中球性炎症性気道疾患」に対して処方した場合，当該使用事例を審査上認める（2011年9月28日厚生労働省保険局医療課）．

第 5 章　おもな疾患

B. 感染症

3　気管支炎・肺炎・胸膜炎

Keypoint

①気管支炎の原因はウイルスが多いことから，抗菌薬の適正使用を心がける.

②咳嗽が 2 週間以上遷延する場合は，*Mycoplasma pneumoniae* 感染症，*Chlamydia pneumoniae* 感染症，百日咳などを疑う.

③肺炎は，軽症は外来で，中等症以上は入院して治療する．年齢と重症度によって原因微生物を想定し，適切な原因不明時の初期抗菌薬療法を選択する.

● 疾患概要

　気管支炎とは，発熱，咳嗽，喀痰などの気道感染症症状がある患者で，胸部聴診では連続性ラ音を主に，さまざまな副雑音を聴取できるものの，胸部 X 線像では明確な異常陰影が認められない場合の臨床的診断名である.

　気管支炎と同様の症状を呈し，胸部 X 線写真で新たな異常陰影が認められる場合の臨床的診断名が肺炎である．胸部聴診で通常，断続性副雑音（ラ音）を聴取する.

　胸膜炎とは胸膜の炎症であり，胸膜腔に液体（胸水）が貯留する臨床的診断名である.

　原因微生物は，ウイルス，一般細菌，非定型細菌（*Mycoplasma pneumoniae*，*Chlamydia pneumoniae*）と多彩である（p.115 の**表 5-1** 参照）.

　気管支炎の原因はかぜ症候群と同様ウイルスがほとんどであるが，肺炎の原因はかぜ症候群より細菌の関与する場合が多い．胸膜炎の原因は一般細菌，非定型細菌がほとんどである．肺炎ではウイルスと細菌の混合感染もしばしば認められる.

　近年，Marchant らによって，乳幼児の 3 週間以上続く，繰り返す湿性咳嗽を特徴とする遷延性細菌性気管支炎（protracted bacterial bronchitis：PBB）という概念が提唱されている．正確な診断には，気管支鏡を施行して気管支肺胞洗浄液（bronchoalveolar lavage：BAL）の培養を行い，10^3 cfu/mL 以上の細菌分離が必要である．*Haemophilus influenzae*，*Streptococcus pneumoniae*，*Moraxella catarrhalis* が原因となり，好中球浸潤がみられる．抗菌薬〔アモキシシリン/クラブラン酸（AMPC/CVA）〕の投与により，2 週間以内に咳嗽が改善する．侵襲的な診断が必要

表 5-2　小児市中肺炎重症度分類

		軽　症	中等症	重　症
General appearance	全身状態	良好	不良	不良
Intake	経口摂取不良・脱水	なし	あり	あり
Respiration	SpO$_2$	≧96%	<93%	酸素投与下でも<93%
	呼吸数	正常	異常	異常
	努力性呼吸（陥没呼吸，呻吟，鼻翼呼吸）	なし	あり	あり
	無呼吸	なし	なし	あり
Circulation	循環不全	なし	なし	あり
Orientation	意識障害	なし	なし	あり

年齢別呼吸数（回/分）：新生児<60，乳児<50，幼児<40，学童<20
中等症，重症においては 1 項目でも該当すれば，中等症・重症と判断する
（小児呼吸器感染症診療ガイドライン作成委員会．小児呼吸器感染症診療ガイドライン 2022．協和企画，2022：14）

119

なので追試が十分でなく，詳細は不明である．

PBB と副鼻腔気管支症候群（sinobronchial syndrome）や上気道咳嗽症候群（upper airway cough syndrome：UACS）などとの異同を検討する必要がある〔「海外との比較」（p.30），「成人との比較」（p.32）参照〕．

病　態

上気道の炎症である普通感冒が進展し，下気道にまで炎症が達することで気管支炎や肺炎，胸膜炎をきたすことがある．普通感冒に比べて，発熱や咳嗽など全身症状は強い．胸膜炎は，肺炎から波及する場合と血行性に伝播する場合がある．

咳嗽の特徴

気管支炎，肺炎では咳嗽は必発で頻発し，普通感冒より強く長引く．普通感冒の咳嗽は3〜4日をピークとして，その後徐々に改善する．

通常，ウイルス，一般細菌によるものは湿性咳嗽を呈し，非定型細菌では乾性咳嗽を呈する．

検　査

肺炎は重症度によって治療法が異なるため，全身状態の把握，呼吸数，SpO_2，血液検査（血算，CRP），胸部 X 線写真などを評価する（表5-2）[1]．

病原微生物を把握するため，必要に応じて喀痰培養，肺炎マイコプラズマ核酸同定検査（loop-mediated isothermal amplification：LAMP法など），肺炎マイコプラズマ抗体価（PA 法），マイコプラズマ抗原検査キット，肺炎クラミジア IgM 抗体価（エルナスプレート肺炎クラミジア），肺炎クラミジア核酸同定検査（LAMP 法），ウイルス迅速抗原検査（インフルエンザ，アデノウイルス，RS ウイルス，ヒトメタニューモウイルス，新型コロナウイルス），ウイルス核酸同定検査などを行う．

M. pneumoniae 感染症の PA 法はペア血清 4 倍以上上昇で確診，単一血清 320 倍以上が疑診である．イムノカード® マイコプラズマ抗体は偽陽性と偽陰性が多いため，検査結果はあくまで参考にとどめる．保険収載されていて急性期でもっとも信頼できる検査法は，肺炎マイコプラズマ核酸同定検査である．

表5-3　小児市中肺炎入院の目安

- 年齢（1 歳未満）
- 重症度分類で中等症以上
- 基礎疾患あり
- 脱水症状あり
- 治療薬の内服困難
- 経口抗菌薬で改善なし
- 合併症（胸水貯留・膿胸）

（小児呼吸器感染症診療ガイドライン作成委員会．小児呼吸器感染症診療ガイドライン 2022．協和企画，2022；14）

C. pneumoniae 感染症の診断で保険収載されているのは血清診断（エルナスプレート肺炎クラミジア）と肺炎クラミジア核酸同定検査（LAMP 法）である[2]．

胸膜炎では可能な限り胸腔穿刺により胸水を採取し，胸水一般検査と細菌培養を行う．

治　療

気管支炎は，高熱時や炎症所見が強いときは AMPC，あるいは AMPC/CVA を選択する．咳嗽が 2 週間以上遷延する場合は，*M. pneumoniae* 感染症，*C. pneumoniae* 感染症，百日咳などを疑って積極的に病原診断を行い，必要に応じてマクロライド系抗菌薬などを投与する．

肺炎は，軽症は外来で，中等症以上は入院して治療する（表5-3）[1]．年齢と重症度によって原因微生物を想定し，適切な初期抗菌薬療法を選択する（表5-4，表5-5）[3]．投与後 2〜3 日で効果を判定し，治療を継続するか，抗菌薬を変更するかを検討する．

マクロライド耐性 *M. pneumoniae* の増加がしばしば話題に上るが，マイコプラズマ肺炎に対する第一選択薬としては依然としてマクロライド系薬が推奨される[3]．耐性株が疑われる際の対応については「抗菌薬」（p.67〜69）参照．

重篤な肺炎症例には，ステロイドの全身投与を考慮する．ただし至適な用法・用量や投与期間が不明であるため安易なステロイド投与は控えるべきである．

胸膜炎は，基礎疾患に対する治療と貯留液に対する治療（胸水排液）を行う．細菌感染による膿胸は抗菌薬と胸水排液を必要とする．初期治療には ABPC あるいは SBT/AMPC を選択し，培養結果や薬剤感受性結果により必要に応じて抗菌薬を変更する．また，必要に応じて繊維素

表 5-4　小児市中肺炎に対する初期推奨抗菌薬（経口抗菌薬）

細菌性肺炎が疑われる場合	非定型肺炎が疑われる場合
第一選択薬： アモキシシリン（AMPC）30〜40 mg/kg/日，分 3〜4	第一選択薬： エリスロマイシン（EM）40 mg/kg/日，分 4 クラリスロマイシン（CAM）10〜15 mg/kg/日，分 2〜3 アジスロマイシン（AZM）10 mg/kg/日，分 1，3 日間
第二選択薬： アモキシシリン/クラブラン酸（AMPC/CVA）96.4 mg/kg/日，分 2 セフジトレンピボキシル（CDTR-PI）9〜18 mg/kg/日，分 3 セフテラムピボキシル（CFTM-PI）9〜18 mg/kg/日，分 3 セフカペンピボキシル（CFPN-PI）9 mg/kg/日，分 3	
上記抗菌薬の治療を過去に受けているにもかかわらず発症・再発・再燃したなど他の経口抗菌薬による治療効果が期待できない場合： テビペネムピボキシル（TBPM-PI）8〜12 mg/kg/日，分 2 トスフロキサシン（TFLX）12 mg/kg/日，分 2	マクロライド耐性マイコプラズマが強く疑われる場合： トスフロキサシン（TFLX）12 mg/kg/日，分 2 ミノサイクリン（MINO）（8 歳以上）2〜4 mg/kg/日，分 2

（小児呼吸器感染症診療ガイドライン作成委員会．小児呼吸器感染症診療ガイドライン 2017．協和企画，2016：60）

表 5-5　小児（新生児を除く）入院市中肺炎症例に対する初期抗菌薬選択基準

細菌性肺炎が疑われる場合	非定型肺炎が疑われる場合
第一選択薬： アンピシリン（ABPC）30〜40 mg/kg/回，3 回　iv	第一選択薬： エリスロマイシン（EM）25〜50 mg/kg/日，分 4〜6　po クラリスロマイシン（CAM）10〜15 mg/kg/日，分 2〜3　po アジスロマイシン（AZM）10 mg/kg/日，分 1　po
第二選択薬： アンピシリン/スルバクタム（ABPC/SBT）30〜50 mg/kg/回，3 回　iv セフォタキシム（CTX）30〜40 mg/kg/回，3 回　iv セフトリアキソン（CTRX）25〜30 mg/kg/回，2 回　iv 　　　　　　　　　　50〜60 mg/kg/回，1 回　iv	第二選択薬： トスフロキサシン（TFLX）*12 mg/kg/日，分 2　po ミノサイクリン（MINO）*（8 歳以上）2〜4 mg/kg/日，po or div

*：マクロライド耐性マイコプラズマによる肺炎と考えられる場合
iv：静脈注射，po：経口投与，div：点滴静脈注射
（小児呼吸器感染症診療ガイドライン作成委員会．小児呼吸器感染症診療ガイドライン 2017．協和企画，2016：65）

融解剤の胸腔内投与や胸腔鏡下胸膜剝皮術（VATS）を検討する．

●対応のポイント●

①気管支炎で高熱時，炎症所見が強いときは，*S. pneumoniae*，*H. influenzae* の関与を疑う．また，咳嗽が 2 週間以上遷延する場合は，*M. pneumoniae*，*C. pneumoniae*，*Bordetella pertussis* の関与を疑い対応する．抗菌薬の適正使用に努める．

②肺炎は，軽症は外来で，中等症以上は入院して治療する．年齢と重症度によって，適切な原因不明時の初期抗菌薬療法を選択する．

③*M. pneumoniae* 感染症，*C. pneumoniae* 感染症の第一選択薬はマクロライド系抗菌薬である．

④胸膜炎は，基礎疾患に対する治療（抗菌薬投与）と貯留液に対する治療（胸水排液）を行う．必要に応じて繊維素融解剤の胸腔内投与や胸腔鏡下胸膜剝皮術（VATS）を検討する．

文　献

1）石和田稔彦，新庄正宜（監），小児呼吸器感染症診療ガイドライン作成委員会．小児呼吸器感染症診療ガイドライン 2022．協和企画，2022

2）Kishimoto T, et al. Assay of Chlamydia pneumoniae-specific IgM antibodies by ELISA method--reduction of non-specific reaction and resetting of serological criteria by measuring IgM antibodies. Jpn J Infect Dis 2009；**62**：260-264

3）尾内一信，岡田賢司，黒崎知道（監），小児呼吸器感染症診療ガイドライン作成委員会．小児呼吸器感染症診療ガイドライン 2017．協和企画，2016

第5章　おもな疾患

B. 感染症

4　急性細気管支炎

Keypoint

①ウイルス感染症により湿性咳嗽と，時に呼気性喘鳴を伴う．
②乳幼児期に多くみられ，乳児喘息との鑑別が困難な場合がある．
③治療は，必要に応じて鼻汁吸引，輸液，酸素投与，高張食塩水吸入療法を行う．
④早産児や先天性心疾患をもつ児は，パリビズマブ，ニルセビマブの投与や妊婦にRSウイルスワクチンを投与することによってRSウイルス感染症の罹患や重症化を予防できる．

疾患概要

　急性細気管支炎は細気管支を中心とした下気道の急性炎症性疾患であり，細気管支に狭小化や狭窄をきたす結果，呼気性喘鳴と努力呼吸を呈する．

　急性細気管支炎は乳幼児期に多く，ウイルス性下気道炎の代表的な疾患である．原因微生物は，RSウイルス，ヒトメタニューモウイルスが主体である．これに続いてパラインフルエンザウイルス，アデノウイルスが多い（p.115の表5-1参照）[1]．

病　態

　ウイルス感染による気道上皮細胞の壊死，脱落，粘膜浮腫，気道分泌亢進により細気管支が狭窄をおこし，呼気性喘鳴と努力呼吸，呼吸不全をきたす．気道径が狭い，粘液分泌腺や杯細胞の過形成など解剖学的特徴により，乳幼児期に発症する．突然に喘鳴をきたすことはなく，必ず鼻汁，咳嗽など軽い感冒症状が数日先行する．

　乳児喘息初回発作と急性細気管支炎の鑑別が困難な場合がある．「Nelson Textbook of Pediatrics」では，乳児喘息も含め，乳幼児に喘鳴をきたす疾患として一括して記載されている[2]．

咳嗽の特徴

　咳嗽は湿性で，呼気性喘鳴を伴うこともある．咳嗽は徐々に改善するが，長引くことが多い．

検　査

　喘鳴を伴う2歳未満の小児が外来を受診したら，まず本症を疑う．問診，臨床経過，身体所見のみで，急性細気管支炎の診断と大まかな重症度分類が可能である．

　水分摂取の低下，脱水，呼吸困難，チアノーゼ〔経皮的動脈血酸素飽和度（SpO_2）の低下〕，意識レベルの低下などをチェックし，重症度を評価して外来治療か入院管理が必要かを判断する．

　症例によりRSウイルス抗原検査，アレルギー疾患の既往歴・家族歴の聴取，アレルギー検査，胸部X線撮影を実施する．

治　療

1.　対症療法

　酸素投与：呼吸不全に対して，SpO_2 92%以上を保つように投与する．気管支拡張薬使用時は，SpO_2 95%以上を保つように投与する．酸素投与は必要に応じてnasal continuous positive airway pressure（nCPAP），high-flow nasal cannula（HFNC）やnon-invasive positive pressure ventilation（NIPPV）などを使用し，吸入酸素濃度（FiO_2）0.6でもSpO_2が90%以上に保てないときは，気管挿管と人工呼吸器管理を考慮する[3]．

　輸液：頻呼吸により不感蒸泄が増加するため脱水がおこりやすく，必要に応じて補液を行う．

　鼻汁吸引：乳児は鼻呼吸が中心で，過度の鼻汁分泌のため鼻閉をきたし，容易に呼吸困難と

122

哺乳障害に陥る.

高張食塩水（3% 以上）吸入療法：ネブライザーによる反復吸入に 3% 食塩水を用いると，生理食塩水の場合より吸入後の臨床スコアが良好で，入院期間が約 0.4 日短縮される効果がメタ解析で示されている[4].

2. 現時点では推奨されない治療法

胸部理学療法：推奨するにはエビデンスが不足している.

気管支拡張薬吸入：乳児喘息と鑑別が困難な場合，投与して改善しなければ中止する．症状が改善すれば，必要に応じて継続投与する.

ステロイド薬（吸入投与，全身投与）：推奨するにはエビデンスが不足している.

抗菌薬：細菌の重複感染がない場合は不要である.

抗ウイルス薬（リバビリン）：推奨するにはエビデンスが不足している.

ロイコトリエン受容体拮抗薬：回復期以降の遷延する咳嗽・喘鳴が改善したという報告があるが，推奨するにはエビデンスが不足している[5].

● 予 防

32 週未満の早産児，慢性肺疾患をもつ早産児，先天性心疾患，免疫不全をもつ児や Down 症候群児では，RS ウイルスヒト化モノクローナル抗体（パリビズマブ）や長期間作用型抗体製剤（ニルセビマブ）の投与による細気管支炎の重症化を予防できる．また，妊婦に接種し児の RS ウイルス感染や重症化を予防する RS ウイルスワクチンも 2024 年に承認された（詳細は p.136 参照）.

●対応のポイント●

①問診，臨床経過，身体所見のみで，急性細気管支炎の診断と大まかな重症度分類が可能である．重症度を評価し，外来治療でよいか入院管理が必要かを判断する.

②治療は必要に応じて，鼻汁吸引，輸液，酸素投与，高張食塩水吸入療法にも一定の効果が期待される.

③喘鳴を繰り返す場合は，乳児喘息を考える.

文 献

1) 尾内一信，岡田賢司，黒崎知道（監），小児呼吸器感染症診療ガイドライン作成委員会．小児呼吸器感染症診療ガイドライン 2017．協和企画，2016；181-191

2) Kliegman R, et al.（eds）. Nelson Textbook of Pediatrics. 21st ed, Elsevier, 2019；2217

3) Buendía JA, et al. Systematic review and meta-analysis of efficacy and safety of continuous positive airways pressure versus high flow oxygen cannula in acute bronchiolitis. BMC Pediatr 2022；1：696

4) Zhang L, et al. Nebulized hypertonic saline solution for acute bronchiolitis in infants. Cochrane Database Syst Rev 2017；12：CD006458

5) Bisgaard H, et al. A randomized trial of montelukast in respiratory syncytial virus postbronchiolitis. Am J Respir Crit Care Med 2003；167：379-383

参考文献

・Hirai K, et al. Objective measurement of nocturnal cough in infants with acute bronchiolitis. Respir Investig 2019；57：605-610

・石和田稔彦，新庄正宜（監），小児呼吸器感染症診療ガイドライン作成委員会．小児呼吸器感染症診療ガイドライン 2022．協和企画，2022

第5章　おもな疾患

B．感染症

5　百日咳

Keypoint

①2018年1月から百日咳は，5類感染症全数把握疾患となり，検査で確定診断した医師には届出が義務付けられた．

②問診で百日咳特有の咳嗽があったかどうかを聴きとり，検査での確定を行う．

③培養や遺伝子検査で感染性を迅速に評価し陽性の場合は，早急に抗菌薬治療を行い周囲への感染性を減らすことができる．ただ，適切な抗菌薬治療を行っても咳嗽の抑制効果は低い．

疾患概要

Bordetella pertussis による飛沫感染症である．

世界中どこでも認められる感染症で，ワクチンで予防できる疾患であるが，国内外とも十分に制圧できていない．

病　態

B. pertussis の産生する百日咳毒素（pertussis toxin：PT）が百日咳の主要な病原因子とされている．

症　状

潜伏期は通常7〜10日で，感冒症状で始まる．次第に咳嗽が激しくなり，百日咳特有の咳嗽が出始める．新生児や乳児早期では，まれに咳嗽が先行しない場合がある．

典型的な臨床像は顔を真っ赤にしてコンコンと激しく発作性に咳込み（発作性連続性の咳込み：staccato），最後にヒューと音を立てて息を吸う発作（吸気性笛声：whoop）となる．咳込み後の嘔吐や無呼吸発作（チアノーゼの有無は問わない）を伴うことがある．ワクチン既接種の小児や成人では典型的な症状がみられず，長引く咳嗽が所見としてみられることも多い．

百日咳の咳嗽は，終夜，時刻に影響なく認められることも報告されている[1]．

検査と診断

百日咳診断のゴールドスタンダードは，百日

咳菌の分離およびPCR法やLAMP法での遺伝子検出など，病原体の感染の有無を確認することである．

抗菌薬適正使用の観点からも，病原体の存在がわかれば，迅速で適正な抗菌薬治療ができる．

ワクチン接種率の高いわが国では，不明の成人も含めて検査は血清抗体ではなくて，菌分離とLAMP法もしくはPCR法による遺伝子検出を優先したい．

届出基準（表5-6）

感染症法の届出基準を表5-6に示す[2]．2018年1月から百日咳は5類感染症全数把握疾患となり，診断した医師には届出が義務化された．医師は，百日咳の臨床的特徴を有する者を診察した結果，症状や所見から百日咳が疑われ，かつ，検査により，百日咳患者と診断した場合には，法の規定による届出を，7日以内に行わなければならない．ただし，検査確定例と接触があり，百日咳の臨床的特徴を有する者の届出には必ずしも検査所見を必要としない[3]．

確定のための検査フローチャート（図5-8）を示す．抗菌薬適正使用の観点から，抗菌薬治療開始の判断材料となるのは，分離培養による百日咳菌の検出および病原体遺伝子の検出で，血清抗体価は判断材料とならない．周囲にワクチン未接種の乳児がいる場合，感染性を評価し迅速な治療を行うためにも，病原体の分離・遺伝子検出が診断の基本である．

表 5-6　届出基準

(1) 定義
　Bordetella partussis によって起こる急性の気道感染症である．
(2) 臨床的特徴
　潜伏期は通常 5～10 日（最大 3 週間程度）であり，かぜ様症状で始まるが，次第に咳が著しくなり，百日咳特有の咳が出始める．乳児（特に新生児や乳児早期）ではまれに咳が先行しない場合がある．
　典型的な臨床像は，顔を真っ赤にしてコンコンと激しく発作性に咳込み（スタッカート），最後にヒューと音を立てて息を吸う発作（ウープ）となる．嘔吐や無呼吸発作（チアノーゼの有無は問わない）を伴うことがある．血液所見としては白血球数増多が認められることがある．乳児（特に新生児や乳児早期）では重症になり，肺炎，脳症を合併し，まれに致死的となることがある．
　ワクチン既接種の小児や成人では典型的な症状がみられず，持続する咳が所見としてみられることも多い．
(3) 届出基準
　ア　患者（確定例）
　医師は，(2) の臨床的特徴を有する者を診察した結果，症例や所見から百日咳が疑われ，かつ，(4) により，百日咳患者と診断した場合には，法第 12 条第 1 項の規定による届出を，7 日以内に行わなければならない．ただし，検査確定例と接触があり，(2) の臨床的特徴を有する者については，必ずしも検査所見を必要としない．
　イ　感染症死亡者の死体
　医師は，(2) の臨床的特徴を有する死体を検案した結果，症状や所見から，百日咳が疑われ，かつ，(4) により，百日咳により死亡したと判断した場合には，法第 12 条第 1 項の規定による届出を，7 日以内に行わなければならない．
(4) 届出のために必要な検査所見

検査方法	検査材料
分離・同定による病原体の検出	鼻腔，咽頭，気管支などから採取された検体
核酸増幅法による病原体の遺伝子の検出（PCR 法・LAMP 法・その他）	
イムノクロマト法による病原体の抗原の検出	鼻咽頭拭い液
抗体の検出（ペア血清による抗体陽転又は抗体価の有意な上昇，又は単一血清で抗体価の高値）	血清

（厚生労働省：感染症に基づく医師及び獣医師の届出について：21 百日咳．
（http://www.mhlw.go.jp/bunya/kenkou/kekkaku-kansenshou11/01-05-23.html）

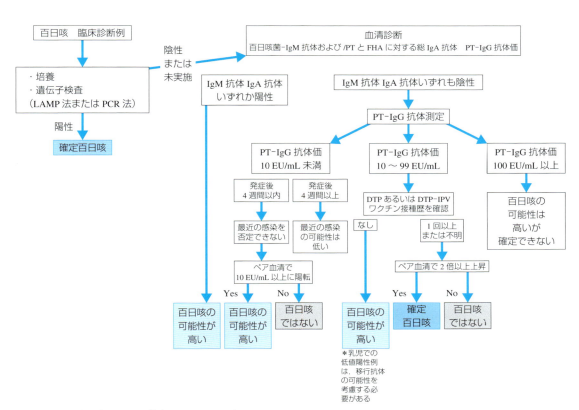

図 5-8　百日咳確定のための検査フローチャート

1. 培　養

病原体を分離することは，感染症診断の基本で，菌が分離されれば，適正な抗菌薬治療ができる．また薬剤感受性検査も可能である．後鼻腔からの検体を検査室では選択培地に塗布する必要があるため，事前に百日咳を疑っている旨を連絡しておくことが分離率を上げるポイントである．

2. 遺伝子検出

PCR 法または LAMP 法で，百日咳毒素遺伝子を検出する．高感度で，抗菌薬治療中の場合や，発症後 4 週間以上経過していても検出できることがあるため，疑った場合はまず本検査を行う．また，ウイルス・細菌拡散多項目同時検出（FilmArray®，BioFire®，SpotFire®）の検出項目にも含まれている．

3. 迅速抗原検査（イムノクロマト法）

リボテスト百日咳の迅速診断キットに疑陽性が多く認められていることが関連学会などで報告されている[4]．原因を関連機関で調査し始めているが，現時点では不明となっている．このため，感度が改善されない限り，確定診断のフローチャートからは一旦削除した．

4. 抗体検査

1）IgM 抗体および IgA 抗体

百日せき含有ワクチン接種者や不明の場合でも，単血清で判断できる．特異度は高いが，感度は 60～70% であるため，陽性であれば届出対象となる．

2）PT-IgG 抗体

対象：咳嗽発症後 4 週間以上で，百日せき含有ワクチン未接種と確認できている患者が対象となる．陽性は「10 EU/mL 以上」となっているが，単血清で「10 EU/mL 以上」が必ずしも「急性感染」による抗体価の上昇を示していない．この検査の抗原となっている PT（百日咳毒素）は百日せき含有ワクチンの主要な抗原であるため，ワクチン接種歴あり，または不明の患者の場合は，ワクチン接種による「10 EU/mL 以上」か，急性感染による「10 EU/mL 以上」か区別できない．このため，抗体価「10～100 EU/mL」で「百日せき含有ワクチン接種歴あり，または不明」を確定百日咳と評価できないため，確定診断例の届出対象とはならない．

単血清で「100 EU/mL 以上」あれば高値とみなされるが，注意点がある．（1）急性感染かワクチン接種による高値かを区別できないため，WHO では乳児および百日せき含有ワクチン接種後 1 年未満の者に対し抗 PT-IgG 抗体による診断を推奨していない．（2）医療従事者の血清疫学調査では，100 EU/mL 以上が約 3 年間続く例があることなど，解釈に注意が必要である[5]．

＊PT-IgG 抗体価が「10 EU/mL 以上」と陽性で，百日咳と確定できるのは，咳嗽発症後 4 週間以上で，百日せき含有ワクチン未接種と確認できている患者の場合のみである．

＊抗 FHA-IgG 抗体検査は，他の呼吸器病原体との交差反応や百日せき含有ワクチンの影響を受けるため，届出のために必要な検査所見として適しておらず，同検査のみ陽性の場合は届出対象とはならない．

● 治　療

LAMP/PCR，培養などで感染性を評価し，感染性があると判断した場合は適切な抗菌薬療法を行う．

低酸素が認められた場合は迅速な酸素投与を行う．

1. 初期治療（外来治療），入院治療

低酸素が認められた場合は，まず酸素投与を行う．

感染性が認められた場合は，マクロライド系抗菌薬の内服を行う．

マクロライド耐性百日咳菌が海外を中心に報告されるようになった[6]．現時点で国内では少ないが，耐性菌が疑われる場合は ST 合剤が選択薬となる．

百日せき含有ワクチン未接種あるいは 2 回以下，無呼吸発作頻発例，肺炎や呼吸不全例，全身状態不良例などは入院治療が望ましい．

2. 重症例の治療

著増した白血球の除去：交換輸血など．

非侵襲的人工換気療法（non-invasive positive pressure ventilation：NIPPV）：マスクなどによる陽圧換気．

挿管下陽圧人工換気（intermittent positive ventilation：IPPV）．

ECMO（extracorporeal membrane oxygen-

表 5-7　沈降精製百日せきジフテリア破傷風不活化ポリオヘモフィルス b 型混合ワクチン（DPT-IPV-Hib）の対象者，接種期間，回数，間隔，接種量および接種方法

対象者	標準的な接種期間	回数	間隔	接種量	方法
第 1 期初回 生後 2〜90 か月	生後 2〜7 か月	3 回	20 日以上 （標準は 20〜56 日）	各 0.5 mL	皮下または 筋肉内
第 1 期初回接種（3 回）終了後 6 か月以上の間隔をおく	第 1 期初回接種（3 回）終了後 6〜18 か月	1 回		0.5 mL	皮下または 筋肉内

ation）：人工肺とポンプを用いた体外循環回路による治療．人工呼吸器管理や昇圧薬など，従来の治療では救命困難な重症呼吸不全や循環不全病態に適応．

予防と生活指導

1. 予防接種

2024 年 4 月から 5 種混合ワクチン（沈降精製百日せきジフテリア破傷風不活化ポリオヘモフィルス b 型混合ワクチン：DTP-IPV-Hib）が定期接種となった．

ベースとなった 3 種混合ワクチン（DPT）は，わが国で世界に先駆け改良した無菌体百日せきワクチン（acellular pertussis vaccine）とジフテリア・破傷風トキソイドとを混合したもので，国内では 1981 年から接種されてきた．この DTP ワクチンに世界で初めて生ワクチン株（Sabin 株）を不活化したワクチン（inactivate polio vaccine：IPV）を混合した 4 種混合ワクチン（DPT-IPV）が 2013 年以降定期接種として使われてきた．

この 4 種混合ワクチンに，これまで使用されていた単抗原 Hib ワクチンとは異なる Hib ワクチンをそれぞれ混合した 2 種類の 5 種混合ワクチンが接種できるようになった．

表 5-7 に 5 種混合ワクチンの対象者，接種期間，回数，間隔，接種量および接種上の注意点などをまとめた[7]．乳児期早期の百日咳感染は重症化のリスクが高い．生後 2 か月になれば，できるだけ早くワクチン接種を開始することが大切である．

2. 出席停止

学校保健安全法では，「特有な咳が消失するまで，または 5 日間の適正な抗菌薬による治療が終了するまでは出席停止とする」と規定されている[8]．

●対応のポイント●

①周囲の流行状況，家族内の咳嗽の患者，本人のワクチン接種の状況から百日咳が疑われる場合は，早期に診断を確定し治療を開始する．

②生後 2 か月になれば，できるだけ早期にワクチンを接種することを保護者へ指導することが大切である．

文　献

1）海賀千波，他．小児の百日咳における夜間の咳嗽数とパターンの客観的評価．日本小児呼吸器学会雑誌 2018；28：196-201
2）厚生労働省：感染症に基づく医師及び獣医師の届出について：21 百日咳．
http://www.mhlw.go.jp/bunya/kenkou/kekkaku-kansenshou11/01-05-23.html
3）厚生労働省．感染症の予防及び感染症の患者に対する医療に関する法律施行規則の一部を改正する省令の施行等について（施行通知）．
4）大塚奈緒，他．百日咳菌抗原キット「リボテスト百日咳」の精度評価と偽陽性原因の探索．令和 5 年度厚生労働科学研究費補助金（新興・再興感染症及び予防接種政策推進研究事業）「百日咳とインフルエンザに関するサーベイランス手法及びワクチン効果の評価に資する研究」分担研究報告書
https://mhlw-grants.niph.go.jp/system/files/report_pdf/202318017A-buntan1.pdf
5）岡田賢司，他．小児科医療従事者における百日咳血清疫学の前方視・縦断研究．日児誌 2015；119：1643-1650
6）Mi YM, et al. Expert consensus for pertussis in children：new concepts in diagnosis and treatment. World J Pediatr 2024；20：1209-1222
7）予防接種ガイドライン等検討委員会．予防接種ガイドライン 2024．予防接種リサーチセンター，2024
8）学校において予防すべき感染症の解説改訂委員会（令和 5 年度）．学校において予防すべき感染症の解説（令和 5 年度改訂）．日本学校保健会，2024：32

第5章 おもな疾患

B. 感染症

6 クループ

Keypoint

①乳幼児で，急性発症の犬吠様咳嗽，吸気性喘鳴，嗄声，呼吸困難などの症状があれば本症を疑う．
②中等症〜重症のウイルス性クループでは，ステロイド薬の経口単回内服とアドレナリン吸入は症状の改善と入院抑制に有効である．

疾患概要

喉頭部の病変では犬吠様咳嗽，嗄声，吸気性喘鳴，呼吸困難などの特徴的症状を呈することが多く，クループ症候群と一括されるが，本稿では「ウイルス性クループ」を中心に取り扱う．

ウイルス性クループは，乳幼児で急性発症の犬吠様咳嗽，吸気性喘鳴，嗄声，呼吸困難などの症状があれば本症を疑う．

病　態

急性の吸気性喘鳴をきたす疾患群の中で発熱を伴うことが多い感染症では，ウイルス性クループ（狭義）と細菌性クループ（急性喉頭蓋炎，細菌性気管炎）の鑑別を行う必要がある．

もっとも頻度の高いウイルス性クループは1〜3日程度の上気道炎症状に引き続き，犬吠様咳嗽，吸気性喘鳴，嗄声，呼吸困難などが認められる．

晩秋から冬に多くみられ，パラインフルエンザウイルス，RSウイルス，アデノウイルス，インフルエンザウイルス感染などが原因となる．

先行感染徴候がなく，夜間に突然発症し反復するものは痙性クループとよばれ，アレルギーの関与が指摘されている〔「アトピー咳嗽/喉頭アレルギー」（p.149）参照〕．症状のみでは，ウイルス性クループと区別できないことが多い．

咳嗽の特徴（重症度）

犬吠様の咳嗽を認める．
状態に応じて緊急処置を行うためにも，重症度を評価することは重要である．

表5-8に，Westleyらのウイルス性クループスコアを示す[1]．意識レベルの低下，チアノーゼ，呼吸音の著明な減弱，陥没呼吸などの徴候は呼吸不全のサインであり，速やかな酸素投与と緊急処置が必要となる．

呼吸状態の安定化を最優先に，酸素投与を躊躇しないことが大切である．

検　査

ウイルス性クループに特徴的な症状がある場合，頸部X線写真は必ずしも必要ではない．

初期治療での反応に乏しい場合は，喉頭蓋炎，細菌性気管支炎，気道・喉頭異物，咽後膿瘍，気管軟化症，喉頭アレルギーなどとの鑑別が重要で，そのための検査が必要となる．

治　療

国内外のエビデンス[2]〜[8]に基づき軽症例も含めてデキサメタゾン経口単回投与を推奨する．投与量は，海外では0.6 mg/kgを用いた研究が多いが，0.15 mg/kgでも同等の効果が得られているため，0.15 mg/kgを推奨する．

わが国ではエリキシル製剤（0.1 mg/mL）が使用されることが多い．10 kgの小児では1回15 mLとなり比較的内服量が多く，また5%エタノールが含有されていることに注意する．

錠剤（0.5 mg）を粉砕することも考慮する．
ブデソニドの吸入療法についての無作為化比較試験が報告されている．ブデソニド吸入群では4時間後のクループスコアがプラセボ吸入群

表5-8 ウイルス性クループスコア

	0	1	2	3	4	5
意識レベル	正常					見当識障害
チアノーゼ	なし				啼泣時あり	つねにあり
喘鳴	なし	啼泣時聴取	つねに聴取			
呼吸音	正常	減弱	著明に減弱			
陥没呼吸	なし	軽度	中等度	著明		

軽症：2点以下，中等症：3〜7点，重症：8点以上

（Westley CR, et al. Nebulized racemic epinephrine by IPPB for the treatment of croup；a double-blind study. Am J Dis Child 1978；**132**：484-487 をもとに和訳）

に比べて有意に低かった[9]．ただ，わが国ではブデソニド吸入液はクループ症候群には保険適用がなく，0.25 mg/2 mL または 0.5 mg/2 mL 製剤であるために吸入時間が長くなることもあり，一般的にすすめられない．

アドレナリン吸入は，海外では呼吸窮迫の認められる重症者のみに推奨されており，気管挿管を回避するための一時的な処置と考えられている[3][4]．一方，わが国では比較的軽症の患者にもアドレナリン吸入を行うことが多いが，臨床症状の改善は一過性のため，帰宅後の悪化に注意が必要である．

使用量は，0.1% L型アドレナリン 0.1〜0.3 mL を生理食塩水 2 mL に混じてネブライザー吸入で投与するのが一般的である[10]．体重別では 0.01 mL/kg を基準としているところが多いが，吸入量は体格に依存するため一律 0.3 mL でも構わない．30分以上の間隔で再投与が可能である．

●対応のポイント●

①軽症例も含めてデキサメタゾン 0.15 mg/kg の単回経口投与を推奨する．

②アドレナリン吸入の効果は 1〜2 時間と短く，軽快したようにみえても再燃する場合があるため，注意を要する．

文　献

1) Westley CR, et al. Nebulized racemic epinephrine by IPPB for the treatment of croup；a double-blind study. Am J Dis Child 1978；**132**：484-487

2) Bjornson CL, et al. A randomized trial of a single dose of oral dexamethasone for mild croup. N Engl J Med 2004；**351**：1306-1313

3) Alberta Medical association. Diagnosis and management of croup；clinical practice guideline. http://www.topalbertadoctors.org/download/252/croup_guideline.pdf Published 2008

4) Rajapaksa S, et al. Croup-assessment and management. Aust Fam Physician 2010；**39**：280-282

5) Amir L, et al. Oral betamethasone versus intramuscular dexamethasone for the treatment of mild to moderate viral croup；a prospective, randomized trial. Pediatr Emerg Care 2006；**22**：541-544

6) Russell KF, et al. Glucocorticoids for croup. Cochrane Database Syst Rev 2011；**1**：CD 001955

7) Garbutt JM, et al. The comparative effectiveness of prednisolone and dexamethasone for children with croup；a community-based randomized trial. Clin Pediatr（Phila）2013；**52**：1014-1021

8) 錦戸知喜，他．軽症・中等症クループに対するデキサメサゾン内服単独治療の有用性について．日本小児呼吸器疾患学会雑誌 2011；**21**：156-162

9) Klassen TP, et al. Nebulized budesonide for children with mild-to-moderate croup. N Engl J Med 1994；**331**：285-289

10) 坂口由一，他．クループ症候群の治療に関する全国アンケート調査．小児科臨床 2005；**58**：2031-2036

B. 感染症

7 急性喉頭蓋炎

> **Keypoint**
> ①炎症で腫大した喉頭蓋によって突然の気道閉塞をきたす疾患で，迅速な対応が必要である．
> ②ワクチンで予防できる疾患の一つで，生後2か月からのインフルエンザ菌b型（Hib）ワクチン接種で，国内外で報告が激減している．

● 疾患概要

急性喉頭蓋炎は，喉頭蓋および周囲組織におこる重症細菌感染症である．突然，気道閉塞をおこし死亡することもある．

国内ではインフルエンザ菌 b 型（*Haemophilus influenzae* type b：Hib）ワクチンが 2013 年 4 月から定期接種となり，ほとんど認められなくなった[1]．

2013 年 4 月の感染症法改正に伴い，侵襲性インフルエンザ菌感染症は全数届出が求められている（急性喉頭蓋炎は求められていない）．

● 病　態

Hib がおもな起炎菌．時に，b 型以外の莢膜をもつ *H. influenzae* でも発症する．

鼻咽頭に定着した Hib が声門上蜂巣炎をひきおこし，血行性に散布されることもある．喉頭蓋周囲組織が炎症性に著明に腫大して気道を閉塞する可能性があり，注意深い観察が必要である．

● 咳嗽の特徴

咽頭痛，嚥下痛や嚥下障害，発熱などで突然発症する．流涎，顔色不良などから急激に進行し，数時間以内に窒息をきたすことがある．

患児は換気を増やすため，背を真っすぐに前傾して座り，開口状態で下顎を前突させ，頸部を過伸展した三脚位とよばれる姿勢をとる（**図 5-9**）[2]．ただし，三脚位は扁桃周囲膿瘍または咽後膿瘍などの他の上気道障害でも出現することがある．

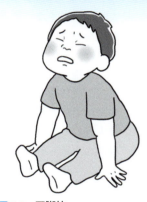

図 5-9　三脚位
喉頭蓋腫脹，体幹前傾，顎前突，流涎．

上気道の炎症性閉塞のため，多呼吸および吸気性喘鳴が認められる．胸骨上，鎖骨上および肋骨下の吸気時陥没にも注意が必要である．

● 検　査

強い咽頭痛および吸気性喘鳴が聴かれる患者で疑われる．吸気性喘鳴は急性喉頭蓋炎のほか，ウイルス性クループや気道異物でも生じる．ウイルス性クループとの鑑別を**表 5-9**に示す．

本症が疑われる場合，通常の小児科診療で実施される舌圧子による咽頭所見の確認は，突然の上気道の閉塞をひきおこす恐れがあるため禁忌である．

入院し，気管挿管の準備をしたうえで軟性ファイバースコープによる喉頭鏡検査を行うことも有用である（**図 5-10**）．浮腫で腫大し，チェリーレッド色を呈する喉頭蓋が確認できれば確定できる[3]．

表 5-9　急性喉頭蓋炎とウイルス性クループの鑑別

急性喉頭蓋炎	ウイルス性クループ
発症は急性かつ劇症である	発症は比較的漸進的である
インフルエンザ菌 b 型（Hib）ワクチン接種を受けていない乳幼児	好発年齢は 6～36 か月
犬吠様咳嗽はまれ	犬吠様咳嗽が特徴的
喉頭蓋は浮腫が顕著でチェリーレッド色を呈する	喉頭蓋は紅斑形成性である
頸部 X 線所見は腫大した喉頭蓋（親指状）および下咽頭の拡張を示す	頸部 X 線所見は声門上部の狭窄（塔状）および正常な大きさの喉頭蓋を示す

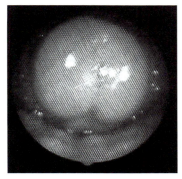

図 5-10　急性喉頭蓋炎の喉頭ファイバースコピー画像
カラー口絵 5
腫脹した喉頭蓋による気道閉鎖を認める

原因菌の検査のため，声門上部の組織培養および血液培養を行う．

頸部側面 X 線では腫脹した喉頭蓋が親指状にみえる thumb printing sign と咽頭腔の拡張を認める（図 5-11）．

● 治　療

十分な酸素化が必要で，気道確保が最優先となるため，気管挿管を躊躇しない．

緊急気管切開が必要になることもあり耳鼻科も含めて対応可能な施設での治療が望ましい．

重症度と *H. influenzae* の耐性状況を考慮して，セフトリアキソンナトリウム水和物（CTRX）（40 mg/kg/回，静注，1 日 2 回），セフォタキシムナトリウム（CTX）（50 mg/kg/回，静注，1 日 3 回），メロペネム（20 mg/kg/回，点滴静注，1 日 3 回），タゾバクタム/ピペラシリン（TBPM-PI）（112.5 mg/kg/回，点滴静注・静注，1 日 3 回）などの抗菌薬を用いる[4]．

Hib ワクチンで予防できる．肺炎球菌結合型ワクチンとともに，生後 6 か月までに 3 回接種が完了するよう，生後 2 か月からの接種がすすめられる．

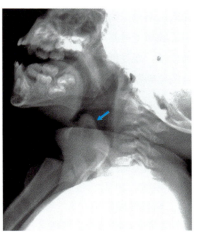

図 5-11　急性喉頭蓋炎の頸部側面 X 線画像
腫脹した喉頭蓋（thumb printing sign，➡）と咽頭腔の拡張を認める

●対応のポイント●

①ワクチンで予防できる疾患の一つで，生後 2 か月からの五種混合ワクチン接種をすすめる．

②ワクチン未接種や未完了で本症が疑われる場合は気道確保を最優先に，耳鼻科医の協力を得ながら診断・治療を行う．

文　献

1) Ishiwada N, et al. The incidence of pediatric invasive *Haemophilus influenzae* and pneumococcal disease in Chiba prefecture, Japan before and after the introduction of conjugate vaccines. Vaccine 2014；**32**：5425-5431
2) Epiglottitis（Supraglottitis）：The Merk Manual http://www.merckmanuals.com/professional/ear_nose_and_throat_disorders/oral_and_pharyngeal_disorders/epiglottitis.html?qt＝epiglottis & alt＝sh
3) 小児呼吸器感染症診療ガイドライン作成委員会．小児呼吸器感染症診療ガイドライン 2011．協和企画，2011；19-22
4) 石和田稔彦，新庄正宜（監），小児呼吸器感染症診療ガイドライン作成委員会．小児呼吸器感染症診療ガイドライン 2022．協和企画，2022；55-57

第5章　おもな疾患

B. 感染症

8　肺結核

Keypoint

①近年，外国生まれの患者数は増加傾向にある．とくに多数に感染させる可能性の高い若年層で増加傾向にあり，高まん延国の出生者が日本滞在中に発症し，集団感染となることが散見される．

②長引く咳嗽で通常の治療に反応が乏しい場合は，肺結核も鑑別診断の一つとして考慮する．

③診断には，既往歴や家族歴，咳嗽以外の症状に関する詳細な問診，画像診断，感染診断を行い，総合的に判断する必要がある．

疾患概要

わが国の小児の新登録結核患者数（0〜14歳）は，1963年の53,229人から2022年35人（粟粒結核0人，結核性髄膜炎0人）へと大きく減少した[1]．菌喀痰塗抹陽性肺結核新登録患者数は，0〜14歳の小児結核は2022年は2人で前年と同数であった[1]．

小児への感染源として重要な意味をもつ成人の塗抹陽性肺結核罹患率は，とりわけ大都市部で減少が鈍化しており，楽観はできない．

BCGや学校での結核健診，接触者健診などの効果で結核性髄膜炎や粟粒結核などの重症結核は著しく減少し，報告がない年もある．BCGワクチンは2013年4月からは対象月齢が生後12か月まで拡大された．それに伴い，標準的な接種期間は生後5〜8か月未満となった．

病　態

排菌患者の咳嗽で *Mycobacterium tuberculosis* が空中に飛散する．空中を浮遊している感染性飛沫核を吸い込むことで感染が成立する．体内に侵入した *M. tuberculosis* の多く（約70%）は気道マクロファージによる貪食・殺菌で体外に排出される．

一部の菌は殺菌されず肺胞マクロファージ内で増殖し，感染局所では凝固・壊死が生じて乾酪性変化（初感染原発巣）をきたす．さらに，一部の菌はリンパ組織に侵入し，所属リンパ節で初感染原発巣と同様な病変を形成する．この初感染原発巣と所属リンパ節病巣は合わせて初期変化群（primary complex）とよばれ，一次結核の典型的な所見となる．

乳幼児の一次結核では空洞形成はまれである．肺門リンパ節結核，粟粒結核，結核性髄膜炎などの病型をとることもある．

中学・高校生や思春期では，初期には成功していた菌の封じ込めが破綻し再燃した病態（二次結核）を呈し，肺結核の病型をとることが多い．咳嗽，微熱，盗汗，倦怠感などの症状があり，胸部X線写真では空洞を形成していることが多い．

咳嗽の特徴

2週間以上持続する咳嗽，喀痰などの呼吸器症状（一時的中断があっても繰り返すものを含む）が中心となる．一次結核では咳嗽をほとんど認めない例もあり，注意が必要である．

随伴症状として倦怠感，微熱，盗汗，やせ，胸痛などが認められる．

BCGワクチン未接種の乳幼児に認められることが多い粟粒結核，結核性髄膜炎は，病初期は無症状で，咳嗽など呼吸器症状は少ないのが特徴である．これらの重症結核でも進行するまでは，初期は全身状態が保たれていて重症感に乏しいことが多いため，診断が遅れる要因となっている．

検査:小児を対象とした結核感染診断[2]

小児，とくに乳幼児では，結核に感染すると年長者に比して発病に至る頻度が高く，また発

表5-10 「今後のツベルクリン反応検査の暫定的技術的基準」にある結果の記載方法

ツベルクリン反応検査（　月　日注射，　月　日測定）
発赤　　　　mm　　　硬結　　　　mm
副反応　　二重発赤，リンパ管炎，水疱，出血，壊死
（該当するものを○で囲む）

（日本結核病学会予防委員会：今後のツベルクリン反応検査の暫定的技術的基準．結核 2009；**81**：390）

表5-11 ツベルクリン反応検査の結果に基づく措置のための基準

		接触歴*	
		なし	あり
BCG接種歴	なし	硬結 15 mm 以上 または 発赤 30 mm 以上	硬結 5 mm 以上 または 発赤 10 mm 以上
	あり	硬結 20 mm 以上 または 発赤 40 mm 以上	硬結 15 mm 以上 または 発赤 30 mm 以上

＊：原則として喀痰塗抹陽性患者との接触とする．ただしそれ以外でも感染性と考えられる患者との接触を含む
（日本結核病学会予防委員会：今後のツベルクリン反応検査の暫定的技術的基準．結核 2009；**81**：390）

病後は早期に重症化しやすいため，より早期に，正確に感染診断を行うことが重要である．

小児における結核感染診断には，インターフェロンγ遊離試験（IGRA）のみではなく，年齢やBCG接種歴により，ツベルクリン反応を適用，あるいは併用する．IGRA検査の「判定保留」の解釈には注意が必要である．

感染診断を行う場合は，ツベルクリン反応やIGRA検査の結果だけではなく，結核患者との接触歴の有無や接触があった結核患者の病状（感染性），接触時の状況，感染診断の対象者の感染リスクなどを総合的に判断する．

1. ツベルクリン反応

接触歴がありBCG未接種であれば発赤径10 mm以上または硬結5 mm以上を，BCG既接種であれば30 mm以上または硬結15 mm以上を「感染あり」と判定する．乳幼児の場合や，感染リスクが高い場合はカットオフ値を引き下げることを検討する．発赤径の如何にかかわらず，副反応（水疱・壊死など）を認めた場合には「感染あり」と判定する．

結果の記載については，**表5-10**の記載法が推奨されている[2)3)]．

判定基準としては日本結核病学会から**表5-11**が示されている[3)]．

1）結果判定における注意点

①発赤と硬結の関係

硬結と発赤は一般的には相関することが知られているが，従来から日本では発赤径を指標として優先的に扱ってきた．一方，諸外国では硬結径をもとにした結果・解釈が一般的である．国際協調の観点から発赤径と硬結径の記載法と解釈基準が併記されている[3)]．

②BCGワクチン未接種の児

感染判断に有用である．ただ，わが国の乳幼児における結核既感染率は極めて低く，そのため陽性的中率（＝ツ反陽性例のうち，本当に結核感染がある例の割合）も非常に低くなるとも考えられる．また，1歳を超えると非結核性抗酸菌によると考えられる反応が多くなる可能性も指摘されており，判定には注意が必要である．

③ブースター現象

ツベルクリン反応に関与している記憶T細胞は，結核感染，あるいはBCG接種で感作され増加するが，時間経過とともに減少する．しかし，ツベルクリン皮内投与で刺激されると，記憶T細胞は再び活性化し，本来の免疫を反映した反応に回復する．ツベルクリン反応を繰り返

すと，初回は反応が弱くても，その後の再検時には反応が強く出ることが多く「ブースター現象」とよばれ，解釈に注意が必要である．

2. 細菌学的検査

患児の体内から採取された検体（胃液，喀痰，髄液など）から結核菌（*Mycobacterium tuberculosis*）が検出することが，診断の基本である．

良質な検体を採取して，抗酸菌検査（塗抹，培養，PCR や LAMP 法による菌遺伝子検査）を行う．

結核菌が証明される例は約 30％ にとどまるため，発病が疑われる例では臨床症状，画像所見，感染診断結果，感染源となりうる結核患者との接触歴などを参考にして，総合的に評価した上で発病診断を行うことが必要である．

3. 血液検査（IFN-γ release assay：IGRA）

BCG 接種の影響を受けない新しい検査が利用できるようになった．

1）原 理

ヒト型結核菌で感作されたリンパ球は，ヒト型結核菌の感染を受けると免疫反応として interferon（IFN）-γ を放出する．この IFN-γ を測定する *in vitro* 結核菌感染診断キットが IGRA（IFN-γ release assay）とよばれている．現在使用できるキットは，新しい第 4 世代の QFT〔QuantiFERON® TB ゴールドプラス（QFT-Plus）〕[4]と T-スポット®.*TB* である．

2）新しい QFT

QuantiFERON® TB ゴールドプラス（QFT-Plus）は日本において 2018 年 2 月に承認された第 4 世代 QFT である．3 つの特徴がある．（1）CD4 T 細胞の他に CD8 T 細胞のシグナルも検出できる．（2）検体を 4℃（2〜8℃）に保存すれば 48 時間まで保存が可能となった．（3）世界と同じ判定基準となり，QFT-3G にあった判定保留がなくなった．

3）T-スポット®.*TB*

被検者の単球を分離後にヒト型結核菌特異抗原と別々に反応させ，IFN-γ 産生細胞を発色させスポット数をカウントする．判定保留による再検査でも，再度判定保留となった場合は，他の検査方法を用いるか，患者背景なども考慮し，総合的な判断が必要となる．

4）小児の感染診断における IGRA 検査の有用性

（1）小児の活動性結核の診断における有用性は，徳永らが報告している[5]．成人の肺結核症例を対象とした検討結果と同等の感度を有していた．

（2）小児の結核感染診断における IGRA 検査の有用性は，システマティックレビュー[6]にまとめられている．低年齢児では感度が低い，あるいは判定不能が多くなる可能性が示されているが，小規模研究が多く，研究方法も多様であるため結論付けることは難しい．

現時点では，①結核感染・発病が疑われる場合，乳幼児であることを理由に IGRA の適用を躊躇する必要はない，②乳幼児結核発病例の見落としを防ぐため，結核患者との接触歴などから感染リスクが高く，発病の可能性も疑われる症例では，積極的に IGRA を併用することが望まれる，③5 歳以下（就学前）の乳幼児では，IGRA による潜在性結核感染症（latent tuberculosis infection：LTBI）診断での感度が低い可能性を考慮し，IGRA 陰性であっても安易に「未感染」と判断しない，などの考え方が示されている[7][8]．

4. 画像検査

肺門と縦隔のリンパ節腫大は初期肺結核の代表的所見であるが，胸部 X 線では心陰影や胸腺陰影に隠れていることがある．肺門や縦隔のリンパ節腫大の確認，病変の拡がり，空洞病変の有無，石灰化や粟粒陰影のより早期の把握，胸膜・胸壁病変，気道病変の確認に胸部 CT が役立つ．

● 治療の原則[2]

目的は，病巣内の結核菌を早期に殺菌し症状を緩和させることに加えて，①休止状態の結核菌も殺菌して再発を防ぐこと，②薬剤耐性菌を誘導しないこと，③周囲への感染を抑制すること，などがあげられる．この目的を達成するには，（1）単剤での治療は控え，感受性薬剤を 2 剤（治療開始時は 3 剤）以上併用する，（2）治療期間中，患児が確実に薬剤を服用できていることを確認する，（3）副作用を早期に発見し，適切な処置を行うことである．発病例に対する治療は抗結核薬を 2 剤以上（治療開始時は 3 剤以上）併用することが原則である（**表 5-12**）．

表5-12　小児結核の治療に使用する抗結核薬の用法・用量

抗菌薬	用法，用量	最大量	投与法
イソニアジド（INH）	10〜15 mg/kg/日，分1	300 mg/日	経口投与
リファンピシン（RFP）	10〜20 mg/kg/日，分1	450 mg/日	経口投与 朝食前空腹時
ピラジナミド（PZA）	20〜30 mg/kg/日，分1	1.2 g/日	経口投与
エタンブトール（EB）	15〜25 mg/kg/日，分1	750 mg/日	経口投与

（「結核低蔓延化を踏まえた国内の結核対策に資する研究」班．小児結核診療のてびき（改訂版）．2021：96-115）

有効な治療には，菌の薬剤感受性を把握することは重要である．小児では菌が検出できない例も多いが，感染源症例の薬剤感受性を確実に把握することも必要である．

結核治療は長期間にわたる．治療完遂には保健所とも密接な連携を取り，直接服薬確認療法（directly observed therapy short-course：DOTS）等の治療支援など良好なアドヒアランスの維持が必要である．

基本は INH および RFP であり，通常6か月間の治療を行う．病巣の広がりが限られる初感染型結核（例えば肺門リンパ節結核など）に対しては INH，RFP に PZA を加えた3剤レジメンを，また，病巣が進展した肺結核（たとえば，喀痰塗抹陽性例）に対しては INH，RFP に PZA，EB（または SM）を加えた4剤の治療レジメンを適用する．結核性髄膜炎，粟粒結核，骨関節結核では治療期間を12か月程度に延長する．

LTBI に対しては INH の6（ないし9）か月間の治療を適用する．感染源症例の INH 耐性が明らかである場合や INH による治療を開始したのち，副作用を認めた例に対しては，治療薬をRFP に変更し，4ないし6か月間の治療を適用する．

予　防

BCG は，結核性髄膜炎や粟粒結核など重症結核の予防効果に関しては，高い評価を受けている．

わが国は，長らく中まん延国であったが2021年に結核罹患率が人口10万人当たり9.2（10未満）となり初めて低まん延国となった．しかしながら，高まん延国からの外国人居住者が増加していることなどから，乳児への BCG 接種は

継続することが必要である．

●対応のポイント●

①受診・診断の遅れのため，集団発生が問題となっている．

②長引く咳嗽の鑑別診断の中に肺結核も念頭におくことは，公衆衛生の観点から重要と思われる．

③家族歴や咳嗽以外の症状に関する詳細な問診，画像診断，感染診断を行い，総合的に判断する必要がある．

文　献

1) 厚生労働省．2022年　結核登録者情報調査年報集計結果について．2023
https://jata.or.jp/dl/pdf/law/2021/TB_tebiki_6ED_mono.pdf
2) 「結核低蔓延化を踏まえた国内の結核対策に資する研究」班．小児結核診療のてびき（改訂版）．2021
https://jata.or.jp/dl/pdf/data/syouni_tebiki_202103.pdf
3) 日本結核病学会予防委員会．今後のツベルクリン反応検査の暫定的技術的基準．結核2009；81：387-391
4) 福島喜代康．新しい IGRA −第4世代 QFT：QFT-Plus について．複十字2018；379：18-19
5) 徳永　修，他．小児活動性結核症例におけるクォンティフェロン TB-2G の反応性の検討．日本小児呼吸器疾患学会雑誌2008；19：112-121
6) Mandalakas AM, et al. Interferon-gamma release assays and childhood tuberculosis：systematic review and meta-analysis. Int J Tuberc Lung Dis 2011；15：1018-1032
7) 阿彦忠之．感染症法に基づく結核の接触者健康診断の手引き．改訂第6版，結核研究所，2022
https://jata.or.jp/dl/pdf/law/2021/TB_tebiki_6ED_mono.pdf
8) 日本結核病学会予防委員会．インターフェロンγ遊離試験使用指針．結核2014；89：717-725

第5章　おもな疾患

B. 感染症

トピックス　RSウイルス

Keypoint

①乳児期早期の初感染で細気管支炎や肺炎を生じやすい．
②流行時期が以前は冬であったものが近年は5, 6月頃から夏に変化してきている．
③特異的な治療はないが，モノクローナル抗体や妊婦ワクチンによる予防が利用可能である．

● 疾患概要

respiratory syncytial virus（RSウイルス）による呼吸器感染症で，生涯を通じ感染を反復する．乳児期早期の初感染で，細気管支炎や肺炎などの重篤な下気道感染症や無呼吸を起こしやすい．以前は毎年冬に流行が認められていたが，近年は5, 6月頃から流行が認められるようになってきている（図5-12）[1]．

● 病　態

RSウイルスは，まず鼻粘膜上皮に感染が成立し，鼻汁，咳嗽などの上気道症状をひきおこす．その2～3日後に，感染した鼻粘膜上皮から放出されたウイルスや脱落した感染上皮が吸気により下気道に運ばれ，細気管支の線毛上皮細胞とⅡ型肺胞上皮細胞に感染が成立すると，細気管支炎や肺炎などの下気道感染症をひきおこす．

● 咳嗽の特徴

RSウイルスによる咳は，初期段階では乾性咳嗽から始まることが多く，しだいに喀痰を伴う湿性咳嗽へと進行する．とくに夜間や早朝に咳が悪化する傾向がある．また，乳幼児の場合，咳が激しくなると呼吸困難をひきおこし，喘鳴を伴うこともある．

さらに，RSウイルス感染症ではしばしば長引く咳がみられ，症状が数週間続くことがある．

● 検　査

イムノクロマト法による鼻咽頭ぬぐい液の抗

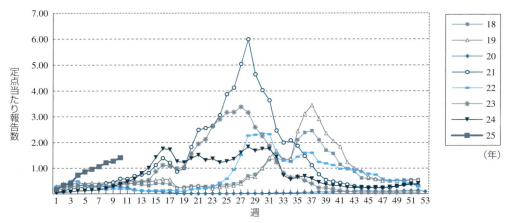

図5-12　RSウイルス感染症の定点当たり報告数　カラー口絵6
（国立感染症研究所．感染症発生動向調査週報．第10号，2025）

表 5-13　RS ウイルス感染症予防薬

一般名	パリビズマブ	ニルセビマブ	RS ウイルス ワクチン	RS ウイルス ワクチン
商品名	シナジス®	ベイフォータス®	アブリスボ®	アレックスビー™
効能効果	重症化リスクが高い乳児および幼児における RS ウイルス感染による重篤な下気道嚔管の発症抑制	1. 生後初回または2回目のRSウイルス感染流行期の重篤なRS ウイルス感染症のリスクを有する新生児，乳児および幼児における，RS ウイルス感染による下気道疾患の発症抑制（保険適用） 2. 生後初回の RS ウイルス感染流行期の 1. 以外のすべての新生児および乳児における RS ウイルス感染による下気道疾患の予防（保険適用外）	1. 妊婦への能動免疫による新生児および乳児における RS ウイルスを原因とする下気道疾患の予防 2. 60 歳以上の者における RS ウイルスによる感染症の予防	60 歳以上の者における RS ウイルス感染症の予防
対象	○在胎期間 28 週以下の早産で，12 か月齢以下の新生児および乳児 ○在胎期間 29 週〜35 週の早産で，6 か月齢以下の新生児および乳児 ○過去6か月以内に気管支肺異形成症の治療を受けた 24 か月齢以下の新生児，乳児および幼児 ○24 か月齢以下の血行動態に異常のある先天性心疾患の新生児，乳児および幼児 ○24 か月齢以下の免疫不全を伴う新生児，乳児および幼児 ○24 か月齢以下の Down 症候群の新生児，乳児および幼児 ○24 か月齢以下の肺低形成を伴う新生児，乳児および幼児 ○24 か月齢以下の気道狭窄を伴う新生児，乳児および幼児 ○24 か月齢以下の先天性食道閉鎖症の新生児，乳児および幼児 ○24 か月齢以下の先天代謝異常症の新生児，乳児および幼児 ○24 か月齢以下の神経筋疾患の新生児，乳児および幼児	上記 1. の場合 ○生後初回の RS ウイルス感染流行期の，流行初期において ・在胎期間 28 週以下の早産で，12 か月齢以下の新生児および乳児 ・在胎期間 29〜35 週の早産で，6 か月齢以下の新生児および乳児 ○生後初回および生後 2 回目の RS ウイルス感染流行期の，流行初期において ・過去6か月以内に慢性肺疾患の治療を受けた 24 か月齢以下の新生児，乳児および幼児 ・24 か月齢以下の血行動態に異常のある先天性心疾患の新生児，乳児および幼児 ・24 か月齢以下の免疫不全を伴う新生児，乳児および幼児 ・24 か月齢以下の Down 症候群の新生児，乳児および幼児	1. 妊娠 24〜36 週の妊婦 2. 60 歳以上	60 歳以上
投与方法	月 1 回筋注	初回 5 kg 未満 50 mg 筋注 　　 5 kg 以上 100 mg 筋注 2 回目　200 mg 筋注	1 回筋注	1 回筋注

原検査により診断できる．保険適用は 1 歳未満の外来患者，パリビズマブ適用患者，RS ウイルス感染が疑われる入院患者である．また，ウイルス・細菌拡散多項目同時検出（FilmArray®，BioFire®，SpotFire®）の検出項目にも含まれている．

治　療

　RS ウイルスに対する抗ウイルス薬などの特異的治療はなく，対症療法が中心となる．抗菌薬は原則として不要である．β_2刺激薬，ステロイド薬（全身投与，吸入）についてもルーチンに使用しない．RS ウイルス感染後の反復性喘鳴には，ロイコトリエン受容体拮抗薬の投与が有効である可能性がある[2]．

予防（表 5-13）

　早産児，先天性心疾患，慢性肺疾患，免疫不全，Down 症候群，肺低形成，気道狭窄，先天性食道閉鎖症，先天代謝異常症，神経筋疾患など，RS ウイルス感染症が重篤化しやすい児においてFタンパクに対する遺伝子組換えモノクローナル抗体〔パリビズマブ（シナジス®）〕が使用可能である．

近年，長時間作用型モノクローナル抗体〔ニルゼビマブ（ベイフォータス®）〕，および RS ウイルスワクチンが使用可能となった．ニルゼビマブはパリビズマブと保険適用が一部異なるため注意し，使用にあたっては日本小児科学会のコンセンサスガイドラインを参考にする[3]．

RS ウイルスワクチンは小児を対象としたものはなく，妊娠中にワクチン接種を行い，妊婦から児への移行抗体を増やし，生後早期の乳児の重症化予防を図る妊婦ワクチン（アブリスボ®）と，60 歳以上のみを対象とする RS ウイルスワクチン（アレックスビー™）がある．

●対応のポイント●

①重症度に応じて適切に対症療法を行う．
②RS ウイルス感染後の反復性喘鳴にはロイコトリエン受容体拮抗薬の投与を検討する．
③重篤化しやすい児においては予防薬の投与を考慮する．

文 献

1) 石和田稔彦，新庄正宜（監），小児呼吸器感染症診療ガイドライン作成委員会．小児呼吸器感染症診療ガイドライン 2022．協和企画，2022
2) 吉原重美，森岡一朗，岡田邦之，戸石悟司（監），日本小児呼吸器学会，日本新生児成育医学会．小児 RS ウイルス呼吸器感染症診療ガイドライン 2021．協和企画，2021
3) 日本小児科学会．日本におけるニルゼビマブの使用に関するコンセンサスガイドライン．
   https://www.jpeds.or.jp/uploads/files/20240522Beyfortus_GL.pdf

第5章　おもな疾患

C. アレルギー疾患

1　喘　息

Keypoint

①喘息は慢性咳嗽の原因となる代表的疾患である.
②喘鳴や呼吸困難，努力性呼吸を伴う場合には診断が比較的容易である.
③「小児気管支喘息治療・管理ガイドライン」の普及により，患児の QOL は改善している.

疾患概要

　小児喘息は，発作性におこる気道狭窄によって喘鳴や呼気延長，呼吸困難を繰り返す[1]．呼吸困難は自然ないし治療により軽快，消失するが，ごくまれに致死的となる．アトピー型喘息が多く，室内塵ダニに対する IgE 抗体が高率に認められる．アトピー素因を有することが多く，80% は 3 歳までに発症し，90% は就学前後に発症する.

　近年，感染やタバコによる非アレルギー性の気道炎症との関連も議論されている．また近年，小児期の喘息による呼吸機能低下が慢性閉塞性肺疾患（chronic obstructive pulmonary disease：COPD）発症との関連性について注目されている.

病　態

　基本的な病態として，可逆的な気流制限が考えられ，これにはアレルギー反応による慢性の気道炎症の関与が指摘されている．慢性の気道炎症により気道過敏性が確立され，気道に刺激が加わることにより気道狭窄が発生し，咳嗽，喘鳴，呼吸困難などの呼吸器症状がひきおこされる．組織学的には気道炎症が特徴で，小児においても気道リモデリングが認められる．喘息が慢性炎症性疾患であるという考え方は，喘息の診断，予防および管理にとって重要な意味をもつ.

咳嗽の特徴

　特徴的な呼気性の高音性喘鳴（wheezes）を伴うことが多い．咳嗽は深夜や早朝に多い傾向にある（図 5-13）[2]．ダニ，ペットなどのアレルゲン，タバコの煙などの気道刺激物質曝露，感染，ストレスなどにより増悪する．アレルギー性鼻炎の合併による相乗的な悪化がみられる.

検　査

1. 血液検査，皮膚検査

　小児の喘息ではアトピー型が高率にみられるため，アレルギー学的検査が重要である．血液検査では好酸球数，血清総 IgE 値，特異的 IgE 値の測定，皮膚検査ではおもにプリックテストが行われる.

2. 呼吸機能検査

　スパイロメトリーで 1 秒量（forced expiratory volume in one second：FEV_1），1 秒率（FEV_1%），50% 肺活量位の呼気速度（$\dot{V}_{50}$），25% 肺活量位の呼気速度（$\dot{V}_{25}$）や最大中間呼気流量（maximal midexpiratory flow：MMF）または 25〜75% の努力呼気流量（forced expiratory flow：FEF）の低下を認め，末梢気道の狭窄を示す．2009 年に日本小児呼吸器疾患学会（現・日本小児呼吸器学会）により，わが国の 6〜15 歳の小児を対象とした予測式が作成され，以後，活用されている[3]．β_2刺激薬の吸入後に気道閉塞が改善すれば，気道可逆性が認められることとなり，強く喘息を疑うことができる.

139

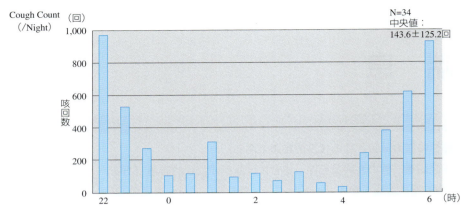

図 5-13 喘息急性増悪（中発作 27 例，大発作 7 例）の咳嗽の時刻と回数
喘息の急性増悪で入院した小児に咳嗽モニターを用いて咳嗽発症の時刻と回数を記録し 34 例の結果をヒストグラムとして示した．寝入り，早朝に集中して咳嗽がみられた
（Hirai K, et al. Objective measurement of frequency and pattern of nocturnal cough in children with asthma exacerbation. Ann Allergy Asthma Immunol 2016；**117**：169-174）

3. 気道過敏性検査

一般に，日本アレルギー学会の標準法や強制オッシレーション法によるアストグラフ法が用いられ，おもにメタコリンが使用される．気道過敏性の亢進が認められる．

4. オシロメトリー法

強制オッシレーション法を用いて流量と口腔内圧を計測し，呼吸インピーダンスを解析する呼吸抵抗測定法である．気道の狭窄が中枢性か末梢性かを識別できる点が注目されている[4]．

5. 呼気中一酸化窒素（fraction of exhaled nitric oxide：FeNO）濃度測定

小児でも施行できる気道炎症の評価法として，FeNO 濃度の測定が注目されている．喘息では，炎症性サイトカインにより気道上皮細胞の NO 合成酵素である iNOS（inducible nitric oxide synthase）が発現することで多量の NO が産生されると考えられている．
ATS（American Thoracic Society）のガイドラインでは小児の喘息に伴う気道炎症のカットオフ値として 35 ppb を目安とするとされている[5]．

● 治　療

急性増悪時にはもっとも即効性がある，短時間作用性 β_2 刺激薬吸入が有効である．
長期管理には抗炎症治療薬であるロイコトリエン受容体拮抗薬，吸入ステロイド薬が主体となる．近年，小児でも使用できる生物学的製剤（分子標的製剤）が注目されている．

国内外で治療・管理のためのガイドラインが作成されている．わが国においては，日本小児アレルギー学会による「小児気管支喘息治療・管理ガイドライン 2023」[1] が活用されている．

●対応のポイント●

①遷延する咳嗽の診断にあたり，喘息が重要な原因疾患であることを念頭におく．
②喘鳴や呼吸困難，努力性呼吸などの症状と，既往歴や家族歴，検査所見を総合して診断を進めていく．
③治療は「小児気管支喘息治療・管理ガイドライン」に準じる．

文　献

1) 滝沢琢己, 手塚純一郎, 長尾みづほ, 吉原重美（監）, 日本小児アレルギー学会．小児気管支喘息治療管理・ガイドライン 2023．協和企画，2023
2) Hirai K, et al. Objective measurement of frequency and pattern of nocturnal cough in children with asthma exacerbation. Ann Allergy Asthma Immunol 2016；**117**：169-174
3) 日本小児呼吸器疾患学会肺機能検討委員会．日本人小児におけるスパイログラム基準値の作成（最終報告）．日本小児呼吸器疾患学会雑誌 2009；**19**：164-176
4) Mochizuki H, et al. Forced oscillation technique and childhood asthma. Allergol Int 2012；**61**：373-383

5) Dweik RA, et al. An official ATS clinical practice guide-
line : interpretation of exhaled nitric oxide levels
（FENO）for clinical applications. Am J Respir Crit Care
Med 2011 ; **184** : 602-615

参考文献

· The British Thoracic Society. 2008 British Guideline on the
Management of Asthma
http://www.brit-thoracic.org.uk/Guidelines/Asthma-Guide
lines.aspx
· Global Strategy for Asthma Management and Prevention
http://www.ginasthma.org/documents/4
· National Heart, Lung, and Blood Institute. EPR3, Guide-
lines for the Diagnosis and Management of Asthma
http://www.nhlbi.nih.gov/guidelines/asthma/asthgdln.pdf
· Bacharier LB, et al. Diagnosis and treatment of asthma in
childhood : a PRACTALL consensus report. Allergy
2008 ; **63** : 5-34

第5章　おもな疾患

C. アレルギー疾患

2　アレルギー性鼻炎（通年性・季節性）

Keypoint

①鼻閉，水様性鼻汁，くしゃみを3主徴とし，鼻汁中の好酸球が陽性である．
②室内塵ダニは通年性，スギなどの花粉は季節性アレルギー性鼻炎の主要なアレルゲンである．
③上記の合併症状や後鼻漏を認める場合，咳嗽の原因として考慮する．

疾患概要

近年，小児におけるアレルギー性鼻炎の発症は低年齢化傾向にある．患者数は小児では男児に多いが，青春期ではほぼ同じになる．幼児にもみられるが，しばしばアトピー性皮膚炎が先行・合併し，のちに喘息を合併することも認められる[1]〜[3]．血管運動性鼻炎，好酸球増多性鼻炎は少ない．アレルギー性鼻炎の自然治癒率は低く，滲出性中耳炎，副鼻腔炎，扁桃肥大を合併することも多い．

原因抗原

室内塵ダニと花粉が圧倒的に多く，時にペットのフケやアルテルナリア・アレルギーを合併する．最近はスギ花粉症の増加が著しく，5歳以上ではダニアレルギーを超える有病率を示す．

症　状

成人と同様で即時型症状（鼻閉，水様性鼻汁，くしゃみ）を認める．遅発型アレルギー反応（アレルゲン曝露6〜10時間後，鼻粘膜の炎症性腫脹）を生じることがある．しかし，低年齢児では「鼻をかむ」より「鼻をすする・拭う」，鼻のかゆみのため鼻を上下に「こする（allergicsalute）」，鼻内を指で「いじる・鼻出血」が観察される[4]．客観的には鼻部に横に走るすじ（allergic crease）や目のまわりに黒いくま（allergic shiner）がみられることもある．また，保護者による認識では，くしゃみは気づかれていない傾向にあ

り，鼻閉はいびきとして認識されることが多い．口腔内の視診にて後鼻漏を認めることがあり，鼻粘膜所見として，下鼻甲介粘膜の腫脹，色調変化，水性分泌物の増加などをみる．

咳嗽の特徴

アレルギー性鼻炎が咳嗽をひきおこす原因として，①鼻粘膜過敏性による咳嗽反射の惹起，②後鼻漏による刺激（後鼻漏症候群，upper airway cough syndrome の原因），③しばしば合併する気道過敏性（喘息）の存在[5]などが考えられている．

咳嗽は乾性あるいは湿性であり，時に咳払い様のことがある．鼻副鼻腔炎を合併すると，膿性鼻汁となり湿性咳嗽が著明となる．後鼻漏による咳嗽は起床時に強く，睡眠中は比較的少ない．上気道分泌物による喘鳴が胸部に伝搬したものを聴診して肺の副雑音と誤ることがあるので，注意が必要である．

検　査

おもに花粉や室内塵ダニなどの吸入性アレルゲンに対する血中特異的 IgE 抗体，あるいはプリックテストなどの皮膚テストが陽性となる．
鼻汁中好酸球が陽性を示す．

治　療

アレルゲンの除去と回避が基本である．
治療には薬物療法，特異的免疫療法，手術療法などがある．

症状に応じて重症度分類を行い，それぞれに応じた治療を行う．

薬物療法は，ヒスタミン H_1 受容体拮抗薬，ロイコトリエン受容体拮抗薬の内服，鼻噴霧用ステロイド薬が中心となる．

特異的免疫療法には皮下注射法と舌下投与法がある．

重症例には下鼻甲介手術などの外科的治療もあり，耳鼻科医と相談する．

●対応のポイント●

①鼻炎症状を合併する咳嗽の場合，本疾患を考慮する．

②喘息児に合併することが多く，喘息治療にてもコントロールできない咳嗽に対して，本疾患を念頭におく．

③慢性咳嗽の原因として少なくないことを認識しておく．

文　献

1) 松原　篤，他．鼻アレルギーの全国学調査2019（1998年，2008年との比較）：速報－耳鼻咽喉科医およびその家族を対象として－．日本耳鼻咽喉科学会会報2020：**123**：485-490
2) 日本耳身咽喉科免疫アレルギー学会　アレルギー診療ガイドライン作成委員会（編）．鼻アレルギー診療ガイドライン－通年性鼻炎と花粉症－2024年度版（改訂第10版）．ライフ・サイエンス，2024
3) 滝沢琢己，手塚純一郎，長尾みづほ，吉原重美（監），喘息治療・管理ガイドライン委員会．小児気管支喘息治療・管理ガイドライン2023．協和企画，2023
4) 増田佐和子．小児においてアレルギー性鼻炎の検査・診断を行う際のポイントを教えてください．JOHNS 2009：**25**：363-365
5) Townlet RG et al. Bronchial sensitivity to methacholine in current and former asthmatic and allergic rhinitis patients and control subjects. J Allerg Clin Immunol 1975：**56**：429-442

第5章　おもな疾患

C. アレルギー疾患

3　咳喘息

Keypoint

①咳喘息では慢性の咳嗽が認められるが喘鳴や呼吸困難を伴わず，呼吸機能は正常範囲であるものの気道過敏性の亢進がみられ，気管支拡張薬が有効である．

②成人では高率に認められ，典型的な喘息に移行する症例もみられるため，喘息のサブグループの一つと考えられている．わが国では小児の報告はきわめて少ない．

③慢性の気道炎症が病態の基本と考えられ，治療・管理は喘息に準じる．

疾患概要・病態

喘鳴や呼吸困難を伴わない慢性の咳嗽を唯一の症状とし，呼吸機能はほぼ正常範囲であるものの気道過敏性の亢進がみられ，気管支拡張薬が有効である．

咳喘息は成人の慢性咳嗽における3大原因疾患の一つとされるが，小児では確定診断が困難であることもあり，頻度が低いと考えられている[1]．

多様な病態の疾患群であり，典型的な喘息に移行する症例もみられるため，喘息のサブグループフェノタイプの一つと考えられている．

咳喘息の基本的な病態で重要な点は，喘鳴が問診，聴診で確認されないものの，気道収縮に関連した下気道由来の咳嗽が持続すると推測されることである．

成人の報告によれば，咳喘息患者では喀痰，気管支肺胞洗浄液，気管支生検組織の好酸球数が増加しており，喘息と同様，好酸球の病態への関与が想定されている．炎症の持続に伴う気道リモデリングも古典的喘息と同様に存在するが[2]，成人の気管支生検の所見では患者と健常者の中間に位置する．

I型アレルギーによる気道炎症の関与が報告されているが，特異的IgE抗体，総IgE値，呼気中一酸化窒素（fraction of exhaled nitric oxide：FeNO）の影響は典型的な喘息に比して軽度である．

海外における小児の咳喘息の報告は少なくないが，わが国での研究はきわめて少ない[3]．小児と成人の臨床では相違もみられ，小児では男児にやや多いが，成人では女性に多いとの報告もある[4]．増悪因子は感染，運動，タバコの煙など，喘息とほぼ同様である．

咳嗽の特徴

咳嗽は喀痰を伴わないことが多く乾性咳嗽であるが，湿性咳嗽がみられることも少なくない．

呼吸機能検査は正常域にあることが多いが，$\dot{V}_{50}$，$\dot{V}_{25}$などの末梢気道閉塞を示す指標は低値を示すことがある．近年，小児の咳喘息の診断には，FeNOや強制オッシレーション法による末梢気道の評価が必要であるとの報告もみられている[5]．また，胸部X線写真では咳嗽発作時に軽度の過膨張所見（エアートラッピング）が認められることがあり，末梢気道の狭窄が咳嗽刺激になるとの報告がある．

気道過敏性の亢進が認められるが，成人の報告では，カプサイシン咳受容体感受性については，正常，亢進の両方が報告されている．

検　査

わが国の成人の診断基準を示す（表5-14）[4]．咳喘息の持続する咳嗽に気管支拡張薬が有効であることから，気管支拡張薬で咳嗽が有意に改善すれば，咳喘息の可能性は高い．

このため，吸入β_2刺激薬による咳嗽の改善を評価することが推奨されるが，吸入薬の効果が明確でない場合は，長時間作用性のβ_2刺激薬（貼付薬など）による評価を考慮する．

咳喘息の確定診断は気道過敏性亢進の確認

表 5-14　成人の咳喘息の診断基準

下記 1～2 のすべてを満たす
1. 喘鳴を伴わない咳嗽が 8 週間以上[*]持続
聴診上も wheezes を認めない.
2. 気管支拡張薬（β_2刺激薬など）が有効
[*]：3～8 週間の遷延性咳嗽であっても診断できるが，3 週間未満の急性咳嗽では原則として確定診断しない.

参考所見
(1) 末梢血・喀痰好酸球増多，FeNO 濃度高値を認めることがある（特に後 2 者は有用）
(2) 気道過敏性が亢進している
(3) 咳症状にはしばしば季節性や日差があり，夜間～早朝優位のことが多い

（日本呼吸器学会咳嗽・喀痰の診療ガイドライン 2019 作成委員会（編）．咳喘息．咳嗽・喀痰の診療ガイドライン 2019．メディカルレビュー社，2019：72）

や，その他の慢性咳嗽の原因疾患が否定されてからなされるべきである.

しかるに，気道過敏性試験は限られた施設でしか施行できず，また診断における感度，特異度は 100% ではないため，長期間の咳嗽に苦しむ患者の QOL を考えれば，気管支拡張薬で咳嗽が有意に改善することを確かめたのち，経過観察を行いながら治療，診断を進めていくことも選択肢の一つである.

咳喘息の診断がなされないまま，吸入ステロイド薬や長時間作用性 β_2刺激薬を安易に長期間使用することは，その後の診断確定や治療の選択によい影響を与えない.

治　療

咳喘息と診断されれば，基本的な治療方針は典型的な喘息に準じる[6]．「小児気管支喘息治療・管理ガイドライン 2023（JPGL2023）」では，喘息における治療は重症度に合わせて抗炎症薬を長期間用いて気道炎症を改善させることが推奨されているが[5]，小児の咳喘息の重症度については明確な基準がないため，JPGL2023 における喘息の重症度分類を参考に抗炎症治療を中心とした長期管理が望ましい.

成人では，咳喘息の重症度は軽症と中等症以上に分けられている．軽症は，①咳嗽症状は毎日ではない，②日常生活や睡眠への妨げは週 1 回未満，③夜間症状は週 1 回未満，であり，中等症以上では，①症状は毎日ある，②日常生活や睡眠が週 1 回以上妨げられる，③夜間症状は週 1 回以上，である[4]．重症度により，吸入ステロイド薬やロイコトリエン受容体拮抗薬を用いて管理する.

重要なのは，咳喘息の咳嗽のコントロールの向上に，気管支拡張薬，とくに吸入 β_2刺激薬を加える必要がある点である．小児の咳喘息における吸入，貼付，内服での有効性の比較試験はなされていないが，咳嗽頻度の経過観察を行いつつ，患者にとっての最適な選択を行うべきである.

●対応のポイント●

①基本的な治療方針は典型的な喘息に準ずる.
②鑑別診断にあたり，可能なかぎり気道過敏性の存在を確認すべきである.
③咳喘息の咳嗽の良好なコントロールを得るために，重症度を基に，吸入ステロイド薬やロイコトリエン受容体拮抗薬による長期管理と悪化時の吸入 β_2刺激薬の活用を指導する.

文　献

1) Hannaway PJ, et al. Cough variant asthma in children. JAMA 1982；**247**：206-208
2) Niimi A, et al. Nature of airway inflammation and remodeling in chronic cough. J Allergy Clin Immunol 2005；**116**：565-570
3) Mochizuki H, et al. Bronchial sensitivity and bronchial reactivity in children with cough variant asthma. Chest 2005；**128**：2427-2434
4) 日本呼吸器学会咳嗽・喀痰の診療ガイドライン 2019 作成委員会（編）．咳喘息．咳嗽・喀痰の診療ガイドライン 2019．メディカルレビュー社，2019：72
5) Hu Y, et al. Validity of fractional exhaled nitric oxide and small airway lung function measured by IOS in the diagnosis of cough variant asthma in preschool children with chronic cough. Allergy Asthma Clin Immunol 2023；**19**：83
6) 滝沢琢己，手塚純一郎，長尾みづほ，吉原重美(監)，日本小児アレルギー学会（作成）．小児気管支喘息治療・管理ガイドライン 2023．協和企画，2023

第5章　おもな疾患

C. アレルギー疾患

4　アナフィラキシー

Keypoint

①特定の起因物質により突然発症し，急速に進行する，全身性アレルギー反応に伴うさまざまな症状の発現した状態である.

②生命の危険を伴う咳嗽をはじめとする呼吸器症状などを認めた場合には，0.1% アドレナリンの筋肉内注射が最優先される. 喘息症状には β_2 刺激薬吸入が有効である.

③起因物質を確定し再発予防を指導するとともに，プレホスピタルケアとしてアドレナリン自己注射用製剤（エピペン®）を処方し，緊急時の対応を指導しておく.

● 疾患概要

特定の起因物質により数分〜数時間以内に惹起される全身性の重症アレルギー反応に伴って皮膚粘膜症状や呼吸器症状，循環器症状，消化器症状など複数器官に及ぶ症状を呈した状態であり，アナフィラキシーショックと同義として用いられることもある.

IgE 抗体を介する I 型アレルギー反応による場合が狭義のアナフィラキシーであるが，IgE 抗体を介さず起因物質が直接，種々の化学伝達物質を遊離，活性化することで惹起されるアナフィラキシー様反応も広義のアナフィラキシーとして扱われる.

● 病　態

機序としては，①免疫学的（IgE 依存性），②免疫学的（非 IgE 依存性），③非免疫学的（マスト細胞を直接活性化），④特発性（原因不明），に分類される（**表 5-15**）[1].

起因物質は多岐にわたり，小児では食物アレルゲンによる場合が多いが，薬剤や虫刺傷によることもある[2]. 食物アレルギーの特殊型として，食物摂取と運動の組み合わせにより生じる食物依存性運動誘発アナフィラキシー（food-dependent exercise-induced anaphylaxis：FDEIAn）は，運動量の増加する思春期前後に多い.

さまざまな症状は，おもにマスト細胞や好塩基球から遊離された化学伝達物質により血管拡張，血管透過性の亢進，気道平滑筋の収縮，粘液分泌の亢進，腸管蠕動の亢進，白血球・血小板の活性化などがおこることに伴って生じる.

アナフィラキシー発症の危険・増悪因子として，年齢別要因，合併症（喘息などの呼吸器疾患，心疾患など），薬物使用（β 遮断薬，アンジオテンシン変換酵素阻害薬），アルコール，運動，感染症，情動的ストレス，月経前などがあげられており，治療抵抗性の原因となる場合もある[1].

時に，最初の症状が改善して数時間後に二相

表 5-15　アナフィラキシーの発症機序とおもな原因

1. 免疫学的（IgE 依存性）：狭義のアナフィラキシー
   食物，ハチなどの昆虫毒，医薬品，ラテックス，環境抗原，など
2. 免疫学的（非 IgE 依存性）
   造影剤，非ステロイド性抗炎症薬，生物学的製剤，など
3. 非免疫学的（マスト細胞を直接活性化）
   運動，温度，日光などの生理学的刺激，アルコール，一部の医薬品，など
4. 特発性（原因不明）

（Simons FE, et al. World allergy organization guidelines for the assessment and management of anaphylaxis. World Allergy Organ J 2011；**4**：13-37 をもとに和訳）

表 5-16 アナフィラキシーの臨床的重症度

グレード	皮膚	消化管	呼吸器	心血管	神経系
1	局所瘙痒，発赤，蕁麻疹，血管浮腫	口腔内瘙痒，口腔内違和感，口唇腫脹			
2	全身瘙痒，発赤，蕁麻疹，血管浮腫	上記症状のいずれか，悪心，嘔吐	鼻閉，くしゃみ		活動性の変化
3	上記症状のいずれか	上記症状のいずれかに加えて繰り返す嘔吐	鼻漏，鼻閉，咽頭瘙痒感または閉塞感	頻脈(15回/分以上増加)	上記に加えて不安
4	上記症状のいずれか	上記症状のいずれかに加えて下痢	上記症状のいずれか，嗄声，犬吠様咳嗽，嚥下困難，呼吸困難，喘鳴，チアノーゼ	上記症状，不整脈，軽度血圧低下	軽度頭痛，死の恐怖
5	上記症状のいずれか	上記症状のいずれか，消化管機能不全	上記症状のいずれか，呼吸停止	重度の徐脈，血圧低下，心停止	意識障害

(Sampson HA. Anaphylaxis and emergency treatment. Pediatrics 2003；**111**：1601-1608 より一部改変)

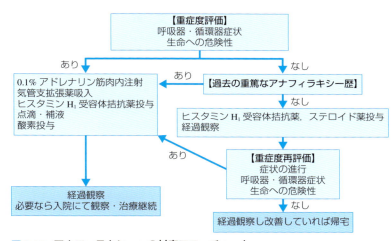

図 5-14　アナフィラキシーへの対応フローチャート
(Ebisawa M. Management of food allergy in Japan "food allergy management guideline 2008 (revision from 2005)" and "guidelines for the treatment of allergic diseases in schools". Allergol Int 2009；**58**：475-483 より一部改変)

性の反応を示し再燃することがあるので，予防的な全身性ステロイド薬の投与や注意深い観察が必要である．

咳嗽の特徴

咳嗽は誘発された喘息症状の一環として認められる場合もあるが，咽喉頭のアレルギー反応に伴って生じる場合もある．

皮膚粘膜症状とともに呼吸器症状の発現頻度が高く，咳嗽や喘鳴，呼吸困難などの呼吸器症状の出現は重篤化徴候として注意が必要である．

喉頭浮腫の存在を疑わせる犬吠様咳嗽，嗄声，嚥下困難などの症状がある場合は窒息の危険性を伴う（表 5-16)[3]．

検査と診断

過去のアナフィラキシーの既往やアトピー素因（薬剤や食物に対するアレルギーやコントロール不良の喘息など）とともに，起因物質への曝露，増悪因子の存在はアナフィラキシーを疑う有力な手がかりとなる．

治療

初期治療（図 5-14)[4]としては，起因物質への曝露を回避し，仰臥位をとらせて下肢を挙上し安静を確保する．

0.1％アドレナリン（1,000倍希釈1 mg/mL）0.01 mg/kg（最大量；成人0.5 mg，小児0.3 mg）の筋肉内注射が最優先され，5〜15分の間隔で

再投与可能である.

必要であれば気道確保のうえ酸素を投与するとともに,血圧低下に対しては静脈路を確保し等張食塩水を急速投与する.

蕁麻疹や喉頭浮腫に対してはヒスタミン H_1 受容体拮抗薬,ステロイド薬(二相性反応の予防的意味が大きい)の静注が,喘息症状に対しては β_2 刺激薬の吸入が有効である.

● 予防的対応

回復後は再発予防のための長期管理が重要で,起因物質を明らかにし,曝露回避のための生活指導を行う.

起因物質が不明な場合は,特異的 IgE 抗体や皮膚テストによる抗原検索が必要であるが,その値や反応性はアナフィラキシー発症のリスクとは必ずしも一致しないため,確定には再投与による症状発現を確認する必要がある.ただし危険を伴うため,不測の事態に備えた対応が不可欠である.

プレホスピタルケアとしてアドレナリン自己注射用製剤(エピペン®)を処方し,緊急時の対応を指導する.

●対応のポイント●

①初期対応としては循環,呼吸,意識,皮膚の状態を観察するとともに,疑わしい起因物質への曝露を回避し,呼吸器症状があれば 0.1% アドレナリンの筋肉内注射を優先的に行う(呼吸器症状がなくても生命への危険性がある場合は同様に対応).

②必要に応じて酸素投与,β_2 刺激薬吸入を行い経過を観察するが,二相性反応のリスクにも注意しておく.

文　献

1) Simons FE, et al. World allergy organization guidelines for the assessment and management of anaphylaxis. World Allergy Organ J 2011；**4**：13-37

2) Chipps BE. Update in pediatric anaphylaxis：a systematic review. Clin Pediatr（Phila）2013；**52**：451-461

3) Sampson HA. Anaphylaxis and emergency treatment. Pediatrics 2003；**111**：1601-1608

4) Ebisawa M. Management of food allergy in Japan "food allergy management guideline 2008（revision from 2005）" and "guidelines for the treatment of allergic diseases in schools". Allergol Int 2009；**58**：475-483

第5章　おもな疾患

C. アレルギー疾患

5　アトピー咳嗽/喉頭アレルギー

Keypoint

①アトピー咳嗽は咳感受性亢進を呈する好酸球性気管・気管支炎が基本病態であり，喘鳴や呼吸困難を伴わない乾性咳嗽とアトピー素因が特徴的である．

②成人と異なり，小児のアトピー咳嗽の頻度はきわめて低い．

③喉頭アレルギーはアトピー咳嗽と類似点が多く，喘鳴や呼吸困難を伴わない乾性咳嗽，咽喉頭異常感とアトピー素因をもつ．両疾患の鑑別は困難である．

④両疾患ともにヒスタミン H_1 受容体拮抗薬が有効であり，第一選択薬となる．

疾患概要

アトピー咳嗽は成人と異なり，小児における頻度は低い．気管支拡張薬が無効で，ヒスタミン H_1 受容体拮抗薬が第一選択薬である．喉頭アレルギーは耳鼻咽喉科領域で慢性咳嗽の原因となる疾患である．喉頭アレルギーにおいても気管支拡張薬が無効で，ヒスタミン H_1 受容体拮抗薬が第一選択薬となる．

両疾患はともにアトピー素因をもち，ヒスタミン H_1 受容体拮抗薬が奏効するなど多くの共通点があり，近似する病態に内科領域，耳鼻科領域から異なる病名が提案されている．

病　態

アトピー咳嗽の病態は，中枢気道を首座とする好酸球性炎症[1,2]，ならびに気道壁表層の咳受容体感受性亢進である[3,4]．症例の多くがアレルギー疾患の既往・合併や家族歴，あるいは末梢好酸球増加，血清 IgE 値の上昇，血清特異的 IgE 抗体陽性など広義のアトピー素因を有する．また，アトピー咳嗽は，表 5-17[5] のとおり呼気一酸化窒素（NO）濃度は正常範囲内であり[6]，メタコリンによる平滑筋収縮に対する咳反応が正常者と同程度[3,4]で，末梢気道に好酸球性炎症を認めない点で咳喘息とは大きく異なる．

喉頭アレルギーは鼻や口腔から吸入された抗原により喉頭粘膜で引き起こされる 1 型の慢性

表 5-17　アトピー咳嗽，咳喘息の鑑別

	アトピー咳嗽	咳喘息
好酸球性気道炎症	中枢気道	中枢～末梢
生理学的特徴		
カプサイシン咳感受性	亢進	正常
メタコリン誘発咳嗽反応	正常	亢進
呼気 NO 濃度	正常	上昇
治療反応		
気管支拡張薬（β_2刺激薬）	なし	あり
ロイコトリエン受容体拮抗薬	なし	あり
ヒスタミン H_1 受容体拮抗薬	あり	なし
ステロイド	あり	あり（約 30%）
喘息への移行	なし	

（大倉徳幸．原因疾患別の診断と治療－最新のガイドラインを踏まえて：アトピー咳嗽/喉頭アレルギー．Progress in Medicine 2022；**42**：551-555 より一部改変）

149

表 5-18　アトピー咳嗽と慢性の喉頭アレルギーの診断基準

アトピー咳嗽の簡易診断基準	慢性喉頭アレルギーの診断基準
以下の 1. ～4. をすべて満たす 1. 喘鳴や呼吸困難を伴わない乾性咳嗽が 3 週間以上持続 2. 気管支拡張薬が無効 3. アトピー素因を示唆する所見[*1]または誘発喀痰中好酸球増加の 1 つ以上を認める 4. ヒスタミン H_1 受容体拮抗薬または/およびステロイド薬にて咳嗽発作が消失	1. 喘鳴を伴わない 3 週間以上持続する乾性咳嗽 2. 3 週間以上持続する咽喉頭異常感（痰のからんだような感じ，瘙痒感，イガイガ感，チクチクした咽頭痛など） 3. アトピー素因を示唆する所見[*1]の 1 つ以上認める 4. 急性感染性喉頭炎，非特異的喉頭感染症（結核，梅毒，ジフテリアなど），喉頭真菌症，異物，腫瘍など，その他の咳や異常感の原因となる局所所見がないこと（典型所見としては披裂部着浮腫状腫脹を認める）[*2] 5. 症状にヒスタミン H_1 受容体拮抗薬が有効[*3]
[*1]：アトピー素因を示唆する所見 1）喘息以外のアレルギー疾患の既往歴あるいは合併 2）末梢好酸球増加 3）血清総 IgE 値の上昇 4）血清特異的 IgE 抗体陽性 5）アレルゲン皮内テスト陽性	[*1]：アトピー素因を示唆する所見 1）喘息以外のアレルギー疾患の既往あるいは合併 2）末梢血好酸球増加 3）血清総 IgE 値の上昇 4）特異的 IgE 陽性 5）アレルゲン皮内テスト即時型反応陽性 （1 つ以上認める） [*2]：必要に応じて耳鼻咽喉科専門医による喉頭内視鏡所見による確認が望ましい．また，下気道疾患，胃食道逆流症，後鼻漏症候群の鑑別も必要に応じて行う． [*3]：有効とは自覚症状の 50％以上の改善とする．

（日本呼吸器学会咳嗽・喀痰の診療ガイドライン 2019 作成委員会．咳嗽・喀痰の診療ガイドライン 2019．日本呼吸器学会，2019；77-79 より一部改変）

アレルギー疾患である．とくに，3 週間以上持続する咽喉頭異常感が特徴的である．

咳嗽の特徴

アトピー咳嗽は喘鳴や呼吸困難を伴わない乾性咳嗽が特徴で，咳嗽発現の時間帯としては就寝時，深夜～早朝，起床時，早朝の順に多い．誘因としては，エアコン，タバコの煙（受動喫煙），会話（電話），運動，精神的緊張などさまざまである[7]．

喉頭アレルギーも喘鳴や呼吸困難を伴わない咳嗽が特徴で，瘙痒感，イガイガ感，痰が絡んだような感じ，チクチクした感じの咽頭痛などの咽喉頭異常感を認める．

検　査

小児のアトピー咳嗽の概念は確立していない．そのため，成人領域におけるアトピー咳嗽の診断基準[8]を慢性の喉頭アレルギーの診断基準[9]と併記し，表 5-18 に示す．

アトピー咳嗽は，臨床においては咳喘息の特異的治療法である気管支拡張薬が無効であることを確認することによって咳喘息を否定する．そのうえで，ヒスタミン H_1 受容体拮抗薬やステロイド薬の有効性を評価して治療的に診断する．

慢性の喉頭アレルギーは咽喉頭異常感（100％）と 3 週間以上持続する乾性咳嗽（80％）が 2 大症状となる．さらに，それに加えてアトピー素因を示唆する所見を認めた場合は喉頭アレルギーを疑う．

治　療

小児のアトピー咳嗽は患者数も少なく，治療法も確立していない．しかし，成人領域と同様，原因診断に基づいた疾患特異的な治療を進めるよう努めることが重要である[10]．

成人領域のアトピー咳嗽では，咳喘息に対して有効性を示す気管支拡張薬やロイコトリエン受容体拮抗薬が無効である．一方で，ヒスタミン H_1 受容体拮抗薬または/およびステロイド薬が有効である[11]．通常，ヒスタミン H_1 受容体拮抗薬を第一選択薬とし，効果が不良な場合は吸入ステロイド（inhaled corticosteroid：ICS）療法の追加を試みる．

成人領域の喉頭アレルギーについてもヒスタミン H_1 受容体拮抗薬が第一選択となる．

成人のアトピー咳嗽や喉頭アレルギーのうち，前述の治療で効果が得られない症例に対しては，Th2 サイトカイン阻害薬の臨床的有用性が認められている[12)13]．

●対応のポイント●

①アトピー咳嗽と喉頭アレルギーは同一の疾患と考えてよく，どちらもヒスタミンH₁受容体拮抗薬が有効であり，気管支拡張薬は無効である.

文　献

1) Fujimura M, et al. Eosinophilic tracheobronchitis and airway cough hypersensitivity in chronic non-productive cough. Clin Exp Allergy 2000；**30**：41-47

2) Fujimura M, et al. Bronchial biopsy and sequential bronchoalveolar lavage in atopic cough：In view of the effect of histamine H1－receptor antagonists. Allergol Int 2000；**49**：135-142

3) Ohkura N, et al. Heightened cough response to bronchoconstriction in cough variant asthma. Respirology 2012；**17**：964-968

4) Ohkura N, et al. Bronchoconstriction-triggered cough in atopic cough：A retrospective study. Exp Lung Res 2016；**42**：227-231

5) 大倉徳幸. 原因疾患別の診断と治療－最新のガイドラインを踏まえて：アトピー咳嗽/喉頭アレルギー. Progress in Medicine 2022；**42**：551-555

6) Fujimura M, et al. Exhaled nitric oxide levels in patients with atopic cough and cough variant asthma. Respirology 2008；**13**：359-364

7) 小川晴彦. アトピー咳嗽. 藤村政樹（編）, 慢性咳嗽を診る－症例から学ぶ－. 改訂版, 医薬ジャーナル社，2010；115-135

8) 日本呼吸器学会咳嗽・喀痰の診療ガイドライン2019作成委員会. 咳嗽・喀痰の診療ガイドライン2019. メディカルレビュー社，2019；77-79

9) 内藤健晴. 喉頭アレルギー（laryngeal allergy）. 日本咳嗽研究会, アトピー咳嗽研究会（編）, 藤村政樹（監）, 慢性咳嗽の診断と治療に関する指針2005年度版. 前田書店，2006；16-21

10) 山田裕美, 他. アトピー咳嗽. ニューロペプタイド研究会（編）, こどもの咳嗽診療ガイドブック. 診断と治療社，2011；109-111

11) Shioya T, et al. Antitussive effects of the H1-receptor antagonist epinastine in patients with atopic cough（eosinophilic bronchitis）. Arzneimittelforschung 2004；**54**：207-212

12) Ishiura Y, et al. Effect of an orally active Th2 cytokine inhibitor, suplatast on "atopic cough" tosilate. Arzneimittelforschung 2008；**58**：297-302

13) 三沢逸人, 他. 喉頭アレルギーに対するIPDの効果. 耳鼻咽喉科臨床 2000；**93**：599-606

第5章　おもな疾患

C. アレルギー疾患

6　過敏性肺炎

Keypoint

①過敏性肺炎（HP）は特異抗原を反復吸入することで生じる，まれなアレルギー性炎症性疾患である．

②小児において原因となる吸入抗原は，鳥飼育や肥料に含まれる鳥の糞，枕や布団に含まれる羽毛などが多い．

③2020年のATS/JRS/ALATガイドラインでは，線維性HPと非線維性HPに分類されている．

④治療の基本は抗原回避である．

疾患概要

過敏性肺炎（hypersensitivity pneumonitis：HP）は特異抗原を反復吸入するうちに感作が成立してひきおこされる，まれなアレルギー性炎症性疾患である．一部の吸入抗原によりIgGを中心とした反応性炎症が生じ，これは非IgE依存性である．誘発抗原は60％の患者で不明である[1]．

成人におけるHPの発生率は100,000人あたり0.3〜0.9人[2]とまれであるが，小児ではさらにまれである．一方で，鳥の飼育者や農夫などリスクに曝露されている特定の集団では著しく高くなる．わが国における疫学調査では成人の線維性HPの有病率が人口10万人あたり5.6人，非線維性HPは3.2人であった[3]．

病　態

原因となる吸入抗原は，真菌胞子，細菌，鳥類の蛋白，イソシアネートなどの有機あるいは無機粉塵，汚染水，電子タバコ，加温器消毒剤などがあげられる．成人のHPの原因は300以上の抗原が確認されている（表5-19[4][5]）が，小児では鳥飼育や肥料に含まれる鳥の糞，枕や布団に含まれる羽毛などの報告が多い．

従来HPは急性型，亜急性型，慢性型に分類されていたが，その臨床経過は重複が多く区別することが難しかったため，2020年のATS/JRS/ALATガイドラインでは線維化の有無により線維性HPと非線維性HPに分類された[2]．線維化の有無は画像所見や病理所見により判断され，

線維性HPのほうが予後不良である．

病態生理としては，感作が成立した抗原が再度気道内に侵入した際に，免疫複合体の形成と補体の活性化（Ⅲ型アレルギー反応）がおこり局所への好中球などの炎症細胞浸潤が生じ，肉芽腫が形成される．抗原曝露が長期化すると，肺の線維化が進行することがある．また，HP患者の肺の線維化にはMUC5B遺伝子の変異やテロメアの短縮などが関係するとの報告がある[6]．

症状および咳嗽の特徴

HPの急性期症状は抗原曝露により発熱と咳嗽，倦怠感などを呈し，進行すると息切れや呼吸困難を生じる．本疾患の咳嗽は抗原曝露4〜8時間後に生じることが多く，抗原曝露の回避により症状は速やかに改善する．聴診ではfine cracklesを聴取する．抗原曝露を繰り返していると症状の再発や慢性化を誘導し，慢性的なHPでは低酸素血症やばち指を認めることがある．

診　断

まずはHPを疑うことが重要である．表5-20[7]に示す項目を中心としたていねいな問診により原因抗原の手がかりが得られることがある．

胸部単純X線検査は両側のびまん性すりガラス状陰影を認め，線維化が進行すると蜂巣肺がみられる．肺病変の評価には深吸気でのHRCTが必須で，さらにエアートラッピングの検出を

表 5-19　過敏性肺炎の原因抗原

疾患名	発生状況	抗原
鳥関連過敏性肺炎	鳥飼育	鳥排泄物
	自宅庭への鳥飛来	鳥排泄物
	鶏糞肥料使用	鳥排泄物
	剝製	羽毛
	羽毛布団使用	羽毛
農夫肺	酪農作業	*Saccharopolyspora rectivirgula*，*Thermoactinomyces vulgaris*，*Absidia corymbitera*，*Eurotium amstelodami*，*Wallemia sebi*
	トラクター運転	*Rhizopus* 属
夏型過敏性肺炎	住宅	*Trichosporon asahii*，*T.dermatis*
住宅関連過敏性肺炎	住宅	*Candida albicans*，*Aspergillus niger*，*A.fumigatus* *Cephalosporium acremonium*，*Fusarium napiforme* *Humicola fuscoatra*，*Peziza domiciliana* *Penicillium corylophilum*，*Cladosporium* 属
加湿器肺	加湿器使用	*Aspergillus fumigatus*，*Candida albicans*，*Trichoderma viride*，*Trichoderma vulgaris*
塗装工肺	自動車塗装	イソシアネート
機械工肺	自動車塗装	*Mycobacterium Immunogenum*，*Mycobacterium chelonae*，*Rhodococcus* 属，*Corynebacterium*，*Acinetobacter Iwoffii*，*Pseudomonas fluorescens*
小麦粉肺	菓子製造	小麦粉
コーヒー作業肺	コーヒー豆を炒る作業	コーヒー豆塵埃
温室栽培者肺	ラン栽培（温室）	木材チップ中の真菌
	キュウリ栽培（温室）	不明
きのこ栽培者肺	シイタケ栽培	シイタケ胞子
	エノキタケ栽培	*Penicillum citrinum*
コルク肺	コルク製造作業	*Penicillum glabrum*，*A.tumigatus*，*Chrysonilia sitophila*
Hot-tub lung	ホットタブ，シャワー，ミスト	*Cladosporium*，*Mycobacterium avium complex*

（「日本呼吸器学会過敏性肺炎診療指針 2022」作成委員会（編）．過敏性肺炎診療指針 2022．日本呼吸器学会，2022 および「職業性アレルギー疾患診療ガイドライン 2016」作成委員会．職業性アレルギー疾患診療ガイドライン 2016．協和企画，2016 を一部改変）

表 5-20　診断につながる問診の項目

- 繰り返す肺炎
- 症状再現のエピソード（毎週，季節，場面）
- 転職，転居後からみられる咳嗽，熱，胸部に関連した症状
- 学校の活動でのみみられる咳嗽，熱，喘鳴
- ペット歴（とくにハト，カナリア，オカメインコ，オウムなど糞などを落とす鳥）
- ハトなどの鳥の汚染物質の曝露
- 農場での鳥や干し草の曝露
- 洗浄したにもかかわらず水が汚れているエピソード
- 温水浴槽，サウナ，スイミングプールのエピソード
- ほかの家族や一緒にいる仲間が同様の繰り返す症状を認める
- 一時的な環境の変化（旅行など）で改善

（Kevin JK, Michelle LH. Hypersensitivity pneumonia. In Kliegman RM, St Geme Ⅲ JW, et al.：Nelson Textbook of Pediatrics, 21th ed, WB Saunders, 2239-2243, 2020 を一部改変）

目的とした呼気時の低線量撮影も推奨される．CT 所見は，非線維性 HP の場合では小葉中心性結節やエアートラッピング，すりガラス状陰影およびモザイクパターンがみられ，線維性 HP では胸膜直下のコンソリデーションを認め，さらに進行すると蜂巣肺や牽引性気管支拡張が顕在化する．

血液検査では，白血球数増加（リンパ球数減少），赤沈亢進，CRP 上昇などを認める．シアル化糖鎖抗原（KL-6）とサーファクタントプロテイン D（SP-D）が上昇し，活動性の指標となる．わが国では HP の特異 IgG 抗体検査として

Trichosporon asahii（*T. asahii*）と鳥抗原（ハト，セキセイインコ）の2種類が保険適用となっている.

気管支肺胞洗浄液（bronchoalveolar lavage：BAL）では，通常，リンパ球増多（通常の20〜30％増）を呈する.

経気管支肺生検（transbronchial lung biopsy：TBLB）では，非線維性HPは，①細胞性間質性肺炎，②細胞性慢性気管支炎，③非壊死性肉芽腫が認められる.一方で線維性HPは，①慢性線維化性間質性肺炎，②気道中心性線維化，③非壊死性肉芽腫がみられる.

上記のほかにHPを診断する基本的な方法として，吸入誘発試験や環境誘発試験がある.これらの試験は抗原吸入もしくは回避により症状発現の有無を確認するため診断能は高いが，検査方法や評価方法に画一した基準が存在しない.2020年のATS/JRS/ALATガイドラン[2]では吸入誘発試験が曝露評価方法の1つとされているが，経験のある施設でのみ行うように記載されている.

治　療

原因となる抗原が特定できた場合は，抗原回避を行う.抗原回避を行っても症状が改善されない場合や低酸素血症を伴う重症の場合は入院が必要である.全身性ステロイド（プレドニゾロン0.5〜1.0 mg/kg/日[3]）は，肺機能低下や画像異常を示す難治性患者に投与され，非線維性HPで良好な効果が得られる.非線維性HPは重篤な経過をたどることは少ないが，線維性HPに進行する可能性があるため，早期の診断と管理が推奨される.

●対応のポイント●

①過敏性肺炎（HP）は特異抗原を反復吸収することで惹起される，アレルギー性炎症性疾患である.

②線維性HPと非線維性HPに分類され，線維性HPは予後不良である.

③まずはHPを疑うことが重要で，詳細な問診で環境や曝露履歴を明らかにする.

④治療の基本は抗原回避だが，重症例はステロイド投与を行う.

文　献

1) Hanak V, et al. Causes and presenting features in 85 consecutive patients with hypersensitivity pneumonitis. Mayo Clin Proc 2007；**82**：812-816

2) Raghu G, et al. Diagnosis of hypersensitivity pneumonitis in adults. An Official ATS/JRS/ALAT Clinical Practice Guideline. Am J Respir Crit Care Med 2020；**202**：e36-e69

3) 岡本　師，他．びまん性肺疾患　過敏性肺炎：過敏性肺炎の全国疫学調査．日本呼吸器学会誌 2024；**13**（Suppl）：195

4)「日本呼吸器学会過敏性肺炎診療指針2022」作成委員会（編）．過敏性肺炎診療指針2022．日本呼吸器学会，2022

5)「職業性アレルギー疾患診療ガイドライン2016」作成委員会．職業性アレルギー疾患診療ガイドライン2016．協和企画，2016

6) Ley B, et al. The MUC5B promoter polymorphism and telomere length in patients with chronic hypersensitivity pneumonitis：an observational cohort-control study. Lancet Respir Med 2017；**5**：639-647

7) Kevin JK, Michelle LH. Hypersensitivity pneumonia. In Kliegman RM, et al.（eds）：Nelson Textbook of Pediatrics, 21th ed, WB Saunders, 2239-2243, 2020

C. アレルギー疾患

7　好酸球性細気管支炎

Keypoint

①好酸球性細気管支炎は日本で最初に報告された新しい疾患概念である.

②成人での報告が増加傾向であり小児でも報告が増えてきている.

③難治性喘息との違いに議論があるが，著しい好酸球の増加やなぜ病変の主座が細気管支であるのか問題提起されるべき疾患である.

疾患概要

好酸球性細気管支炎は 2001 年に世界で初めてわが国で Takayanagi らによって報告された疾患概念で，血液中ならびに気管支肺胞洗浄液（bronchoalveolar lavage fluid：BALF）中の好酸球増多，画像上びまん性に小葉中心性粒状影を呈し，病理学的に細気管支領域への好酸球浸潤を認める疾患である[1].　Cordier らは好酸球増多性閉塞性細気管支炎（hypereosinophilic obliterative bronchiolitis）を以下の定義で報告しているが，好酸球性細気管支炎と同様の病態と考えられている[2)3].　①血中好酸球数＞1,000/μL および/または気管支肺胞洗浄（bronchoalveolar lavage：BAL）好酸球細胞数＞25％，②4〜6 週間の吸入コルチコステロイド療法（ベクロメタゾン 2,000 μg/日または同等の薬剤）でも呼吸機能検査の改善を認めない持続性の気流制限，および③肺生検において好酸球による顕著な気管支壁浸潤を伴う炎症性細気管支炎，および/または high-resolution CT で細気管支炎の特徴的な所見（境界のはっきりしない中心小葉結節，branching opacities，tree-in-bud pattern）を示す.

病　態

喘息と同様，呼気性喘鳴や呼吸困難，低酸素血症をきたすが，吸入ステロイド薬で改善が得られにくく，ステロイド全身投与が著効する.鑑別疾患としてびまん性汎細気管支炎（diffuse panbronchiolitis：DPB）などの細気管支炎に関連する疾患やアレルギー性気管支肺アスペルギルス症，鼻副鼻腔気管支炎，好酸球性多発血管炎性肉芽腫症，好酸球性肺炎，喘息などがあがる.

喘息との合併はないとの報告がある一方で喘息を合併または経過中に発症したとの報告もあり，難治喘息との鑑別や異同が問題となる病態と考えられる.

症　状

咳嗽，喘鳴，呼吸困難など喘息に類似した症状で発症する.　症状だけでは喘息との鑑別は難しいが，好酸球性細気管支炎では労作時呼吸困難を呈することが多い[4].

検　査

血液検査では末梢血好酸球数の増加が認められ，ほとんどの症例で 1,000/μL を超える.　これまでに，呼吸機能検査では閉塞性換気障害を認め，さらに約半数の症例では同時に拘束性換気障害も認めることや，多くの症例で呼気 NO の上昇が観察されることが報告されている[4].　胸部 X 線画像ではびまん性の小粒状影を認め，胸部 CT 画像でも全肺野に小葉中心性陰影を認める.　確定診断は BAL または組織学的検討（胸腔鏡下肺生検など）により行われるが，BAL のサンプルでは，総細胞数および好酸球数の増多を認める.　病理所見としては，細気管支の肥厚，細気管支への好酸球浸潤，粘液栓が認められ，また部分的に肺胞への好酸球浸潤を認めることも多い.　好酸球由来とされるシャルコー・ライ

デン結晶なども観察される．DPBとの鑑別のため副鼻腔炎の存在，寒冷凝集反応，BAL，IgEの測定が必要となる．また関節リウマチ，Sjögren症候群，炎症性腸疾患等に細気管支炎が伴うこともあり，これらの検索も重要となる．閉塞性細気管支炎はアデノウイルスなどのウイルス感染やマイコプラズマ感染，骨髄移植，膠原病，炎症性腸疾患，薬剤性などが原因となり，鑑別にあたって病歴聴取は重要である．

● 治　療

　吸入ステロイド薬の効果は期待できないため，ステロイド薬の全身投与が行われる（内服，プレドニゾロン〈PSL〉0.5〜1.0 mg/kg）．ステロイド減量による再発の報告が散見されることからも，高頻度でステロイドの全身投与の維持が必要となるため，小児ではとくに副作用である低身長が問題になる．早期から治療が開始された症例では，診断まで時間がかかった症例と比較して，ステロイド維持量が少ないという報告もあるため[4]，早期診断，早期治療は重要である．近年，本疾患に対する分子標的薬の有用性に関して，小児科領域でも相次いで報告されているが，とくに抗IL-5療法の有用性が期待されている[5][6]．

●対応のポイント●

①新しい疾患概念であり，小児での報告は少ない．

②この疾患は疑わない限り，診断は難しい．

③喘息の治療を行っても改善のみられない難治喘息を疑う際には念頭におきたい疾患の一つになる．

④治療はおもにステロイドの全身投与になるが，小児では副作用（低身長）の問題もあり早期の診断が重要となる．

⑤今後，分子標的薬による治療が期待される．

文　献

1) Takayanagi N, et al. Chronic bronchiolitis with associated eosinophilic lung disease（eosinophilic bronchiolitis）. Respiration 2001；**68**：319-322

2) Poletti V. Eosinophilic bronchiolitis：is it a new syndrome? Eur Respir J 2013；**41**：1012-1013

3) Cordier JF, et al. Hypereosinophilic obliterative bronchiolitis：a distinct, unrecognised syndrome. Eur Respir J 2013；**41**：1126-1134

4) 中込一之．アレルギー用語解説シリーズ：好酸球性細気管支炎．アレルギー 2021；**70**：323-324

5) 倉島一喜．好酸球性細気管支炎の病態および治療について．日本医事新報 2020；**5018**：53-54

6) Arceri T, et al. Pediatric eosinophilic bronchiolitis successfully treated with mepolizumab. J Allergy Clin Immunol Pract 2022；**10**：874-875

第 5 章　おもな疾患

D．気道異物・胃食道逆流症・誤嚥

1　気道異物

Keypoint

①突然の咳込みや慢性咳嗽の鑑別として気道異物の存在を疑う．
②異物吸引後，いったん症状が軽快する時期（無症状期間）があることに留意する．
③マルチスライス CT は気道異物の存在を確認するのに有用である．

疾患概要

気道異物事故は 3 歳未満の男児に多い．低年齢児ではピーナッツなどの食物が多数を占める一方，年長児では玩具や歯科補綴物が多い[1]．

病　態

異物が喉頭や気管に嵌頓して気道閉塞をきたすと窒息に至り，左右どちらかの主気管支に嵌頓した場合には強い呼吸困難を呈する．一方，ある程度換気が保たれる場合には，咳嗽や喘鳴がおもな症状となる[1]．

ピーナッツは，吸引後，気道内の水分を吸収して膨張することにより気道閉塞の程度を助長する．

玩具など硬く尖ったものを吸引した場合には気道壁を穿孔し，縦隔炎に至る場合もある．

咳嗽の特徴

突然の咳込みから始まることが多い．異物吸引時から咳嗽が続くケースもあるが，異物の位置が移動するためか，咳嗽の程度や頻度が経時的に変化する例もある．

咳嗽の性状は当初は乾性であるが，経過が長い例や症状再燃例では湿性のことが多い．咳嗽とともに喘鳴や呼吸困難を伴う場合や，遅れて発熱を認める場合もある．

検　査

気道異物の多くは X 線透過性であり，単純 X 線撮影だけで異物の存在は否定できない．しか

表 5-21　気道異物を疑わせるポイント

- 異物誤嚥を示唆するエピソード（誤嚥の場面を目撃した，口に何か入れていた前後で発症した，など）
- 突然に始まった呼吸器症状（咳込み，喘鳴，呼吸困難，など）
- 聴診上，呼吸音の左右差
- 胸部単純 X 線上，片側肺の過膨張や縦隔の偏位
- 長引く咳嗽や喘鳴
- 遷延する無気肺
- 同一部位の繰り返す肺炎

（樋口　収，他．気道異物．ニューロペプタイド研究会（編），こどもの咳嗽診療ガイドライン．診断と治療社，2011：83）

し，気管透亮像の一部に不鮮明なところはないか，無気肺や片側肺の過膨張などの所見がないかなど注意深い読影を行うことによって，異物の存在を疑うことはできる．また，呼気時と吸気時に撮影することによって，呼気時に患側肺の過膨張（異物による check-valve 現象による Holzknecht 徴候）が確認できるが，年少児ではタイミングよく撮影できないことも多い．

一方，最近ではマルチスライス CT によって異物を比較的容易に確認できるようになったが，スライス幅よりも小さな異物を吸引した場合や，併発した肺炎像にまぎれて異物が確認できない場合などがあり，画像検査だけでは異物の存在を完全には否定できない．

診断には，まず気道異物を疑うことが重要であり（表 5-21）[2]，見逃しを防ぐためには表 5-22[2]に示すピットフォールにも注意する．

治　療

気道異物を疑ったが確定診断が得られず，無症状で身体所見ならびに画像所見ともに異常を

157

表 5-22 気道異物の診断におけるピットフォール

思い込み	誤った判断「異物吸引のエピソードあったようだが…」	実　際
気道異物の多くは窒息症状を呈する	今の症状は咳嗽や喘鳴だけなので，異物は吸引していないか，無事に喀出したのだろう	咳嗽や喘鳴を主訴とするほうが多い
気道異物の症状は遅れてから強くなることはない	当初は咳込んでいたが，すぐに治まっていた．それから数日経ってからの症状なら，異物とは関係ないだろう	「無症状期間」があることはよく知られている事実である
気道異物の喘鳴は吸気性になるはずだ	呼気性喘鳴なので喘息だろう	異物の位置によって呼気性喘鳴はおこりうる
気道異物では無気肺になるはずだ	胸部 X 線で無気肺像を認めないので，異物ではない	必ずしも無気肺像を呈さず，check-valve 現象で患側肺が過膨張を呈することも少なくない
気道異物では異物を摘出しない限り，症状はよくならないはずだ	喘鳴や発熱があったので，ステロイド薬や抗菌薬を投与したところ症状が改善したので，やはり異物ではない	二次的な気道浮腫や肺炎の症状は治療によって改善する

（樋口 収，他．気道異物．ニューロペプタイド研究会（編），こどもの咳嗽診療ガイドライン．診断と治療社，2011；85）

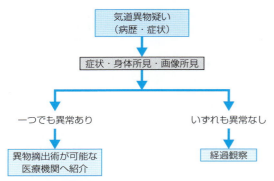

図 5-15 気道異物疑い例への対応
(Cohen S, et al. Suspected foreign body inhalation in children: what are the indications for bronchoscopy? J Pediatr 2009; **155**: 276-280 より一部改変)

認めない場合には経過観察するが，気道異物の疑いが残る場合には異物摘出術が可能な医療機関に紹介する（図 5-15）[3]．

診断が確定すれば，気管支鏡を用いて異物摘出術を行う．一般的に耳鼻咽喉科では硬性気管支鏡を用いて異物摘出術を行うが，小児科・小児外科・呼吸器科では軟性気管支鏡により行われることが多く，近年その有用性と安全性が報告されている[4][5]．異物摘出術は施設により実施する診療科が耳鼻咽喉科や小児外科などさまざまであるが，麻酔科など関連する診療科とともにチームを組んで対応する必要がある．

小児の気道異物事故の多くは予防可能であり，その発生場所の多くは家庭内であることから，家族への啓発活動が重要である．しかし，保護者の気道異物予防に対する認識や知識は十分とはいえず[6]，今後，乳幼児健診や小児科クリニックなどさまざまな機会を利用して，母親ばかりでなく父親や祖父母に対しても啓発活動を行っていく必要がある．

● 対応のポイント ●

① 治療は，気管支鏡による異物摘出術が一般的である．
② 疑い例では，異物摘出術が可能な医療機関に紹介する．
③ 事故予防についての啓発活動が大切である．

文　献

1) 今井丈英，他．宿題報告．第 2 回小児気管・気管支異物に関する全国調査結果．日本小児呼吸器学会雑誌 2018；**29**：114-121
2) 樋口 収，他．気道異物．ニューロペプタイド研究会（編），こどもの咳嗽診療ガイドライン．診断と治療社，2011；83-85
3) Cohen S, et al. Suspected foreign body inhalation in children: what are the indications for bronchoscopy? J Pediatr 2009; **155**: 276-280
4) Kim K, et al. Foreign body removal by flexible bronchoscopy using retrieval basket in children. An Thorac Med 2018; **13**: 82-85
5) 尾田琢也，他．小児気道異物症例に対する軟性気管支鏡による異物摘出術の有効性と安全性．日本小児呼吸器学会雑誌 2022；**33**：3-8
6) Higuchi O, et al. Mothers' knowledge about foreign body aspiration in young children. Int J Pediatr Otorhinolaryngol 2013; **77**: 41-44

第5章　おもな疾患

D. 気道異物・胃食道逆流症・誤嚥

2　胃食道逆流症（GERD）

Keypoint

①慢性咳嗽の原因の1つにGERDがあることを認識する.

②GERDによる咳嗽は消化器症状を伴わないことがある.

③咳嗽の特徴は乾性で活動中の咳込みとの報告がある一方で，下部食道括約筋（LES）機能の悪い例や逆流が咽頭まで達する咽喉頭逆流症では夜間や臥位での咳込みとなるとの報告もある.

疾患概要

胃食道逆流（gastroesophageal reflux：GER）とは，胃内容物が食道内へ逆行性に通過する現象である.

胃食道逆流症（gastroesophageal reflux disease：GERD）は，GERによりなんらかの症状や合併症が惹起される状態をいう. 出現する症状は食道を中心とした消化器症状と，咳嗽などの呼吸器症状を含む消化器外症状に分けられる.

有病率

小児のGERDの疫学については，大規模研究は少ない. 米国の3〜17歳1,765名を対象とした研究によると，GERDを示唆するさまざまな症状の有病率は1.8〜8.2%であった. 青少年では，3〜5%が胸やけや心窩部痛を訴え，1〜2%が制酸薬や胃酸分泌抑制薬を使用していた[1].

未熟児，肥満，囊胞性線維症，脳性麻痺や筋ジストロフィーなどの既往がある小児ではGERDの罹患率が高い[2]〜[4].

自然歴

乳児期のGERの多くは生後13〜14か月の間に減少または消失する. 生後2年間に90日以上の頻繁な逆流があった児は，9歳頃に胸焼けを起こす可能性が高いとの報告がある[5].

小児期におけるGERDの症状は，青年期や成人期まで続くことがあり，小児期（平均5歳）に内視鏡検査で食道炎を認め，GERDと診断された207名の患者を対象とした調査では，約3分の1が成人期早期（約15年後）に著明なGERD症状を認めている[5][6].

臨床症状

消化器症状として嘔吐・吐血・下血などがある. とくに乳幼児では，哺乳不良・体重増加不良・食物嫌悪などの原因となることがある.

消化器外症状のうち，呼吸器症状としては慢性咳嗽・喘鳴・反復性呼吸器感染・無呼吸があげられる. また，その他の所見として，ALTE（apparent life-threatening events），胸痛・腹痛・貧血・咽頭痛・姿勢異常（首を横に傾げたような姿勢をとる：Sandifer症候群）がある. GERDによる咳嗽患者の43〜75%では消化器症状を伴わないとされている[7].

乳幼児では胸やけなどの不快な症状を評価できないが，いらいら（irritability）・睡眠障害・びらん性食道炎の症状として摂食障害を呈することがある.

GERDによる咳嗽の出現機序と咳嗽の特徴

GERDによる咳嗽の出現機序としては，①逆流による食道の酸刺激が下部食道にある咳受容体を刺激し，迷走神経を介して咳中枢を刺激し咳嗽反射をおこす説（reflex theory），あるいは，②逆流した胃内容物が気道内に入るmicroaspiration（微量誤嚥）が気道にある咳受容体を直接刺激する説（reflux theory）などがある[8].

GERDの関与する慢性咳嗽の特徴は立位や昼間の活動中の乾性咳嗽との報告があるが[9]，下部食道括約筋（lower esophageal sphincter：LES）機能の悪い例や逆流が咽頭まで達するGERD例では夜間や臥位での咳込みとなると報告されている[10]．乳幼児では，日中のほうが咳嗽・喘鳴の出現頻度が高く，pHモニタリング上で咳嗽や喘鳴は逆流がおこりやすい時間帯とある程度一致していたという[11]．

検　査

24時間食道pHモニタリングによる下部食道内pH変化を測定する検査がGERD診断のゴールドスタンダードとされてきたが，近年，食道内のインピーダンスの変化により液体・固体・気体の動きを測定できる24時間食道インピーダンスpHモニタリング（MII-pH）が普及してきている．これにより，乳児ではミルクにより胃液が中和されて胃内pHが高くなっている時間帯の非酸性GERの評価もできるようになった[12]．

消化管造影検査は腸回転異常症や肥厚性幽門狭窄症の除外に有用である．GERDは機能的疾患であり造影検査で異常がみられないこともある．内視鏡検査や食道粘膜生検は逆流性食道炎の評価目的で行う．

食道内圧検査による下部食道括約部の圧（LES圧）や長さがGERDの診断や重症度の指標に用いられていたが，現在では診断的価値は乏しいとされる[13]．

GERDによる咳嗽の診断

消化器症状を合併する咳嗽については，GERDによる咳嗽が疑われやすいが，消化器症状を伴わない例ではヒスタミンH_2受容体拮抗薬やプロトンポンプ阻害薬（proton pump inhibitor：PPI）などによる薬物療法による治療的診断が行われることがある．ちなみに小児に適応のあるPPIは現在，エソメプラゾールマグネシウム水和物（ネキシウム®）のみである．

治　療

GERDの治療は，①生活指導（授乳後のおくびの励行，食事回数・食事量の調整），②授乳の工夫（少量頻回乳，増粘剤の利用），③薬物療法（H_2受容体拮抗薬，PPI，漢方薬），④体位療法（立て抱き，仰臥位での頭挙上），⑤外科療法（腹腔鏡下噴門形成術，開腹式噴門形成術）などがある．

GERD症状（再発性逆流，胸焼けなど）を合併する咳嗽ではGERDによる咳嗽を疑い，治療を開始する．消化器症状のない慢性咳嗽では，十分な鑑別診断を行ったうえで，GERDの診断的治療を考慮する．

PPIを用いてGERDによる咳嗽か否か診断的治療を行う際は，治療判定期間を設け（通常，4〜8週間），治療効果なしと判断されれば治療を中止することが推奨される[13]．

●対応のポイント●

①慢性咳嗽の原因としてGERDがあることを念頭におく．

②GERDによる咳嗽を疑って薬物により治療的診断を行う場合，治療開始後は漫然と投与しない（4〜8週間で効果判定を行う）．

文　献

1) Nelson SP, et al. Prevalence of symptoms of gastroesophageal reflux during childhood：pediatric practice-based survey. Pediatric Practice Research Group. Arch Pediatr Adolesc Med 2000；**154**：150-154

2) Quitadamo P, et al. Total and abdominal obesity are risk factors for gastroesophageal reflux symptoms in children. J Pediatr Gastroenterol Nutr 2012；**55**：72-75

3) Kawahara H, et al. Characteristics of gastroesophageal reflux in pediatric patients with neurological impairment. Pediatr Surg Int 2017；**33**：1073-1079

4) Dziekiewicz MA, et al. Gastroesophageal reflux disease in children with cystic fibrosis. Adv Exp Med Biol 2015；**873**：1-7

5) Martin AJ, et al. Natural history and familial relationships of infant spilling to 9 years of age. Pediatrics 2002；**109**：1061-1067

6) El-Serag HB, et al. Childhood GERD is a risk factor for GERD in adolescents and young adults. Am J Gastroenterol 2004；**99**：806-812

7) Hom C, et al. Extra-esophageal manifestations of gastroesophageal reflux disease：diagnosis and treatment. Drugs 2013；**73**：1281-1295

8) 高橋　駿，他．胃食道逆流症．小児内科 2020；**52**（Suppl）：491-497

9）Fontana GA, et al. Chronic cough and gastro-oesophageal reflux. Thorax 2003；**58**：1092-1095

10）日本呼吸器学会咳嗽・喀痰の診療ガイドライン2019作成委員会（編）．胃食道逆流症（GERD）．咳嗽・喀痰の診療ガイドライン2019．メディカルレビュー社，2019：81-84

11）吉田之範，他．乳幼児気管支喘息における胃食道逆流症の頻度とファモチジンの効果の検討．アレルギー 2008；**57**：529-535

12）川原央好，他：小児24時間食道インピーダンスpHモニタリングプロトコール．日本小児外科学会雑誌 2017；**53**：1215-1219

13）川原央好．GERD胃食道逆流症（gastroesophageal reflux disease：GERD）．小児内科 2019；**51**：1489-1492

第5章　おもな疾患

D. 気道異物・胃食道逆流症・誤嚥

3　誤嚥（吸引）・吸入

Keypoint

①乳児期は各種の先天異常や嚥下協調運動の未熟性のため，誤嚥がおこりやすい.

②重症心身障害児では嚥下協調運動の障害や胃食道逆流症のため，誤嚥がおこりやすい.

③乳児期の慢性咳嗽の原因として多い.

● 疾患概要

飲食物や分泌物（液体，固体）がなんらかの理由で誤って喉頭・気管内に流入することを誤嚥（吸引）という. 誤嚥（吸引）された物体が固体であれば気道異物となる.

煙，ガス，エアゾールなどの気体を吸い込むのは吸入とよばれる.

嚥下がうまくいかずに気道に入るのが「誤嚥」，吸気時の気道内の陰圧で咽頭・食道から吸い込まれるのが「吸引」と区別することもできるが，厳密に区別するのはむずかしく，英語のaspirationに対応して，どちらも用いられている.

解剖学的，生理学的な異常が基礎にある場合は，肺炎（吸引性肺炎，嚥下性肺炎，誤嚥性肺炎）を繰り返したり，慢性咳嗽や反復性喘鳴の原因となりうる[1].

● 病　態

嚥下協調運動の障害や高度の胃食道逆流症に伴うものが多いが，口蓋裂，喉頭裂，気管食道瘻など先天異常（解剖学的異常）を背景とする場合もある（**表5-23**）[2].

大量でただちに窒息してしまうようなものから，微量で無症状のものまで幅が広い.

通常，微量であっても咳嗽の原因となることが多く，慢性咳嗽の原因として乳児や重症心身障害児などに多く認められる.

事故または自殺目的で灯油など石油化学製品

表5-23　誤嚥（吸引）の原因となる基礎疾患

解剖学的または機械的	神経筋疾患	その他
気管食道瘻	意識障害	口腔衛生不良
喉頭裂	嚥下の未熟（未熟児）	歯肉炎
血管輪	自律神経障害	長期入院
口蓋裂	頭蓋内圧亢進症	幽門狭窄症，腸閉塞
小顎症	水頭症	授乳過誤，食事過誤
巨舌症	声帯麻痺	慢性肺疾患
嚢胞腫瘍	脳性麻痺	ウイルス感染/細気管支炎
アカラシア	筋ジストロフィー	
食道異物	重症筋無力症	
気管切開	Guillain-Barré 症候群	
気管挿管	脊髄性筋萎縮症	
経鼻胃管	毛細血管拡張性小脳失調症	
膠原病（強皮症，皮膚筋炎）	脳血管障害	
胃食道逆流症		
肥満		

〔Colombo JL. Chronic recurrent aspiration（Chapter 426）. In：Kliegman RM, et al.（eds），Nelson Textbook of Pediatrics. 21st ed, Elsevier-Saunders, 2020；2237 をもとに和訳〕

に代表される揮発性物質を飲んだ場合，エアゾールを吸入することで肺炎をひきおこすこともある．

咳嗽の特徴

湿性咳嗽を呈する．飲食の際にむせやすい，食後に咳嗽が増加するなどの特徴がある．

検　査

胸部単純X線写真で肺炎像（右上葉背側に好発）や気管支周囲影の増強がみられることが多い．

X線透視下に造影剤を嚥下させ，気道内への造影剤の流入を確認する．

放射線同位体（radioisotope：RI）検査としてわが国では一般的ではないが，欧米ではmilk scan（胃食道シンチグラフィ）とsalivagram（唾液図）が用いられる．milk scanは誤嚥については感度が低く，salivagramのほうが感度が高いとの報告がある[3]．

喉頭ファイバースコピーによる嚥下運動の観察も有用である[4]．

治　療

原因に対する治療を行うが，それが不可能な場合は飲食物に増粘剤を加えて誤嚥しにくくするなどの対策が有効なことがある．

唾液の分泌を抑える抗コリン薬の投与やボツリヌス毒素の唾液腺への注入，さらには外科的治療（気管食道離断術，胃瘻）も場合によっては選択肢となる[5]．

重症心身障害児では，唾液の誤嚥防止のために持続低圧吸引を行うことが多い．

●対応のポイント●

①新生児〜乳児期から反復する咳嗽，喘鳴があるときは必ず誤嚥（吸引）を念頭において鑑別する．

②二次感染が症状を増悪させることが多く，診断・治療において配慮が必要である．

文　献

1) Torres-Silva CA. Chronic pulmonary aspiration in children：diagnosis and management. Curr Probl Pediatr Adolesc Health Care 2018；**48**：74-81

2) Colombo JL. Aspiration syndromes, Chronic recurrent aspiration. In：Kliegman RM, et al.(eds), Nelson Textbook of Pediatrics. 21st ed, Elsevier-Saunders, 2020；2235-2239

3) Baikie G, et al. Agreement of aspiration tests using barium videofluoroscopy, salivagram, and milk scan in children with cerebral palsy. Dev Med Child Neurol 2005；**47**：86-93

4) Miller CK, Willging JP. Fiberoptic endoscopic evaluation of swallowing in infants and children：Protocol, safety, and clinical efficacy：25 years of experience. Ann Otol Rhinol Laryngol 2020；**129**：469-481

5) Little SA, et al. An evidence-based approach to the child who drools saliva. Clin Otolaryngol 2009；**34**：236-239

第5章　おもな疾患

E．心因性咳嗽

Keypoint

①長引く咳嗽を呈し，咳嗽が続く他の原因疾患を否定または治療に反応しない場合，本疾患を疑う．
②咳嗽の特徴は，睡眠中にほとんどおこらず，休日などには少ない乾性咳嗽である．
③気づきを促すカウンセリングを試み，効果が十分でなければ心身症の専門施設などへの紹介を検討する．

疾患概要

　心因性咳嗽は，心理的要因により発作性あるいは持続的に続く乾性咳嗽と定義される[1]．神経性咳嗽，習慣性咳嗽も同義語として使われることがある．

　本疾患における報告のほとんどは後ろ向き研究であり正確な疫学は不明であるが，心因性咳嗽の報告は小児〜思春期がほとんどであり，成人での報告は少数にとどまる．

病態（発症機序）

　Fenichel ら[1]は心因性咳嗽の発症機序について以下の6型に分類している．
①器質的疾患による咳嗽への注意集中やとらわれ（神経症化）．
②感情抑圧による内的緊張のはけ口（ヒステリー機制）．
③欲求，衝動の身体的表現（身体化）．
④習慣化された咳払いの増強（心理的条件づけ）．
⑤チックの1種．
⑥これらが組み合わさったもの．

近年の心因性咳嗽の呼称や概念－somatic cough syndrome, tic cough, habit cough－

　2006年に米国胸部内科学会（American College of Chest Physicians：ACCP）[2]は，心因性咳嗽が除外診断の一つであり，器質的疾患のないものを指すということが多くの論文で共通している

ものの，診断基準，治療方針が一貫していないことを問題点と指摘した．ほとんどの論文が後ろ向き検討にならざるを得ないことから，エビデンスレベルは，専門家による意見（エビデンスレベルⅥ）にとどまっていると結論づけた．

　2015年にACCP[3]は心因性咳嗽，習慣性咳嗽，チック性咳嗽の定義に一貫性がないため，米国精神医学会による Diagnostic and statistical manual of mental disorders, 5th ed（DSM-5）[4]の分類と整合性をとり，psychogenic cough（心因性咳嗽），habit cough（習慣性咳嗽）という用語は除外し，それぞれ somatic cough syndrome, tic cough という用語を用いることを推奨した．

　一方で，Weinberger らはこのような器質的な原因のない慢性咳嗽を habit cough とよぶことが最も適合しており，家族にとっても受け入れやすいと供述している．somatic cough syndrome, tic cough とよぶことは，保護者を不安にさせ，疾患の理解や治療には有益でないとしている[5]．

　わが国では精神分析学者である Fenichel による心因性咳嗽の概要や病態を引用している文献が多い．

咳嗽の特徴

　発作性反復性の咳嗽である．

　季節性はなく，日中に多く，睡眠中はほとんどおこらない．

　鎮咳薬やその他の咳嗽を呈する身体疾患に有効な薬剤のいずれも奏効せず，むしろ向精神薬が有効な場合がある．

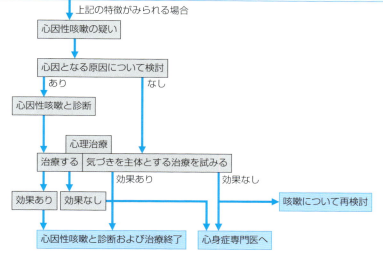

図 5-16 心因性咳嗽を疑ったときのアルゴリズム

発症，経過に関与する心理社会的因子（心身相関）を明らかにすることができ，それに対応することで咳嗽が消失する．

身体面で器質的，機能的異常を認めない（他の慢性咳嗽の原因疾患の除外）．

診 断

診断は前述した特徴を満たすかどうかで総合的に判断する．

慢性気管支炎や胃食道逆流症などによる咳嗽も睡眠中に消失することがあるため[3]，睡眠中に消失する咳嗽だけで心因性咳嗽とは診断できない．

本疾患に特徴的な症状，検査は存在しない．しかし，本疾患の診断のためには他疾患を除外する必要があるので，他疾患診断のために必要な検査をおこなう．ただし，他疾患の存在が確認されても，本疾患を合併することがあるため，他疾患の診断がついても本疾患を否定する根拠にはならない．

よって，他疾患と診断されれば，それぞれの疾患の治療を行い，効果が得られない場合には本疾患と診断または本疾患の合併と診断するに至る．

さらに，本疾患の特徴である心因（心理社会的因子の関与）は特定できない場合が少なくない．とくに小児期は心身の発達が未熟なため，心理社会的因子の影響が成人より身体化しやすく，また心理的因子の自覚（いわゆる気づき）がない場合も少なくない．よって心理社会的因子の影響が確認できなくても本疾患を否定する根拠とはならない．

以上をふまえたうえで診断にあたり，以下を認めるような症例では本疾患を疑う．
①他疾患を否定できる．
②他疾患が確認され治療を行っているが，治療効果が認められない．
③咳嗽が睡眠中にはみられず，人がいない場面や何かに夢中な際に咳嗽はでない（ただし，この傾向を確認するには咳嗽の回数のモニタリング方法の確立が望まれる）．
④咳嗽以外の器質的疾患が否定的な症状（繰り返す頭痛，腹痛など），不定愁訴などの存在．

そのうえで，心理社会的因子の関連について検討し，関連がある場合には本疾患と診断して治療に進む．心理社会的因子について証明できない場合も本疾患は否定できないため，治療をしながら診断を進めていく．

治療，診断のアルゴリズムを（図 5-16）に示す．

表 5-24　身体症状症の診断基準

A	1つまたはそれ以上の苦痛を伴う. また日常生活に意味のある混乱をひきおこす身体症状
B	身体症状, またはそれに伴う健康への概念に関連した過度な思考. 感情, または行動で以下のうちに少なくとも1つによって顕在化する ①自分の症状の深刻さについての不釣り合いかつ持続する思考 ②健康または症状について持続する強い不安 ③これらの症状または健康への懸念に費やされる過度の時間と労力
C	症状のある状態は持続している (典型的には6か月以上)

基準Bの①から③までいくつ該当するかによって重症度が判定され, 1つ当てはまるならば軽症, 3つ当てはまるなら重症と判定される

※ACCP が推奨する somatic cough syndrome, tic cough の診断について

1) somatic cough syndrome

DSM-5 の somatic symptom disorder (身体症状症) に伴う咳嗽である. 身体症状症の診断基準を示す (表 5-24). 身体症状症は苦痛を伴う身体症状があり, その身体症状に対する感情, 認知および行動が診断に必要とされる疾患概念である.

2) tic cough (チック性咳嗽)

チックの臨床的特徴を共有し, 慢性音声チックとして単独の場合もあれば, トゥレット症候群や高機能自閉症など, チックが背景にある場合の慢性咳嗽とされる[3]. チックは, 「単一筋, または複数の筋群に起こる短時間の, 素早い, 反復する, 無目的にみえる, 常道的な運動」と定義される[6]. チックの診断は主として観察および問診に基づいて行われ, 特殊な検査はない.

治　療

心理療法が主体となるが, 確立されているものはない.

心理療法とは, 治療者との対話を通して, 患者の悩みや精神的問題をとらえ, その背景にある特有な個々の認知や行動を扱って変容をもたらし, それらを解決の方向へ向かわせる治療法である[7]. 心理療法は各種あり, 催眠療法, 認知行動療法, 精神分析的心理療法, 遊戯療法, 家族療法, 問題解決療法, 森田療法などが含まれる.

カウンセリングは何らかの問題に直面して援助を求める人や集団と, その人や集団に援助しようとする専門的訓練を受けた人との間に成立する相談関係の過程をいう[7]. 治療以外にも教育, 予防的な要素も含まれる. 広義ではカウンセリングも心理療法に含まれる[8].

カウンセリングのポイントは, 患者に気づきがない場合が多いため, 患者・家族に気づきを促すことから始める. それはまず, 本疾患の内容を正しく理解することから始める. また, わざと咳嗽しているのではなく, 心理的因子が咳嗽という身体症状に現れているという心身相関の観点から説明し理解させることが大切である.

医療者や家族, 教員等の傾聴やカウンセリングなどで改善する症例もある. 軽快がみられない場合は, さらなる心理療法が必要となり, 小児心身症の専門施設, 精神科医, 心理士等への紹介を検討する.

Weinberger らは習慣性咳嗽に暗示療法が有効と報告している[5]. 再発時に必要であれば同じ原則を自宅でも適用できることを確認し, 自己暗示の指導もしている. 参考にその暗示療法を (表 5-25)[9]に示す.

身体症状症の診断基準を満たす場合は, 小児心身症の専門施設や精神科医への紹介を考慮する.

チックでは保護者の理解, 生活指導が重要である. 薬物療法が有効な場合もあるが, チックの症状は日単位, 週単位に変動することから, 保護者の訴えのみを聞いて治療すると, 際限なく増量する事態に陥る[10]. 薬物投与が必要な際は, 専門医への紹介が望ましい.

心因の関与が強い小児期の呼吸器疾患

1. vocal cord dysfunction

vocal cord dysfunction (VCD) は呼吸時に声門が内転し閉鎖するために喘鳴, 呼吸困難をきたす疾患である. いくつかの原因でおこるが, 心理的因子の影響が強いといわれている.

思春期〜成人期の女性に多くみられ, 症状は

表 5-25　暗示療法のおもな要素

- 咳が止まると確信して患者に近づく.
- 咳は悪循環に陥っており，その悪循環は最初の刺激から始まったが，今はなくなり，咳そのものが刺激となり，さらに咳をひきおこしていると説明する.
- 患者には，最初は1分間などの短い時間，咳をしたくなるのを我慢することだけに集中するように指示する. この時間を徐々に長くし，ぬるま湯をする. 気化器から心地よい冷たいミストを吸い込むなどの代替行動を用いて，"刺激を和らげる".
- 咳が1秒遅れるごとに，それ以上の咳を抑えやすくなることを患者に伝える.
- 患者が咳を我慢する能力を身につけつつあることを確信する表現を繰り返す：「咳を我慢するのが楽になってきましたね」（肯定的にうなずくと，一般に患者も同様の肯定動作をする）
- 咳を抑えることができるようになったら（通常10分程度），修辞的な言い方で次のように尋ねる.「咳が出そうになるのを我慢できるようになってきたでしょう」（肯定のうなずきで言う）
- 「咳をしたくなるのを自分で我慢できるようになったと感じますか」という質問に繰り返し肯定的に答えられるようになったら，セッションを中止する. この質問は，患者が5分間咳をせずに過ごした後に行う.
- 咳き込みたい衝動が再発したら，患者は自宅で同じことができるという自信を示す（自己暗示）.
- 咳の原因となっている炎症を和らげるために，ぬるま湯を一口飲んで咳を我慢することに集中する.

（Weinberger M, et al. The cough without a cause：Habit cough syndrome. J Allergy Clin Immunol 2016；**137**：930-931 をもとに作成）

喘鳴，咳嗽，呼吸困難である. 喘息との鑑別が必要で，合併する場合もあり診断が困難なこともある. 確定診断は発作時にファイバースコープによる声帯内転を直接観察することであるが，検査が困難なこともあり，呼吸音による喘息との鑑別が試みられている[11].

治療は腹式呼吸，音声療法が有効とされているが，心理的因子の影響も強く，本格的なカウンセリングが必要な場合もある.

2. 過換気症候群

発作的，不随意に過換気を繰り返し，それに伴いさまざまな症状を呈する症候群である. 原因はさまざまであるが，心理的因子の関連が強いことが特徴である.

症状は不随意の過換気発作により呼吸性アルカローシスがおこり，そのため呼吸困難感，動悸，振戦，しびれ感，めまい，嘔吐などさまざまである. 診断は症状から推定し，血液ガスによる呼吸性アルカローシスの証明を行うことであるが，喘息などとの鑑別が必要である. ただし，喘息との合併もあるため注意を要する. またパニック障害と類似しているため，臨床現場では混同されがちである[12].

治療は，発作時に医療スタッフの落ち着いた対応が大切である. 不安感を取り除きながら，ゆっくり静かな呼吸をするように指導する.

🔍 文　献

1) Fenichel O. The psychopathology of coughing Psycho-som Med 1943；**5**：181-184
2) Irwin RS, et al. Habit cough, tic cough, and psychogenic cough in adult and pediatric populations. ACCP evidence-based clinical practice guidelines. Chest 2006；**129**（Suppl. 1）：174S-179S
3) Vertigan AE, et al. Somatic cough syndrome（previously referred to as psychogenic cough）and tic cough（previously referred to as habit cough）in adults and children：CHEST guideline and expert panel report. Chest 2015；**148**：24-31
4) American Psychiatric Association：Diagnostic and Statistical Manual of Mental disorders, 5 th ed（DSM-5）. American Psychiatric Pub, 2013/American Psychiatric Association（原著），日本精神神経学会（日本語版用語監修），高橋三郎，他（監訳）：DSM-5 精神疾患の診断・統計マニュアル，医学書院，2014
5) Weinberger M. The habit cough：Diagnosis and treatment. Pediatr Pulmonol 2018；**53**：535-537
6) 梶　龍兒. 不随意運動の診断と治療. 診断と治療社，2016
7) 日本心身医学会用語委員会（編）. 心身医学用語事典第3版. 三輪書店，2020
8) 伊藤正男，他. 医学大辞典第2版. 医学書院，2009
9) Weinberger M, et al. The cough without a cause：Habit cough syndrome. J Allergy Clin Immunol 2016；**137**：930-931
10) 星野恭子. チック，Tourette 症候群の診療について. 日児誌 2019；**123**：957-964
11) Murakami K, et al. Breath sound analysis of vocal cord dysfunction and bronchial asthma in children. 日本小児アレルギー学会誌 2013；**27**：574-579
12) 鈴木　順, 他. 過換気症候群. 心療内科 2012；**16**：35-43

第5章　おもな疾患

F. その他

1　喫煙・受動喫煙

Keypoint

①家族が喫煙している場合，子どもに咳嗽，喀痰，喘鳴などの呼吸器症状の出現率が有意に高い.
②受動喫煙が下気道感染症の罹患リスクを高める.
③受動喫煙は喘息の発症リスクを高める.

疾患概要

喫煙（受動喫煙）が慢性咳嗽や喘鳴など呼吸器症状を増加させることは，疫学的にも裏付けられている[1]~[3]. 近年，学校，幼稚園，保育所など子どもの集まる環境では禁煙が推進されているが，家庭内での受動喫煙には十分な対策がとられていない場合が少なくない. 父親より母親が喫煙している場合に影響が大きく，年少であるほど咳嗽，喀痰，喘鳴などの呼吸器症状が強く出やすい[4].

11~15歳の約3%に，年間3か月以上にわたる慢性の湿性咳嗽を認めたとする研究がある[5]. 分析の結果，慢性咳嗽に対する喘息のオッズ比は6.4倍と最も高かったが，次いで受動喫煙のオッズ比が2.7倍と高かった. また，受動喫煙の喘息に対するオッズ比も2.7倍と高く，喘息増悪を通じた間接的影響も認められている[5].

小児の喫煙は禁じられているが，隠れて喫煙している場合もある. 家族が同席していると喫煙を認めない場合が多いので，疑わしい場合は本人と1対1の面接で確認する必要がある. なお，保護者が喫煙していると子どもが喫煙を始める可能性が高くなる.

近年では加熱式タバコや電子タバコが普及してきたが，発生するエアロゾルのみならず，使用者の呼気にも有害成分が含まれており，喫煙により喘鳴・咳嗽・息苦しさなどの気道症状が明らかに増加することが前向き研究でも裏付けられている[6].

病　態

タバコ煙には多数の化学物質が含まれ，その物理的・化学的刺激により気道に炎症が惹起され，慢性的な曝露によって慢性気管支炎の状態が持続することになる. さまざまな気道刺激物質に対する直接反応として，あるいは分泌物増加による間接反応として，遷延する咳嗽が出現する. 電子タバコについてもほぼ同様である.

咳嗽の特徴

とくに特徴はなく，乾性のことも湿性のこともある. 喘鳴の有無を問わず，あらゆるタイプの咳嗽がみられる.

検　査

喫煙の影響が疑われる状況であれば，唾液などに含まれるコチニンを測定することで喫煙の有無を確認することができる. 通常は詳細な問診で状況が把握できることが多い.

治　療

能動喫煙なら本人に対する禁煙指導が必要である.

受動喫煙では小児の生活環境内（家庭内）での喫煙を禁止するとともに，害を及ぼしている喫煙者が特定できる場合には禁煙指導を行い，問題解決を図る.

●対応のポイント●

①保護者がタバコ臭い，子どもの衣類がタバコ臭いなど，家庭内での受動喫煙を示唆する徴候に注意する．

②咳嗽が遷延している場合には必ず受動喫煙，能動喫煙の可能性について問診する．

③咳嗽の原因が喘息や下気道炎と診断された場合でも，喫煙が増悪因子として関与している場合があるので，治療が奏効しない場合には，背景に受動喫煙がないか確認する必要がある．

文　献

1) 喫煙の健康影響に関する検討会（編）．喫煙と健康（喫煙の健康影響に関する検討会報告書）．厚生労働省，2016
https://www.mhlw.go.jp/file/05-Shingikai-10901000-Kenkoukyoku-Soumuka/0000172687.pdf

2) US Department of Health and Human Services（USDHHS）．The health consequences of involuntary exposure to tobacco smoke：A report of the Surgeon General. USDHHS/CDC, National C, 2006

3) Jenssen BP, et al. AAP Section on Nicotine and Tobacco Prevention and Treatment, Committee on Substance Use and Prevention. Protecting children and adolescents from tobacco and nicotine. Pediatrics 2023：**151**：e2023061806

4) Cook DG, et al. Health effects of passive smoking. 3. Parental smoking and prevalence of respiratory symptoms and asthma in school age children. Thorax 1997：**52**：1081-1094

5) Carter ER, et al. Chronic productive cough in school children：prevalence and associations with asthma and environmental tobacco smoke exposure. Cough 2006：**2**：11

6) Tacket AP, Urman R, Barrington-Trimis J, et al. Prospective study of e-cigarette use and respiratory symptoms in adolescents and young adults. Thorax 2024：**79**：163-168

第5章　おもな疾患

F. その他

2　大気汚染と室内空気汚染

Keypoint

①自動車の排気ガスや工場の廃煙による大気汚染は規制により改善した.

②近年は大気中の微小粒子（$PM_{2.5}$）やオゾンによる大気汚染が注目されている.

③小児は成人より大気汚染に曝露されやすく，感受性も高い.

④特定の建物において，アレルギー，微生物に起因する疾患を除外した環境因子による健康被害が生じた状態をシックハウス症候群（SHS）と称する.

⑤大気汚染や室内空気汚染下で生活すると，咳嗽，喀痰などの呼吸器症状が増加する.

疾患概要

　大気中に気道粘膜に対して刺激作用のある汚染物質が含まれることで，当該環境下で生活する住民に咳嗽，喀痰などの呼吸器症状が増加することが知られている[1].

　わが国でもかつては，工場の廃煙や自動車の排気ガスが公害の原因として大きな社会問題となっていたが，規制強化に伴う各種の環境対策の充実によって減少してきている[1].

　近年，中国大陸から黄砂とともに微小粒子状物質（$PM_{2.5}$）などの大気汚染物質が飛来する可能性が示されて問題となったが，環境省による大気環境モニタリング[2]によれば，$PM_{2.5}$は最近10年間減少傾向で，全国的にほぼ半減し，2021年には全測定局で環境基準を達成している．中国，韓国でも大気汚染対策は実施されており，$PM_{2.5}$などの大気汚染物質の濃度は減少傾向にある．光化学オキシダントについては大都市を中心に注意報が発令されることがいまだあるが，警報の発令はなくなり，改善傾向を示している.

　居住者の健康を維持するという観点から問題のある住宅においてみられる健康障害を総称してシックハウス症候群（sick house syndrome：SHS）という．建物内環境における化学物質の関与が想定される皮膚・粘膜症状や，頭痛・倦怠感等の多彩な非特異的症状群で，明らかな中毒，アレルギーなど，病因や病態が医学的に解明されているものを除くとされる．咳嗽と同時に，各種の不定愁訴を伴うことが多い．住宅の高気密化などがすすみ，家具や住宅設備に使用された化学物質による空気汚染がおこりやすくなっていること，石油ストーブなどから放出される一酸化炭素，二酸化炭素，窒素酸化物などの汚染物質などが原因となる．人に与える影響は個人差が大きく，同じ部屋にいるのに，まったく影響を受けない人もいれば，敏感に反応してしまう人もいる[3].

病　態

　微粒子状物質（particulate matter：PM，PM_{10}，$PM_{2.5}$），オゾン，酸性揮発物質，二酸化窒素，硫黄酸化物などが気道粘膜を刺激することで，慢性咳嗽の原因となる[4]~[6].

　SHSは，建物内の揮発性有機化合物（volatile organic compounds：VOC）濃度が高まり，その汚染された空気を吸入することによって頭痛，悪心，呼吸器症状などさまざまな症状（健康障害）が出現する[3][7][8]．近年は規制強化によって減少傾向にある.

咳嗽の特徴

　とくに特徴はなく，乾性のことも湿性のこともある．喘鳴の有無を問わず，あらゆるタイプの咳嗽がみられる.

検　査

　通常，詳細な問診で状況を把握できることが多い．大気汚染の場合は地域に同様の患者が多発することが多く，気候条件にも左右されるため疫学的情報も有用である．また，転地・転居によって症状が改善し，もとの環境で再発することが確認できれば診断はより確実になる．

治　療

　大気汚染に対しては転地が望ましいが，それが不可能な場合は高性能のマスクを着用したり，環境整備などを行って経過を観察する．
　SHS でも転居が望ましいが，不可能なら換気装置の強化や空気清浄機の設置などで対応する．一般に，薬物療法の効果は期待できない．

●対応のポイント●

①住まいの立地条件から大気汚染物質の関与を推定する．
②環境中の化学物質と症状誘発の関連が明らかであれば，それを避ける．
③咳嗽の原因が喘息や下気道炎と診断した場合でも，治療が奏効しない場合には背景に環境問題がないか確認する必要がある．

文　献

1) 日本呼吸器学会．大気・室内環境関連疾患 予防と対策の手引き 2019．メディカルレビュー社，2019
2) 環境省．大気環境モニタリングポータルサイト．
   https://www.env.go.jp/air/portal.html
3) 平成 26-27 年度厚生労働科学研究費補助金 健康安全・危機管理対策総合研究事業 科学的エビデンスに基づく「新シックハウス症候群に関する相談と対策マニュアル（改訂版）」の作成研究班．科学的根拠に基づくシックハウス症候群に関する相談マニュアル（改訂新版）
   https://www.mhlw.go.jp/file/06-Seisakujouhou-11130500-Shokuhinanzenbu/0000155147.pdf
4) Suchareu H, et al. Exposure to traffic exhaust and night cough during early childhood：the CCAAPS birth cohort. Pediatr Allergy Immunol 2010；**21**（2 pt 1）：253-259
5) Patel MM, et al. Ambient metals, elemental carbon, and wheeze and cough in New York city children through 24 months of age. Am J Respir Crit Care Med 2009；**180**：1107-1113
6) Weinmayr G, et al. Short-term effects of PM10 and NO2 on respiratory health among children with asthma or asthma-like symptoms：a systematic review and meta-analysis. Environ Health Perspect 2010；**118**：449-457
7) 子安ゆうこ，他．本邦におけるシックハウス症候群の大規模疫学調査．アレルギー 2004；**53**：484-493
8) 金澤文子，他．シックハウス症候群についての全国規模の疫学調査研究 – 寒冷地札幌市と本州・九州の戸建住宅における環境要因の比較 – ．日本衛生学雑誌 2010；**65**：447-458

G. 咳嗽が遷延・重症化しやすい基礎疾患

Keypoint

① 咳嗽が遷延・重症化しやすい呼吸器の基礎疾患がある場合には，咳嗽の治療と基礎疾患の管理を併せて行う必要がある．

② 咳嗽が遷延・重症化しやすい呼吸器の基礎疾患がある場合には，呼吸器感染に対する予防策を積極的に講じる必要がある．

1　呼吸器の基礎疾患

● 閉塞性細気管支炎（BO）

1. 疾患概要・病態・咳嗽の特徴

閉塞性細気管支炎（bronchiolitis obliterans：BO）は特発性もしくは様々な原因により，細気管支領域における包囲性狭窄や細気管支内腔の閉塞をきたす疾患である．

気管支内腔側ではなく粘膜下や細気管支周辺の線維化・瘢痕化により，外側から細気管支腔を絞扼する特徴がある．

原因としてはウイルス感染や薬剤との関連の報告もあるが，膠原病や自己免疫疾患への合併の報告が多く，近年はとくに心肺移植後の発症が増えていることから免疫学的異常を背景に発症するものと思われている．

症状としては乾性咳嗽や労作時呼吸困難が典型的である．

2. 検　査

診断には組織所見が重要であるが，病変が斑紋状分布であることや画像での特異的所見に乏しいため，病変部位を的確に捉えることがむずかしく，外科的な生検でも診断がむずかしいことがある．

組織診断以外では，高分解能 CT の呼気相・吸気相での撮影で空気捕らえ込み現象（air trapping）を定量化したり，移植後に関しては早期診断・早期治療介入のため呼吸機能検査を中心とした評価・診断基準が設けられている．

3. 治　療

確立された治療法がないことから，治療の目標は「細気管支での炎症を抑制し安定した状態を保つこと」であり，呼吸不全に対しては慢性閉塞性肺疾患（chronic obstructive pulmonary disease：COPD）に準じた治療が選択される．

移植後の BO に関しては慢性拒絶反応の一形態と考えられることから，高用量のステロイド薬や免疫抑制剤による免疫抑制の強化が行われる．

● びまん性汎細気管支炎（DPB）[1,2]

1. 疾患概要・病態・咳嗽の特徴

びまん性汎細気管支炎（diffuse panbronchiolitis：DPB）は，呼吸細気管支に病変の主座をおく慢性下気道炎症であり，慢性副鼻腔炎を合併することが多い．肺全体の広範囲におこることから「びまん性」，炎症が呼吸細気管支の全層に生じるため「汎」と表現される．

原因は特定されていないが，東アジアに多く遺伝要因・環境要因の関与が示唆されている．

持続する湿性咳嗽・多量の喀痰（おもに膿性痰）・労作時の息切れが典型的で，慢性副鼻腔炎の合併が多いため鼻閉・嗅覚の低下などの症状もみられる．

診断は症状・検査所見を組み合わせて行われる（表 5-26）．

細菌感染の合併がおこると好中球炎症が惹起

表 5-26　びまん性汎気管支炎の臨床診断基準（第 2 次改訂）

主要臨床所見

必須項目
①臨床症状：持続性の咳・痰，および労作時息切れ
②慢性副鼻腔炎の合併ないし既往
③胸部 X 線または CT 所見：胸部 X 線；両肺野びまん性散布性粒状影，または
　　　　　　　　　　　　　　　胸部 CT；両肺野びまん性小葉中心性粒状病変

参考項目
①胸部聴診所見：断続性ラ音［多くは水泡音（coarse crackles）］
②呼吸機能および血液ガス所見：1 秒率低下（70% 以下）および低酸素血症（80 Torr 以下）
③血液所見：寒冷凝集素価高値（ヒト赤血球凝集法で 64 倍以上）

臨床診断の判定
（上記項目のうち以下を満たすもの）
確　　実：**必須項目すべて＋参考項目の 2 項目以上**
ほぼ確実　：**必須項目すべて**
可能性あり：**必須項目の①，②**

鑑別診断
（鑑別診断上注意を要する疾患）
慢性気管支炎，気管支拡張症，線毛不動症候群，閉塞
性細気管支炎，嚢胞性線維症など
（病理組織学的検査は本症の確定診断上有用）

（厚生省特定疾患びまん性肺疾患調査研究班：1998 年 12 月）

され，組織障害により気管支拡張をきたすこと
で病態が進行する.

2. 検　査

胸部 X 線や CT で両側に広がるびまん性散在
性粒状影や過膨張，気管支壁肥厚などを認め
る. 呼吸機能検査では 1 秒率の低下を認めるが，
拡散能は維持されることが多い.

その他，血液検査では寒冷凝集価の高値が
みられる.

3. 治　療

マクロライド系抗菌薬（第一選択はエリスロ
マイシン）の少量長期投与が一般的であり，早
期に介入するほど効果が高いといわれている.
臨床効果は 2〜3 か月以内に認められることが
多いが，6 か月は投与を継続することが推奨さ
れている.

また，感染予防の観点でインフルエンザワク
チンや肺炎球菌ワクチンの接種も推奨される.

● 遷延性細菌性気管支炎（PBB）[3)4)]

1. 疾患概要・病態・咳嗽の特徴

遷延性細菌性気管支炎（protracted bacterial
bronchitis：PBB）は乳幼児，とくに 6 歳未満で
3 週間以上続く，繰り返す湿性咳嗽を特徴とす
る疾患である.

日本においては疾患概念としてあまり浸透し
ていないが，欧米では年少児の慢性咳嗽の原因
の第一位であるとの報告もある.

2. 検　査

正確な診断のための検査としては気管支鏡を
用いての観察，気管支肺胞洗浄による培養によ
り細菌を分離することとされているが，侵襲的
な検査であり診断的治療が行われることが大半
である. 近年の ERS のガイドラインでは以下の
3 つの条件を PBB の診断基準としている.

（1）継続的な慢性（4 週間以上）湿性咳嗽の
存在.

（2）湿性咳嗽の他の原因を示唆する症状また
は徴候の欠如.

（3）咳は，適切な経口抗菌薬の 2〜4 週間の投
与の後に改善を認める[5)].

PBB は気管支拡張症の前駆体である可能性
があることも指摘されている.

3. 治　療

原因菌として *Haemophilus influenzae*，*Strepto-
coccus pneumoniae* が多く，抗菌薬（アモキシシ
リン/クラブラン酸）の投与を 2〜4 週間行うこ
ととされている.

目標の期間，抗菌薬を投与しても症状に改善
が認められない場合は，改めて鑑別を行う必要

表 5-27 年齢別 PCD 診断基準

新生児期（0～1 か月児）
完全内臓逆位，出生時の原因不明の新生児呼吸窮迫に加えて，以下のうち少なくとも 1 つを満たすこと ・電子顕微鏡検査で線毛微細構造異常を認める ・PCD 関連遺伝子の両アレル変異を認める ・複数回，高速ビデオ撮影で線毛運動異常を認める
幼少児期（1 か月～5 歳）
主要 PCD 臨床診断項目のうち 2 つ以上を満たし，以下のうち少なくとも 1 つを満たすこと ・電子顕微鏡検査で線毛微細構造異常を認める ・PCD 関連遺伝子の両アレル変異を認める ・複数回，高速ビデオ撮影で線毛運動異常を認める
小児期～成人（5 歳以上）
主要 PCD 臨床診断項目のうち 2 つ以上を満たし，以下のうち少なくとも 1 つを満たすこと ・囊胞性線維症を除外したうえで，鼻腔内一酸化窒素濃度がプラトー相で 77 nL/分未満であることが 2 か月以上間隔をあけて 2 回確認される ・電子顕微鏡検査で線毛微細構造異常を認める ・PCD 関連遺伝子の両アレル変異を認める ・複数回，高速ビデオ撮影で線毛運動異常を認める
主要 PCD 臨床診断項目
1. CPAP による呼吸補助，24 時間以上の酸素投与などを必要とする肺葉の虚脱を伴う（満期産における）原因不明の新生児期呼吸促迫徴候 2. 内臓の位置異常-内臓逆位など 3. 出生 1 年以内に始まる通年，日常的な湿性咳嗽または CT で気管支拡張症を認める 4. 出生 1 年以内に始まる通年，日常的な鼻閉または CT で全副鼻腔炎を認める ＊臨床所見から囊胞性線維症や免疫不全症など他疾患が考慮されるときは，あらかじめ，除外のための検査を行う

〔Shapiro AJ, et al. Diagnosis, monitoring, and treatment of primary ciliary dyskinesia：PCD foundation consensus recommendations based on state of the art review. Pediatr Pulmonol 2016；51：115-132 をもとに和訳〕

がある．

 原発性線毛機能不全症（PCD）

　原発性線毛機能不全（primary ciliary dyskinesia：PCD）は，上皮細胞表面の線毛や精子鞭毛などの微小構造や機能が遺伝子異常により失われることで，粘液線毛クリアランスが損なわれる，おもに常染色体潜性遺伝形式を示す先天性の疾患である．幼児期から慢性鼻副鼻腔炎，慢性気管支炎，肺炎などを繰り返し，気管支拡張症を合併する場合も多い．

　PCD の診断基準については，米国胸部疾患学会（American Thoracic Society：ATS）欧州呼吸器学会（European Respiratory Society：ERS）から PCD 診断ガイドラインが公表されている[6]（表 5-27）．

　PCD に対する根本的な治療法は確立されておらず，気道感染や喀痰に対する対症療法が主体となる．症状の 1 つである咳嗽は，粘液線毛クリアランスを代替するため，鎮咳薬は使用しない．また，マクロライド少量長期投与や ST 合剤が有効なことがある．肺機能低下が進行した例では，在宅酸素療法の導入も必要となる．

 囊胞性線維症

1. 疾患概要・病態

　囊胞性線維症（cystic fibrosis：CF）は，cystic fibrosis transmembrane conductance regulator（CFTR）の遺伝子変異を原因とする常染色体潜性遺伝性疾患である．上皮膜細胞のアニオンチャネルである CFTR の機能喪失により，気道内液，腸管内液，膵液などの全身の分泌液/粘液が著しく粘稠となり，管腔が閉塞し感染しやすくなる．小児慢性特定疾病に加えて，指定難病（告示番号 299）となっている．ヨーロッパ人種では最も頻度の高い遺伝病であるが，日本を含めたアジア人種ではまれであり，日本における発症率は出生約 60 万人に 1 人である．

2. 臨床症状

　（1）典型的な症例では，生直後にしばしば胎便性イレウスをおこす．その後，膵外分泌不全による消化吸収不良をきたし，気道感染症を繰

り返して呼吸不全となる．汗腺の塩化物イオンの再吸収が障害されるため，汗の塩分濃度が高くなる．障害される臓器と重症度はさまざまであるが，単一臓器のみが障害される患者もいる．

（2）胎便性イレウスは，国内の CF 患者の 40〜50% にみられる．粘稠度の高い粘液のために胎便の排泄が妨げられ，回腸末端部で通過障害が生じる．

（3）呼吸器症状は，ほぼ全例の CF 患者にみられる．出生後，細気管支に粘稠度の高い粘液が貯留し，病原細菌が定着すると細気管支炎や気管支炎を繰り返し，呼吸不全となる．膿性痰の喀出，咳嗽，呼吸困難をきたす．ムコイド型緑膿菌の持続感染が特徴である．緑膿菌の慢性感染が，重症度と予後に影響する．

（4）膵外分泌不全は，CF 患者の 80〜85% にみられる．タンパク濃度の高い酸性の分泌液で小膵管が閉塞し，次第に膵実質が脱落する．変化は胎内で始まり，典型的な症例では 2 歳頃に膵外分泌不全の状態になり，脂肪便，栄養不良，低体重をきたす．画像所見は，膵の萎縮あるいは脂肪置換を呈することが多い．

（5）胆汁うっ滞型肝硬変が，国内の CF 患者の 20〜25% にみられる．

（6）男性患者のほぼ全例が，先天性両側精管欠損による不妊である．

3. 診断基準

臨床症状，汗中 Cl⁻ 濃度，*CFTR* 遺伝子変異により診断する．汗試験は，ピロカルピンイオン導入法で行うことが望ましい．日本人の *CFTR* 遺伝子変異は，きわめてまれな変異が多く，しばしば新規変異が検出されるため，全エクソンのシーケンス解析が必要である．膵外分泌不全の診断は，便中エラスターゼの測定，あるいは脂肪染色と鏡検により便中脂肪を確認する．汗試験，便中エラスターゼ，*CFTR* 遺伝子解析は，実施できる施設が限られるので，CF 登録制度事務局（http://www.htc.nagoya-u.ac.jp/〜ishiguro/lhn/cftr.html）に問い合わせる．診断基準[7]を**表5-28** に示す．

4. 治 療

現在のところ根本的な治療法はなく，呼吸器感染症と栄養状態のコントロールが中心となる．生涯治療を継続する必要がある．肺移植や肝移植が必要となる場合が多い．高力価の消化酵素薬，気道内の膿性粘液を分解するドルナーゼアルファ吸入液，トブラマイシンの吸入薬により，予後の改善が期待されている．呼吸器症状の治療では，肺理学療法，喀痰調整薬，気管支拡張薬の組み合わせにより喀痰の排出を促進させ，呼吸器感染を早期に診断し適切な抗菌薬を使う．膵外分泌不全には膵酵素補充療法を行う．気道の慢性感染症と咳嗽による消耗が加わって，栄養不良となることが多い．十分な量の消化酵素製剤を補充して，健常な子どもよりも 30〜50% 多いカロリーを摂る必要がある．栄養状態が良好になると呼吸機能が改善する．

● 慢性肺疾患（CLD）

慢性肺疾患（chronic lung disease：CLD）児では，急性期を乗り越え酸素需要がなくなった後でも，長期にわたり肺機能に影響が残ることが報告されている[8)9)]．

気道過敏性も亢進していることから，わずかな刺激に対しても咳嗽や喘鳴をきたしやすい．とくに呼吸器感染時にはこの傾向が著明で，症状消失までに長期間を要する場合もある．

長期人工呼吸管理を行っていた児などでは，後天性の気道病変を合併している場合もある．薬剤不応性の咳嗽，喘鳴がみられる場合には気道病変の合併も考慮し，積極的に検索をすすめる必要がある．

● 気管支拡張症

先天性素因，および感染などによる後天性素因により，気管支が非可逆的な拡張をきたした病態である．

気管支の浄化作用が低下し，喀痰排出が困難となり，気管支炎，肺炎などを繰り返し，湿性咳嗽が持続する．

拡張した気管支には血管が増え，血痰や喀血を伴う場合もある．

表 5-28　嚢胞性線維症の診断基準

＜診断基準＞Definite，Probable を対象とする
A．臨床症状
　1．膵外分泌不全
　2．呼吸器症状（感染を繰り返し，気管支拡張症，呼吸不全をきたす．ほとんどの症例が慢性副鼻腔炎を合併する．
　　粘稠な膿性痰を伴う慢性咳嗽を特徴とする）
　3．胎便性イレウス
　4．家族歴
B．検査所見
　1．汗中塩化物イオン（Cl⁻）濃度
　異常高値：60 mmol/L 以上
　境界領域：40〜59 mmol/L（生後 6 か月未満では 30〜59 mmol/L）
　正常：39 mmol/L 以下（生後 6 か月未満では 29 mmol/L 以下）
　2．便中膵エラスターゼ：200 μg/g 未満を膵外分泌不全とする
C．鑑別診断
　以下の疾患を鑑別する．
　びまん性汎細気管支炎，若年性膵炎，線毛機能不全症候群，Shwachman-Diamond 症候群
D．遺伝学的検査
CFTR 遺伝子の変異
＜診断のカテゴリー＞
Definite：
1）B-1「汗中塩化物イオン濃度の異常高値」に加え，A-2「特徴的な呼吸器症状」を示すもの
2）B-1「汗中塩化物イオン濃度の異常高値」に加え，A-1「膵外分泌不全」，A-3「胎便性イレウス」，A-4「家族歴」の
　うち 2 つ以上を示すもの
3）A 臨床症状のうちいずれか 1 つを示し，かつ D「2 つの病原性のある CFTR 変異」※が確認されたもの
　※父親由来と母親由来のいずれのアレルにも病原性のある CFTR バリアントが確認されること
Probable：
1）B-1「汗中塩化物イオン濃度の異常高値」に加え，A-1「膵外分泌不全」，又は A-3「胎便性イレウス」のいずれか
　1 つを示すもの
2）B-1「汗中塩化物イオン濃度が境界領域」であり，A-2「特徴的な呼吸器症状」を示すもの
3）B-1「汗中塩化物イオン濃度が境界領域」であり，A-1「膵外分泌不全，A-3「胎便性イレウス」，A-4「家族歴」の
　うち 2 つ以上を示すもの
4）A「臨床症状」のうちいずれか 1 つを示し，かつ 1 つの病原性のある CFTR 変異が確認されたもの

＜重症度分類＞以下の重症度 Stage 分類を用いて Stage-2 以上を対象とする

| Stage-0　呼吸器異常及び栄養（膵・肝臓）障害がない |
| Stage-1　呼吸器異常が軽度又は栄養（膵・肝臓）障害が軽度 |
| Stage-2　呼吸器異常が中等度又は栄養（膵・肝臓）障害が中等度 |
| Stage-3　呼吸器異常が重度又は栄養（膵・肝臓）障害が重度 |
| ※呼吸器異常と栄養（膵・肝臓）障害の重症度が異なる場合，より重症度の高い障害で Stage を判断する |

呼吸器異常は，6 歳以上の小児ないし成人では，呼吸機能検査での％予測 1 秒量（%FEV$_1$）に基づいて判定する．
6 歳未満の乳幼児や 6 歳以上でも呼吸機能検査を施行できない場合は，室内気吸入下での酸素飽和度（SpO$_2$），また
は CT での胸部画像所見（CT の施行が困難な場合は胸部単純 X 線）で判定する．呼吸器異常とは，以下の定義で，
%FEV$_1$が 90％未満，SpO$_2$が 95％以下，あるいは胸部画像所見が 1 つ以上あることを指す．さらに呼吸器異常の重
症度は以下のように分類する

	%FEV$_1$	SpO$_2$（室内気）	胸部画像所見
正常	90％以上	＞95％	所見なし
軽度	70％以上 90％未満		1〜2 項目あり
中等度	40％以上 70％未満	91％以上 95％以下	3〜4 項目あり
重度	40％未満	＜91％	5 項目あり

注：緑膿菌下気道感染症がある場合は，重症度を 1 段階上げる
FEV1 予測値は 18 歳から 95 歳までは
FEV1（L）＝0.036×身長（cm）−0.028×年齢−1.178（男性）
FEV1（L）＝0.022×身長（cm）−0.022×年齢−0.005（女性）
6 歳から 18 歳までの幼児・未成年者では
FEV1（L）＝3.347−0.1174×年齢（歳）＋0.00790×｛年齢（歳）｝2−4.831×身長（m）＋2.977×｛身長（m）｝2（男児）
FEV1（L）＝1.842＋0.00161×｛年齢（歳）｝2−3.354×身長（m）＋2.357×｛身長（m）｝2（女児）

胸部画像所見は，気管支拡張，気管支壁肥厚，粘液栓，肺過膨張，肺実質陰影（嚢胞，無気肺，肺炎）の 5 項目とする

栄養障害は，体格（body mass index：BMI），膵障害または肝障害のいずれか 1 つ以上の有無で判定する．具体的には，
BMI が低下する，膵外分泌障害がある，あるいは胆汁うっ滞型肝機能障害のあるものをいう．

（難病情報センター．299 嚢胞性線維症 臨床調査個人票．https://www.nanbyou.or.jp/entry/4532）

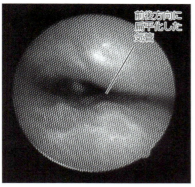

図 5-17 変形による気管狭窄 カラー口絵7

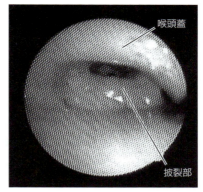

図 5-18 扁平喉頭 カラー口絵8

2　呼吸器以外の基礎疾患

重症心身障害児[10]

長期に機械的人工呼吸を受けている重症心身障害児・者では，気管切開チューブや吸引チューブの刺激による肉芽形成や出血などの医療行為に伴うトラブルだけでなく，長期間ベッド上で同じ姿勢をとり続けることによる気道の変形がトラブルの原因となる場合も多くみられる（図 5-17）．

薬剤不応性の喘鳴や通年性の喘鳴を認める場合には気道病変の存在を疑い，積極的に検索をすすめる必要がある．

経口摂取時に咳嗽を認める場合には，嚥下協調障害に伴う誤嚥の存在を疑う．神経学的問題だけでなく，扁平喉頭などの形態異常に伴う場合も多い（図 5-18）．

心不全

左心不全があると肺うっ血がおこり，肺毛細血管圧の上昇から気道に漏出した水分が咳中枢を刺激し咳嗽が誘発される．

夜間，仰臥位で寝ると咳嗽が増悪する場合が多い．

咳嗽の特徴としてはピンク色の泡沫痰を伴う湿性咳嗽であり，喘息に似た症状を呈し，心臓喘息といわれることもある．

治療は，心不全そのものの治療として利尿薬による体液貯留改善，状況によっては強心薬の使用が必要となることもある．

薬剤性の咳嗽

薬剤の使用開始後に咳嗽が出る場合には，薬剤性肺障害以外にアンジオテンシン変換酵素（angiotensin converting enzyme：ACE）阻害薬などによる薬剤性咳嗽を念頭におく必要がある．

ACE 阻害薬はブラジキニンやサブスタンスP，プロスタグランジンといった咳嗽関連物質の濃度を上昇させるため，直接咳受容体を刺激する．そのため極めて頑固な，鎮咳薬の効果がみられない咳嗽が続く．

薬剤性咳嗽が疑われた場合には，原因薬を中止することで短期間で咳嗽が消失する．

免疫不全

免疫不全疾患の易感染性により，気管支炎や肺炎など呼吸器系の感染症に罹患しやすく，遷延・再発をすることが多い．

重症の感染症などが繰り返し発症する場合や，*Pneumocystis jirovecii*，サイトメガロウイルスなどによる日和見感染を呈する場合には，免疫不全を疑う必要がある．

●対応のポイント●

①基礎疾患の管理・治療が基本である.

②ワクチン接種を適切に行う.

③呼吸理学療法と運動により, 気道のクリアランスを図るべきである.

④インフルエンザ菌, 黄色ブドウ球菌, 肺炎球菌, 緑膿菌, 結核菌による急性呼吸器感染症では, ただちに抗菌薬を投与すべきである.

⑤生殖能力についての正確なカウンセリングのため, 男性のPCD患者では精液の検査を受けることを強く推奨する.

文　献

1) 本間日臣. びまん性汎細気管支炎　日本内科学会雑誌 1971；**65**：645-659

2) 中田紘一郎：DPBの診断指針改訂と重症度分類策定厚生省特定疾患びまん性肺疾患調査研究班平成10年度研究報告書. **1999**：109-111

3) Marchant JM, et al. Evaluation and outcome of young children with chronic cough. Chest 2006；**69**：1497-1501

4) Goldsobel AB, et al. Cough in the pediatric population. J Pediatrics 2010；**156**：352-358

5) Kantar A, et al. ERS statement on protracted bacterial bronchitis in children. Eur Respir J 2017；**50**：1602193

6) Shapiro AJ, et al. Diagnosis, monitoring, and treatment of primary ciliary dyskinesia：PCD foundation consensus recommendations based on state of the art review. Pediatr Pulmonol 2016；**51**：115-132

7) 難病情報センター. 299嚢胞性線維症　臨床調査個人票.
https://www.nanbyou.or.jp/entry/4532

8) Filippone M, et al. Flow limitation in infants with bronchopulmonary dysplasia and respiratory function at school age. Lancet 2003；**361**：753-754

9) 長谷川久弥. 超低出生体重児の就学期における肺機能の検討. 平成22年度厚生労働科学研究費補助金（子ども家庭総合研究事業）「周産期母子医療センターネットワーク」による医療の質の評価とフォローアップ・介入による改善・向上に関する研究分担研究報告書, 2013

10) 宇理須厚雄, 他. 重症心身障害児（者）気管支喘息診療ガイドライン2012の紹介と解説. 日児誌 2013；**117**：843-851

今後の課題と展望

　小児の外来診療でもっともよく経験するのは，咳嗽を伴う急性の呼吸器感染症です．一方，小児の咳嗽疾患のなかには 3 週間以上持続する，感染性あるいは非感染性の長引く咳嗽があり，患児および保護者の QOL を悪化させることが知られています．そこで本改訂ガイドラインでは，適切な治療や管理計画を行うために，クリニカルクエスチョンを追加設定し，より客観性のあるエビデンスに基づく内容の記載を目指しました．しかしながら，実際には小児の咳嗽に関するエビデンスは十分でなく，比較的エビデンスのある治療や，専門家，外部評価，パブリックコメントの意見に基づいた治療・管理方針の標準的指針を示したにすぎません．そこで，さらによりよい小児の咳嗽診療を行ううえで必要な，今後の課題と展望についてまとめました．

1 疫 学

　欧米の小児咳嗽疾患の疫学調査と比較して，わが国の疫学の報告には差異があります．そこで，わが国特有の環境に基づいた，小児の咳嗽疾患の頻度に関する特に患児および保護者の QOL を大きく低下させる長引く咳嗽の大規模な全国多施設共同の前向き調査が必要です．その際，より正確な疫学調査とするために，大学病院，市中病院，診療所などの施設差，地域差，季節差や，後述する疾患概念の違いや実施可能な検査の違いからくる診断名の相違などを考慮して実施することが重要と考えます．

2 病 態

　今回の改訂では，新たに難治性咳嗽喘息における新規治療薬について概説しました．炎症などにより気道粘膜細胞から ATP が放出されると，P2X3 受容体などを介して，咳嗽反射をひきおこします．この P2X3 受容体はおもに知覚神経 C 線維に高発現しています．2022 年に初の末梢性非特異的鎮咳薬として，選択的 P2X3 受容体拮抗薬（ゲーファピキサントクエン酸塩）が成人では承認されました．また，マウスモデルにおいて P2X4 受容体拮抗薬は気管支平滑筋の収縮を抑制することが示されており，喘息の治療薬としても開発が期待されています．今後，これら ATP 受容体やヒト温度感受性 TRP チャネル拮抗薬などを用いた詳細な研究により，咳嗽の新たなメカニズムが解明されることが期待されます．

3 診 断

1）疾患概念の統一

　　本ガイドラインでは，クループ症候群は「クループ」「急性喉頭蓋炎」「上気道の先天異常」として取り扱うことにしました．また近年，欧米を中心に上気道咳嗽症候群（upper airway cough syndrome：UACS）という表現が，後鼻漏症候群の代用，あるいは鼻副鼻腔炎も含めて用いられることがあります．さらに，長引く咳嗽の原因として欧米で頻度が高いとされている遷延性細菌性気管支炎（protracted bacterial bronchitis：PBB）は，わが国における慢性気管支炎，遷延性気管支炎，副鼻腔気管支症候群に相当する可能性があります．今後，上記の診断名を含めた疾患概念の統一が必要であり，それがより正しい疫学，診断，治療につながると考えます．

2）診断基準の確立

　　今回の改訂では，新たに過敏性肺炎や好酸球性細気管支炎の診断についても言及しました．し

かしながら小児の場合，上記疾患も含め，さらに咳喘息，心因性咳嗽など小児の診断基準の確立が必要な咳嗽疾患があります．たとえば乳幼児の咳喘息は，一般病院では気道過敏性の検査が困難なため，気道過敏性亢進が確認できません．そして，小児の診断基準がないため成人の広義の基準を当てはめると過剰診断になる可能性があります．また心因性咳嗽の疾患名として，近年，somatic cough syndrome と tic cough と呼ばれるようになってきています．どちらにしても，診断において咳嗽の除外診断ではなく，積極的・客観的診断が可能な検査の開発が望まれます．

3）検査による鑑別

呼吸機能検査，スパイロメトリーは長引く咳嗽の原因疾患である喘息などの診断に有用ですが，低年齢での測定は困難です．強制オッシレーション法は低年齢でも測定可能であり，乳幼児に多い咳嗽疾患の鑑別に有用です．気道炎症の指標としては，一酸化窒素（nitric oxide：NO）の測定が保険適用となりました．外来で容易に検査できるため，長引く咳嗽の鑑別診断に有用ですが，一般に普及していない現状があり，医師および医療スタッフへの啓発が必要と考えます．

4 治　療

非特異的咳嗽の場合や特異的な咳嗽であっても診断が確定されない場合，診断的治療が多く行われています．診断的治療を行うにあたっての注意点は，第一に単一の診断名に結びつく治療薬を選択することであり，第二に本来の治療効果が得られるまでの一定の投与期間を設定し，投与後に必ず効果判定を行い，ただ漫然と薬剤を投与すべきではないということです．そこで，治療の評価法を確立する必要があります．

主観的評価法としては，咳嗽の記録を中心にした咳嗽日誌や症状をスコア化した咳嗽スコア，視覚的評価尺度（Visual Analogue Scale：VAS）などがあります．一方，客観的評価法としては，ビデオ撮影による評価以外に，近年，咳嗽回数を測定できる咳嗽モニターが開発されています．近い将来，これらの評価法は詳細な臨床研究のエビデンスに基づき，日常診療における咳嗽の診断的治療へ応用されることが期待されます．

5 よりよいガイドラインをめざして

咳嗽診療に関する研究は日進月歩であり，本ガイドラインもつねに次のステップをめざして最新の内容を検討していく必要があります．今回のガイドライン（小児の咳嗽診療ガイドライン 2025）では，外部評価者としてより多くの他学会および患者会のみなさまにご参画いただきました．

最後になりますが，咳嗽をとりまくさまざまな課題に対して今後も読者の皆様とともに取り組み解決していくことが，咳嗽疾患で苦しむ子どもたちのための，さらに進歩した，より適切な診療につながることを願っています．

咳嗽を伴うおもな疾患の特徴

特徴 \ 疾患		鼻咽頭炎	鼻副鼻腔炎	急性喉頭蓋炎	クループ	百日咳	急性肺炎・急性気管支炎 ウイルス感染症	一般細菌感染症	肺炎マイコプラズマ感染症 肺炎クラミジア感染症	遷延性細菌性気管支炎
3週以上持続することが多い			○			○				○
咳嗽の性状	乾性か湿性か	乾〜湿	湿	乾〜湿	乾	乾	湿		乾＞湿	湿
	特徴				犬吠様	発作性けいれん性				
環境，増悪要因など						感染源			感染源	
随伴症状	発熱	○		○	○		○		△	○
	喘鳴（吸気性）		△	○	○	○				
	喘鳴（呼気性）							△		△
	胸痛							△		
	呼吸困難			○	○	△	△			
検査	単純X線の異常		○	△	△		○		○	
	呼吸機能検査の異常									
	アレルギー検査陽性									
治療反応性	ロイコトリエン受容体拮抗薬									
	ステロイド薬				○					
	β_2刺激薬									
	ヒスタミンH_1受容体拮抗薬									
	ヒスタミンH_2受容体拮抗薬									
	抗菌薬		○	○		○		○	○	○

明確に区別することはできないので関連を認めることの多い事項を示している
△は関連性があるが必須ではない事項を示している

結核	感染後咳嗽	喘息	咳喘息	アレルギー性鼻炎	異物・誤嚥	胃食道逆流症	先天性形態異常（上気道）	先天性形態異常（下気道）	線毛機能不全症候群	心疾患	心因性
○	○	○	○	○	○	○	○	○	○	○	○
乾～湿	乾	乾～湿	乾～湿	乾～湿	乾～湿	乾～湿	乾＞湿	乾～湿	湿	湿	乾
					時に犬吠様						顕示的, 時に奇異性, 睡眠中消失
感染源検索	冷気, 喫煙, 運動で増強	アレルゲン, 感染, 冷気, 喫煙, 運動などで増悪	アレルゲン, 気温変化で増悪		食事との関連	食後, 仰臥位, 活動中, 肥満などで増悪	出生後発症	出生後発症			ストレスで増悪
○					△		△				
	△	△	△		△	△		○	△	△	△
		○			△		△			△	
○		△			△		△	○	○	○	
		○							△		
		○	○								
		○	○								
		○	○								
			○								
						○					
○									○		

索 引

●和文索引

あ

アカペラ® 105
アクティブサイクル呼吸法 105
アセチルコリン 90
アトピー咳嗽 29, 33, 52, 149
アトピー性喘息 139
アトピー性皮膚炎 38, 92
アトピー素因 149
アドレナリン吸入 129
アドレナリン吸入自己注射用製剤 146
アナフィラキシー 59, 76, 146
　　──ショック 146
　　──様反応 146
アブリスボ® 138
アミノフィリン水和物 100
アレックスビー™ 138
アレルギー性鼻炎 29, 50, 76, 81, 92, 142
アンジオテンシン変換酵素阻害薬 37, 177
暗示療法 166

い

胃酸分泌抑制作用 86
胃食道逆流症 8, 29, 37, 86, 159
胃食道シンチグラフィ 163
イソニアジド 135
一般用医薬品 99
遺伝子検出 124
胃粘膜壁細胞 86
イプラトロピウム 90
胃瘻 163
咽喉頭異常感 149
咽喉頭逆流症 159
インターフェロンγ遊離試験 133
咽頭アレルギー 149
咽頭培養 41
インフルエンザ菌 b 型（Hib）ワクチン 130
インペアードパフォーマンス 85

う

ウイルス性気道感染 28
ウイルス性クループ 128, 130
ウイルス性鼻咽頭炎 116
ウイルス分離 42
運動誘発喘息 80

え・お

疫学調査 32
エソメプラゾール 86
エソメプラゾールマグネシウム水和物 160
エピペン® 146
嚥下協調運動 162
音声分析 23
温度感受性 TRP チャネル 20

か

咳嗽の症状 55
咳嗽の出る時間帯 55
咳嗽モニター 24
カウンセリング 166
過換気症候群 167
下気道感染症 168
下気道求心性神経 92
下気道病変 112
核酸同定検査 42
喀痰調整薬 70
学童・思春期 51
加湿 108
かぜ症候群 32, 53, 94, 114
画像検査 46
家族歴 37
過敏性肺炎 37, 152
カフィング 105
カプサイシン試験 45
下部食道括約筋 160
花粉 142
乾性 55
乾性咳嗽 36, 149, 164
感染後咳嗽 17, 29
感染性咳嗽 17, 67
漢方薬 94

き

既往歴 37
気管・気管支鏡検査 112
気管・気管支狭窄 113

気管・気管支軟化症 113
気管支炎 119
気管支拡張効果 80
気管支拡張症 31, 175
気管支拡張薬 72, 100, 144
気管支透亮像 47
気管支肺胞洗浄 155
気管支ファイバースコピー検査 48
気管食道離断術 163
気管食道瘻 113
季節性アレルギー性鼻炎 5
基礎疾患 172
喫煙 168
気道異物 36, 50, 59, 157
気道炎症 144
気道過敏性検査 45, 140, 142, 144
気道狭窄 139
気道粘膜輸送 20
気道閉塞 130
吸引 162
吸気性喘鳴 110, 128, 130
吸気性笛声 38, 124
救急医療 59
急性咳嗽 11, 28, 32, 53
急性気管支炎 9
急性喉頭蓋炎 130
急性細気管支炎 122
急性上気道炎 94
急性鼻咽頭炎 32, 53, 114
急性鼻副鼻腔炎 106, 117
吸入 β_2 刺激薬 4
吸入ステロイド薬 6, 14, 72, 80, 145
胸腔鏡下胸膜剝皮術 121
強制オッシレーション法 45
胸痛 37
胸部 CT 撮影 48
胸部 MRI 撮影 48
胸部単純 X 線写真 46
胸部理学療法 123
胸膜炎 119
去痰薬 70

く

くしゃみ 142
口すぼめ呼吸 105

クループ　128
　　——症候群　59
　　——スコア　128
クロモグリク酸ナトリウム　88

け

経過観察　114, 116
経口 β_2 刺激薬　9
経皮的動脈血酸素飽和度　44
けいれん誘発　85
ゲーファピキサントクエン酸塩　97
血液培養　41
血清 IgE 値　40, 149
血清特異的 IgE 抗体　149
検体採取法　41
原発性線毛機能不全症　36, 174
犬吠様咳嗽　36, 38, 128

こ

抗 IL-5 療法　156
高音性喘鳴　139
口蓋裂　111
抗菌薬　2, 67
　　——の適正使用　40, 67, 119
抗コリン薬　90, 163
好酸球数　155
好酸球性気管・気管支炎　149
好酸球性細気管支炎　155
好酸球増多性閉塞性細気管支炎　155
甲状舌管嚢腫　110
硬性気管支鏡　158
高張食塩水吸入療法　123
喉頭蓋　130
喉頭軟化症　110
喉頭嚢腫　110
喉頭裂　111
抗ヒスタミン薬　82
後鼻漏症候群　10, 29, 32, 50, 142
誤嚥　50, 162
呼気性喘鳴　112, 122
呼気中一酸化窒素　45
呼吸介助法　105
呼吸機能検査　44
呼吸困難　38, 128, 139
呼吸抵抗検査　45
呼吸理学療法　104
5 種混合ワクチン　127
コデイン含有医薬品　64
コリン作動性神経系　90
コロナウイルス　114

さ

細菌検査　40
細菌性鼻副鼻腔炎　116
柴朴湯　94
嗄声　128
三脚位　130

し

視診　38
システイニルロイコトリエン　80
耳性咳嗽　38
自然治癒　116
シックハウス症候群　170
湿性　55
湿性咳嗽　31, 36, 116, 122, 173
室内空気汚染　170
室内塵ダニ　139, 142
シナジス®　137
習慣性咳嗽　164
臭気　39
重症心身障害児　163, 177
受動喫煙　50, 168
消化管造影検査　160
上気道咳嗽症候群　10, 29, 32, 116,
　120
上気道病変　110
触診　38
食道内圧検査　160
心因性咳嗽　13, 29, 37, 39, 51, 55, 164
神経性咳嗽　164
深呼吸　104
新生児・乳児期　50
心臓喘息　177
身体所見　38
診断的治療　53, 55, 57, 62
心不全　177
心理療法　13, 166

す

膵外分泌不全　175
随伴症状　36
水様性鼻汁　142
スクイージング　105
ステロイド全身投与　155
ステロイド薬　147
スパイロメトリー　44
スプラタストトシル酸塩　92

せ

声帯麻痺　111

生理的咳嗽　17, 28

生理的咳嗽　17, 28
咳過敏性症候群　97
咳受容体　16, 97
　　——感受性試験　45
咳喘息　14, 29, 33, 51, 76, 144
咳中枢　64
セルフメディケーション　99
線維性 HP　152
遷延性咳嗽　16, 29, 55
遷延性気管支炎　31
遷延性細菌性気管支炎　2, 31, 50, 119,
　173
喘息　50, 76, 80, 90, 92, 139, 168
　　——急性増悪　72, 140
選択的 P2X3 受容体拮抗薬　97
先天異常　50, 162
喘鳴　36, 139

た

体位ドレナージ　105
大気汚染　170
胎便性イレウス　174
唾液図　163
打診　38
タバコ　139, 168
胆汁うっ滞型肝硬変　175
男女差　28

ち

チオトロピウム　90
知覚神経 C 線維の活性抑制　88
チック性咳嗽　164
中枢性鎮咳薬　11, 64
長期管理薬　72
長時間作用型　90
聴診　38
治療効果　57, 62
治療抵抗例　97
鎮咳去痰薬　100

つ・て

ツベルクリン反応　133
低年齢化　142
テオフィリン　100
デキサメタゾン経口淡海投与　128

と

特異的 IgE 値　40
特異的咳嗽　17, 57, 62
届出基準　124

185

な

努力呼吸　122
努力性呼吸　139

難治性喘息　155
難治性慢性咳嗽　21
軟性気管支鏡　158

に

二相性反応　148
日常生活　37
乳児喘息　122
乳幼児　80, 85
尿中細菌抗原検出　41
ニルセビマブ　123
妊婦ワクチン　138

ね・の

ネブライザー　108
粘膜線毛運動　108
年齢特異性　32
囊胞性線維症　174

は

肺炎　119
肺炎マイコプラズマ核酸同定検査　120
肺結核　132
バイタルサイン　59
排痰　104
排痰機器　105
麦門冬湯　94
ハフィング　105
パラインフルエンザウイルス　114
パリ・オーペップ®　105
パリビズマブ　123, 137

ひ

鼻咽頭培養　41
鼻腔洗浄　12, 106

鼻汁吸引　12, 106
ヒスタミン H_1 受容体拮抗薬　5, 55, 82, 149
ヒスタミン H_2 受容体拮抗薬　86
ビデオ法　23
非線維性 HP　152
非特異的咳嗽　18, 57, 62
鼻副鼻腔炎　29, 37, 50, 67, 104, 116
鼻閉　142
非麻薬性鎮咳薬　64
びまん性汎細気管支炎　155, 172
百日咳　50, 119, 124
　　──菌　69
評価基準　23
評価法　23

ふ

ブースター現象　133
副雑音　39
腹式呼吸　105
副腎皮質ステロイド　76
副鼻腔 X 線撮影　46
副鼻腔気管支症候群　29, 116, 120
副鼻腔洞穿刺　116
ブデソニド吸入　128
プロカルシトニン　40
プロトンポンプ阻害薬　8, 86
分子標的薬　156

へ・ほ

閉塞性細気管支炎　172
保護者　54, 158, 168
ポジショニング　104
発作性の咳込み　124
ボツリヌス毒素　163

ま

麻黄　94, 100
マクロライド系抗菌薬　67, 173
マクロライド耐性菌　69

マスト細胞の膜安定化　88
末梢血液検査　40
麻薬性鎮咳成分　100
麻薬性鎮咳薬　64
マルチスライス CT　157
慢性咳嗽　16, 29, 32, 57
慢性化膿性肺疾患　31
慢性肺疾患　175
慢性鼻副鼻腔炎　106, 118

み・む

民間療法　99
無症状期間　157

め・も

メチルエフェドリン　100
免疫クロマトグラフィ　42
免疫不全　177
モノクローナル抗体　137
問診　36

や・よ

夜間咳嗽　30
薬剤性　177
薬物療法　53
幼児期　50
要指導医薬品　99
予防接種歴　37

ら・り

ライノウイルス　114
リゾチーム塩酸塩　100
リファンピシン　135
流行時期　114, 136

れ・ろ

連続性咳嗽　38
ロイコトリエン受容体拮抗薬　7, 80, 145

欧文・数字・ギリシア文字索引

A・B・C

angiotensin converting enzyme：ACE 177

ATP 受容体　21

Aδ 線維　19

BCG ワクチン　132

bronchiolitis obliterans：BO　172

bronchoalveolar lavage：BAL　155

C 線維　19

CFTR 遺伝子　175

check-valve 現象　157

Chlamydia pneumoniae　42, 119

Chlamydia pneumoniae 感染症　51, 67

Chlamydia trachomatis　42

chronic lung disease：CLD　175

cough hypersensitivity syndrome：CHS 19, 97

cough variant asthma：CVA　14

CRP　40

cysteinyl leukotriene　80

cystic fibrosis：CF　174

D・E・F

diffuse panbronchiolitis：DPB　155, 172

disodium cromoglicate：DSCG　88

DTP-IPV-Hib　127

eosinophil cationic protein：ECP　40

FeNO　45

G・H・I

gastroesophageal reflux disease：GERD 8, 29, 37, 86, 159

Geckler 分類　42

habit cough　164

hypersensitivity pneumonitis：HP　152

Holzknecht 徴候　157

hypereosinophilic obliterative bronchiolitis 155

IFN-γ release assay：IGRA　134

IgA 抗体　126

IgM 抗体　126

inhaled corticosteroid：ICS　6, 14

International Study of Asthma and Allergies in Childhood：ISAAC　30

L・M

leukotoriene receptor antagonist：LTRA 7, 80

long-acting muscarinic antagonist： LAMA　90

loop-mediated isothermal amplification： LAMP 法　120

lower esophageal sphincter：LES　160

MII-pH　160

Mycoplasma pneumoniae　42, 119

Mycoplasma pneumoniae 感染症　51, 67

Mycoplasma tuberculosis　132

O・P

OTC（over the counter）医薬品　99

P2X3 受容体　21, 97

P2X4 受容体　21

$PM_{2.5}$　170

primary ciliary dyskinesia：PCD　174

proton pomp inhibitor：PPI　8, 86

protracted bacterial bronchitis：PBB　2, 31, 50, 119, 173

protracted bronchitis　31

PT-IgG 抗体　126

Q・R・S

QFT　134

rapidly adapting receptors：RARs　19

refractory chronic cough：RCC　97

RS ウイルス　136

──ワクチン　123

sinobronchial syndrome　116, 120, 164

SpO_2　44

staccato　124

T

T-スポット®　134

Th2 サイトカイン阻害薬　92

tic cough　164

TRP ankurin 1：TRPA1　20

TRP melastatin 8：TRPMS　20

TRP vanilloid 1：TRPV1　20

TRPV1　88

U・V・W

unexplained chronic cough：UCC　21, 97

upper airway cough syndrome：UACS 10, 29, 32, 116, 120, 142

VATS　121

vocal cord dysfunction：VCD　166

wheezes　139

whoop　124

ギリシア文字

$β_2$刺激薬　4, 9, 55, 72

$β_2$受容体　72

数字

I 型アレルギー反応　146

2 相性咳嗽音　23

3 相性咳嗽音　23

24 時間食道インピーダンス pH モニタリング　45, 160

- JCOPY 〈出版者著作権管理機構 委託出版物〉
本書の無断複写は著作権法上での例外を除き禁じられています．
複写される場合は，そのつど事前に，出版者著作権管理機構
（電話 03-5244-5088，FAX03-5244-5089，e-mail：info@jcopy.or.jp）
の許諾を得てください．

- 本書を無断で複製（複写・スキャン・デジタルデータ化を含み
ます）する行為は，著作権法上での限られた例外（「私的使用の
ための複製」など）を除き禁じられています．大学・病院・企
業などにおいて内部的に業務上使用する目的で上記行為を行う
ことも，私的使用には該当せず違法です．また，私的使用のた
めであっても，代行業者等の第三者に依頼して上記行為を行う
ことは違法です．

小児の咳嗽診療ガイドライン 2025   ISBN978-4-7878-2641-1

2025 年 5 月 1 日　初版第 1 刷発行

「小児の咳嗽診療ガイドライン 2020」
2020 年 7 月 15 日　初版第 1 刷発行
「小児の咳嗽診療ガイドライン」
2014 年 4 月 8 日　初版第 1 刷発行

作　　　成	日本小児呼吸器学会
監　　　修	吉原重美，高瀬真人
発　行　者	藤実正太
発　行　所	株式会社 診断と治療社
	〒100-0014　東京都千代田区永田町 2-14-2　山王グランドビル 4 階
	TEL：03-3580-2750（編集）　03-3580-2770（営業）
	FAX：03-3580-2776
	E-mail：hen@shindan.co.jp（編集）
	eigyobu@shindan.co.jp（営業）
	URL：https://www.shindan.co.jp/
表紙デザイン	長谷川真由美（株式会社 サンポスト）
本文イラスト	フェニックス　松永えりか（p.41，130）
印刷・製本	三報社印刷 株式会社

© 日本小児呼吸器学会，2025. Printed in Japan.　　　　　　　　　　［検印省略］
乱丁・落丁の場合はお取り替えいたします．